Frühe Kindheit

Frühe Kindheit
Gloria Frolek Clark, Karrie Kingsley

Programmbereich Gesundheitsberufe

Wissenschaftlicher Beirat Programmbereich Gesundheitsberufe
Sophie Karoline Brandt, Bern; Heidi Höppner, Berlin; Christiane Mentrup, Zürich; Sascha Sommer, Bochum; Birgit Stubner, Erlangen-Nürnberg; Markus Wirz, Zürich; Ursula Walkenhorst, Osnabrück

Gloria Frolek Clark
Karrie Kingsley

Frühe Kindheit

Leitlinien der Ergotherapie Band 11

Deutschsprachige Ausgabe herausgegeben von Mieke le Granse

Aus dem Amerikanischen von Helga Ney-Wildenhahn
Unter Mitarbeit von Sabine Dehnerdt

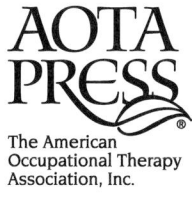

Mit freundlicher Unterstützung von ergotherapie austria

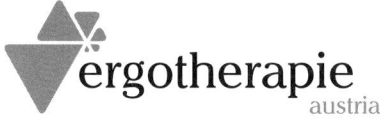

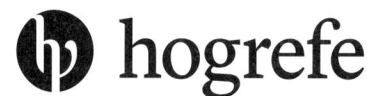

Gloria Frolek Clark, PhD, OTR/L, BCP, FAOTA Private Practice Adel, IA

Karrie Kingsley, OTD, OTR/L Assistant Professor of Clinical Occupational Therapy University of Southern California Division of Occupational Science and Occupational Therapy Los Angeles

The American Occupational Therapy Association, Inc.
4720 Montgomery Lane
Bethesda, MD 20814
301-652-AOTA (2682)
TDD: 800-377-8555
Fax: 301-652-7711
http://www.aota.org

Wichtiger Hinweis: Der Verlag hat gemeinsam mit den Autoren bzw. den Herausgebern große Mühe darauf verwandt, dass alle in diesem Buch enthaltenen Informationen (Programme, Verfahren, Mengen, Dosierungen, Applikationen, Internetlinks etc.) entsprechend dem Wissensstand bei Fertigstellung des Werkes abgedruckt oder in digitaler Form wiedergegeben wurden. Trotz sorgfältiger Manuskriptherstellung und Korrektur des Satzes und der digitalen Produkte können Fehler nicht ganz ausgeschlossen werden. Autoren bzw. Herausgeber und Verlag übernehmen infolgedessen keine Verantwortung und keine daraus folgende oder sonstige Haftung, die auf irgendeine Art aus der Benutzung der in dem Werk enthaltenen Informationen oder Teilen davon entsteht. Geschützte Warennamen (Warenzeichen) werden nicht besonders kenntlich gemacht. Aus dem Fehlen eines solchen Hinweises kann also nicht geschlossen werden, dass es sich um einen freien Warennamen handelt.

> **Bibliografische Information der Deutschen Nationalbibliothek**
> Die Deutsche Nationalbibliothek verzeichnet diese Publikation in der Deutschen Nationalbibliografie; detaillierte bibliografische Daten sind im Internet über http://www.dnb.de abrufbar.

Dieses Werk einschließlich aller seiner Teile ist urheberrechtlich geschützt. Jede Verwertung außerhalb der engen Grenzen des Urheberrechtes ist ohne Zustimmung des Verlages unzulässig und strafbar. Das gilt insbesondere für Kopien und Vervielfältigungen zu Lehr- und Unterrichtszwecken, Übersetzungen, Mikroverfilmungen sowie die Einspeicherung und Verarbeitung in elektronischen Systemen.

Anregungen und Zuschriften bitte an:
Hogrefe AG
Lektorat Gesundheitsberufe
z.Hd.: Barbara Müller
Länggass-Strasse 76
3012 Bern
Schweiz
Tel. +41 31 300 45 00
info@hogrefe.ch
www.hogrefe.ch

Lektorat: Barbara Müller
Bearbeitung: Mieke le Granse, Barbara Müller
Herstellung: Daniel Berger
Umschlagabbildung: © FamVeld, iStockphoto.com
Umschlag: Claude Borer, Riehen
Satz: Claudia Wild, Konstanz
Druck und buchbinderische Verarbeitung: AZ Druck und Datentechnik GmbH, Kempten
Printed in Germany

Dieses Buch ist eine Übersetzung aus dem Amerikanischen. Der Originaltitel lautet: Frolek Clark, G., Kingsley, K. (2013).
Occupational Therapy Practice Guidelines for Early Childhood: Birth Through 5 Years. Bethesda, MD: AOTA Press.

© 2013 by the American Occupational Therapy Association, Inc.
ISBN-13: 978-1-56900-457-9 (ebook)

1. Auflage 2020
© 2020 Hogrefe Verlag, Bern

(E-Book-ISBN_PDF 978-3-456-95789-0)
ISBN 978-3-456-85789-3
http://doi.org/10.1024/85789-000

Inhaltsverzeichnis

Danksagung	7

Geleitwort	9

1	**Einführung**	**13**
1.1	Zweck und Verwendung dieser Veröffentlichung	13
1.2	Gegenstandsbereich und Prozess der Ergotherapie	14
1.2.1	Gegenstandsbereich	14
1.2.2	Prozess	16
2	**Übersicht zur frühen Kindheit**	**19**
2.1	Frühgeburt	19
2.2	Autismus-Spektrum-Störungen	19
2.3	Fütterstörungen	20
2.4	Familienorientierte Dienstleistungen	20
3	**Der ergotherapeutische Prozess in der frühen Kindheit**	**23**
3.1	Phasen und Setting	23
3.2	Evaluation	24
3.2.1	Rolle der Familie	25
3.2.2	Setting und Kontext	26
3.2.3	Standardisierte vs. nichtstandardisierte Assessments	26
3.2.4	Betätigungsprofil	27
3.2.5	Analyse der Betätigungsperformanz	28
3.2.6	Partizipation innerhalb der Betätigungsbereiche	32
3.2.7	Kontext und Umwelt	34
3.2.8	Aktivitätsanforderungen	34
3.2.9	Klientenfaktoren	35
3.2.10	Performanzfertigkeiten	35
3.2.11	Performanzmuster	43
3.3	Ergotherapeutische Intervention und evidenzbasierte Praxis in der frühen Kindheit	43
3.3.1	Planung der Intervention	43
3.3.2	Implementierung der Intervention	44
3.3.3	Evaluation der Intervention	45
3.3.4	Abschluss, Entlassplanung und Follow-Up	46
3.3.5	Dokumentation, Rechnungsstellung und Vergütung	46
3.4	Outcome	47

4	**Best Practice und Zusammenfassung der Evidenz**	49
4.1	Interventionen zur Förderung der sozio-emotionalen Entwicklung	49
4.1.1	Berührungsbasierte Interventionen	49
4.1.2	Beziehungsbasierte Interventionen	50
4.1.3	Spielbasierte Interventionen zur Förderung der geteilten Aufmerksamkeit	50
4.1.4	Natürliche Interventionen	50
4.1.5	Instruktionsbasierte Interventionen	51
4.1.6	Vom Therapeuten ausgewählte Spiele und Objekte	51
4.2	Interventionen beim Füttern, Essen und Schlucken	51
4.2.1	Verhaltensbasierte Interventionen	51
4.2.2	Edukationsbasierte Interventionen	52
4.2.3	Körperbasierte Interventionen	52
4.3	Interventionen zur Verbesserung der kognitiven Entwicklung	53
4.3.1	Interventionen in neonatalen Intensivstationen	53
4.3.2	Interventionen in neonatalen Intensivstationen und im Zuhause	53
4.3.3	Interventionen zur Förderung der geteilten Aufmerksamkeit	54
4.4	Interventionen zur Förderung der motorischen Entwicklung.	54
4.4.1	Interventionen zur Entwicklung bei gefährdeten Kindern	54
4.4.2	Interventionen für Kinder mit Risiko einer Cerebralparese	55
4.4.3	Visuo-motorische Interventionen für Kinder mit Entwicklungsverzögerungen	56
4.5	Interventionsangebote in der frühen Kindheit	57
4.5.1	Setting	57
4.5.2	Routinen im Tagesablauf	57
4.5.3	Elterntraining/Eltern-Kind-Beziehung	58
5	**Schlussfolgerung für Praxis, Ausbildung und Forschung**	59
5.1	Zusammenfassung und Schlussfolgerung für die Praxis	59
5.1.1	Sozial-emotionale Entwicklung	59
5.1.2	Füttern, Essen und Schlucken	64
5.1.3	Kognitive Entwicklung	64
5.1.4	Motorische Performanz	64
5.1.5	Interventionsangebote	64
5.2	Schlussfolgerung für die Ausbildung	65
5.3	Schlussfolgerung für die Forschung	65
5.4	Schlussfolgerung für die Politik	65

Anhang	67
A Vorbereitung und Qualifikationen von Ergotherapeuten und Ergotherapie-Assistenten	67
B Evidenzbasierte Praxis	69
C Übersicht zur Evidenz	74

Literatur	129
Sachwortverzeichnis	141
Glossar	147
Herausgeberin und Übersetzerinnen	155

Danksagung

The series editor for this Practice Guideline is Deborah Lieberman, MHSA, OTR/L, FAOTA Director, Evidence-Based Practice Staff Liaison to the Commission on Practice American Occupational Therapy Association Bethesda, MD

The issue editor for this Practice Guideline is Marian Arbesman, PhD, OTR/L President, ArbesIdeas, Inc. Consultant, AOTA Evidence-Based Practice Project Clinical Assistant Professor, Department of Rehabilitation Science State University of New York at Buffalo

The authors acknowledge the following individuals for their contribution to the evidence-based literature review:
- Meghan E. Barnett, OTR
- Meredith A. Carr, OTR
- Jane Case-Smith, EdD, OTR, BCP, FAOTA
- Breanne L. Hinkle, OTR
- Tsu-Hsin Howe, PhD, OTR
- Diane H. Kellegrew, PhD, OTR/L
- Jennifer L. Kluever, OTR
- Zoe Mailloux, OTD, OTR/L, FAOTA
- Nicole M. Rowold, OTR
- Theresa L. Schlabach, PhD, OTR/L, BCP
- Tien-Ni Wang, PhD, OT
- Amanda L. Wheelock, OTR

The authors acknowledge and thank the following individuals for their participation in the content review and development of this publication:
- Jane Case-Smith, EdD, OTR, BCP, FAOTA
- Dottie Handley-More, MS, OTR/L
- Tsu-Hsin Howe, PhD, OTR
- Zoe Mailloux, OTD, OTR/L, FAOTA
- Theresa L. Schlabach, PhD, OTR/L, BCP
- Tim Nanof, MSW
- Sandra Schefkind, MS, OTR/L
- V. Judith Thomas, MGA
- Madalene Palmer

Note. The authors of this Practice Guideline have signed a Conflict of Interest statement indicating that they have no conflicts that would bear on this work.

Geleitwort

Mieke le Granse

Vor Ihnen liegt eine der Praxisrichtlinien aus der Reihe *The AOTA Practice Guidelines Series* des amerikanischen Berufsverbandes der Ergotherapie, der AOTA. Diese Reihe von Praxisrichtlinien wurde entwickelt als eine Antwort auf die Veränderungen der Gesellschaft, des Gesundheitswesens und damit natürlich auch der Ergotherapie.

Durch diese Entwicklung von Praxisrichtlinien erhofft man sich, die Qualität der ergotherapeutischen evidenzbasierten Angebote zu verbessern, die Zufriedenheit der Klienten zu erweitern, den Gewinn und Nutzen der Inhalte der Praxisrichtlinien zu unterstützen und durch effektive und effiziente ergotherapeutische Angebote die Kosten im Gesundheitswesen zu reduzieren.

Viele amerikanische Experten aus der ergotherapeutischen Praxis, Lehre und Forschung haben diese AOTA-Praxisrichtlinien entwickelt, um so eine hohe Qualität zu gewährleisten und fortlaufend die Praxisrichtlinien zu aktualisieren oder Neue zu entwickeln und herauszugeben. Sie bieten einen Überblick über den ergotherapeutischen Prozess und den dazugehörenden möglichen Interventionen bei einer Anzahl von Krankheitsbildern und beruhen alle auf der Perspektive von Evidence-based-Practice.

Ziel der AOTA ist es, durch das Entwickeln von Praxisrichtlinien, die Ergotherapeutinnen zu unterstützen, ihre Angebote zu verbessern und Entscheidungen zu erleichtern, sodass die ergotherapeutischen Angebote sich optimal dem Bedarf der Klienten und der Angehörigen der Berufsgruppe anpassen und für sie zugänglich sind. Daneben entspricht es der Intention der AOTA, nicht nur den Ergotherapeutinnen, sondern auch den Klienten, Studenten, Dozenten, Forscher und anderen professionellen Berufsgruppen und Dienstleister wie Krankenkassen optimal begreif- und verstehbar zu machen, was Ergotherapie zu bieten hat.

Und Ergotherapie hat viel zu bieten; sie ist die Expertin für das tägliche Handeln! Und damit wird sie immer mehr ein wichtiger Team-Player im Gesundheitswesen. Ergotherapeutinnen sind überall präsent, zeigen ihre Bedeutung und ihren Einfluss im interprofessionellen Team als Generalisten und Spezialisten. Die Ergotherapeutinnen, die wissenschaftlich arbeiten, werden immer mehr herausgefordert, Nachweise für eine betätigungsorientierte Ergotherapie zu liefern. Mit Hilfe der vielen wissenschaftlichen Nachweise sind Ergotherapeutinnen in der Lage, den Wert der von ihnen angebotenen Dienstleistungen zu rechtfertigen und ihre Qualität zu zeigen.

Für die Praxis bedeutet die Entwicklung und die Verwendung der Praxisrichtlinien, dass es immer mehr signifikante Evidenz gibt für die zahlreichen Interventionen innerhalb des ergotherapeutischen Prozesses, welche die Betätigungsperformanz des Klienten effektiv verbessern. Dies bedeutet auch, dass Ergotherapeutinnen auf dem Gebiet der evidenzbasierten Forschungsergebnisse sach- und fachkundig sein müssen: Sie müssen sie verstehen und ethisch und angemessen anwenden können, um die Ergotherapie mit den besten Praxisansätzen durchführen zu können.

Diese Entwicklungen haben Auswirkungen auf die ergotherapeutische Ausbildung: die Dozenten sollten ihre Auszubildenden und Studierenden die aktuellsten evidenzbasierten Praktiken lehren, damit sichergestellt wird, dass sie gut vorbereitet werden auf eine evidenzbasierte Praxis. Durch den Einsatz von wissenschaftlicher Literatur in der Lehre kann man nicht nur den Wert der ergotherapeutischen Angebote legitimieren und argumentieren, sondern die Auszubildenden und Studierenden lernen, wie sie die Ergebnisse aus der wissenschaftliche Literatur in der Praxis anwenden können.

Da diese Praxisrichtlinien so wichtig sind für die Weiterentwicklung der Ergotherapie, hat sich der Hogrefe-Verlag entschieden, diese Praxisrichtlinien übersetzen zu lassen durch Ergotherapie-Experten aus der Praxis, Lehre und Forschung aus Deutschland, Österreich und der Schweiz, und sie zu publizieren, damit auch die deutschsprachigen Ergotherapeutinnen von dem schon erforschten Wissen der amerikanischen Kolleginnen profitieren können.

So publiziert der Hogrefe-Verlag seit Herbst 2017 für die deutschsprachigen Länder alle Praxisrichtlinien der AOTA. Zeitgleich erschien im Januar 2018 die erste deutsche Übersetzung des OTPF (*Occupational Therapy Practice Framework: Domain and* Process, 3rd Edition)[1] inklusive vieler Praxisbeispiele aus den Settings und Bereichen der Ergotherapie.

Das *Framework der AOTA* (OTPF) dient als wichtige Basis für alle Praxisrichtlinien. Es beschreibt das zentrale Konzept der Ergotherapie-Praxis (die Betätigungsperformanz) und die positive Beziehung zwischen Handeln, Gesundheit und Wohlbefinden. Das OTPF gibt einen Einblick über den Anteil der Ergotherapeutinnen, um gemeinsam mit ihren Klienten die Gesundheit zu verbessern, die Partizipation und soziale Teilhabe von Menschen zu erhöhen und Organisationen und Populationen durch Engagement in das tägliche Handeln zu ermutigen. Diese dritte Ausgabe des OTPFs baut auf der ersten und zweiten Ausgabe aus und begründet sich auf den *Uniform Terminology for Occupational Therapists* (AOTA, 1994) und der *International Classification of Functioning, Disability and Health* (ICF; WHO, 2001).

Folgende Praxisrichtlinien sind bereits erschienen:
- Menschen mit einer Autismus-Spektrum-Störung
- Menschen mit Schlaganfall
- Wohnraumanpassung
- Ältere Menschen mit Sehbeeinträchtigungen
- Menschen mit Schädel-Hirn-Trauma
- Sensorische Integration bei Kindern und Jugendlichen
- Rehabilitation nach Krebserkrankung
- Autofahren und kommunale Mobilität für ältere Menschen
- Aktives Altern zuhause
- Menschen mit Alzheimer-Erkrankung
- Menschen mit arbeitsbedingten Verletzungen und Erkrankungen
- Menschen mit neurodegenerativen Erkrankungen
- Menschen mit schweren psychischen Erkrankungen
- Psychische Gesundheit von Kindern und Jugendlichen
- Erwachsene mit Arthritis und anderen rheumatischen Erkrankungen
- Erwachsene mit muskeloskelettalen Erkrankungen

Die Praxisrichtlinien sind so aufgebaut, dass sie mit einer Einführung beginnen, in der Ziel und Zweck der Praxisrichtlinien beschrieben wird und einer Kurzversion vom Gegenstandsbereich und Prozess der Ergotherapie. Danach folgt eine Darstellung des spezifischen Krankheitsbildes bzw. Krankheitsbilder, gefolgt von der Darstellung von und der Auseinandersetzung mit dem ergotherapeutischen Prozess (von Überweisung bis zu Evaluation, Intervention und Ergebnis). Ein weiterer Textteil umfasst die Best Practices und Zusammenfassungen der Evidenz und deren Implikationen für die ergotherapeutische Praxis, Ausbildung und Forschung. Jede Praxisrichtlinie hat verschiedene Anhänge, unter anderem eine sehr ausführliche Evidenztabelle mit vielen Beispielen überwiegend aus Forschungsartikeln (meist mit einem Evidenzlevel von I, II oder III), welche die auf handlungs- und partizipationsbasierten ergotherapeutischen Interventionen in Bezug zu dem betreffenden Krankheitsbild darstellen.

Da die Praxisrichtlinien aus den Situationen der amerikanischen Ergotherapie übersetzt werden, bedeutet dies, dass der Leser auch Inhalten begegnen wird, die vielleicht anders sind als man im eigenen Umgang gewohnt ist. Einerseits bereichert dies natürlich das eigene Vorgehen um neue Perspektiven, aber erfordert auch vom Leser den Transfer von den Praxisrichtlinien zur eigenen Tätigkeit. Wo es notwendig erscheint, unterstützen Fußnoten der Übersetzerinnen, der Herausgeberin und des Lektorats diesen Transferprozess, um den Unterschied zwischen der amerikanischen und der ergotherapeutischen Praxis in den deutschsprachigen Ländern aufzuzeigen. Beispielsweise wird in den USA zwischen den ausführenden Aktivitäten von Ergotherapeutinnen und Ergotherapie-Assistentinnen unterschieden. Auch gibt es viele Unterschiede in den gesetzlichen Vorgaben und den Institutionen. Auch die verwendete Terminologie ist in der Übersetzung verschieden. So ist jeder Praxisleitlinie ein Glossar mit den wichtigsten Begriffen aus der Terminologie des OTPF angehängt.

---

1 Marotzki, Ulrike; Reichel, Kathrin (2018). Das Framework der AOTA. Gegenstandbereich, Prozesse und Kontexte in der ergotherapeutischen Praxis.

Die Praxisrichtlinien sind in der weiblichen Form geschrieben, wenn sie die Person im Singular ansprechen, da die Mehrheit der Ergotherapeutinnen Frauen sind. Bei der Beschreibung der Klienten wechselt die Anrede. Selbstverständlich ist in jedem Fall das jeweilig andere Geschlecht mit einbezogen und gleichermaßen benannt.

Ein ganz großes Dankeschön geht an die Kolleginnen der Ergotherapie, die die unterschiedlichen Praxisrichtlinien übersetzt haben und ihre Zeit, ihr Engagement und ihre Expertise eingebracht und geschenkt haben, um den Beruf weiterzuentwickeln und ihren Kollegen das umfassende Material und Wissen der Praxisleitlinien in ihrer eigenen Sprache zur Verfügung zu stellen. Ein weiteres großes Dankeschön gilt den Kolleginnen vom Hogrefe-Verlag Barbara Müller und Diana Goldschmid, die mit großem Einsatz unermüdlich dafür gesorgt haben, dass diese wichtige und höchst interessante Reihe an Praxisrichtlinien publiziert werden.

Wir wünschen allen Lesern viel Inspiration beim Lesen der Praxisrichtlinien und sind offen für Feedback, Verbesserungsvorschläge und Tipps.

„Wissen schafft Nutzen – wenn es erschlossen, in einer anwendbaren Form gebraucht und verbreitet wird. Erst dann ermöglicht es einen konstruktiven Austausch, der wiederum neues Wissen hervorbringt" (Vision Hogrefe-Verlag).

Ihre Herausgeberin
Mieke le Granse

1 Einführung

Ergotherapeuten arbeiten gemeinsam mit Familien und Gesundheitsfachberufen an der Förderung und Verbesserung der Fähigkeiten von Kindern, sich aktiv altersgemäß zu betätigen (z. B. beim Schlafen, Spielen und Essen). Unter der Phase „frühe Kindheit" werden von der *American Occupational Therapy Association* (AOTA, Jackson, 2007) Kinder von ihrer Geburt bis zum Alter von fünf Jahren beschrieben. Auch andere Organisationen und Institute wie die *American Academy of Pediatrics*, die *American Academy of Pediatric Dentistry*, das *Council for Exceptional Children* sowie die *National Association for the Education of Young Children* nutzen den Begriff der „frühen Kindheit".

Diese Veröffentlichung richtet sich an Ergotherapeuten, die mit Kindern von der Geburt an bis zum Alter von fünf Jahren arbeiten. Sie umfasst sowohl frühe Interventionen auch Anwendungen im Vorschulalter. Dies ist ein kritischer Zeitraum, nicht nur bezogen auf die Bildung der Kinder, sondern auch im Hinblick auf die Fähigkeit der Kinder zur Teilhabe in ihrem zukünftigen Leben (Chandler, 2010).

1.1 Zweck und Verwendung dieser Veröffentlichung

Praxisleitlinien sind in den Vereinigten Staaten vielfach als Antwort auf die Gesundheitsreformbewegung entwickelt worden. Leitlinien können ein nützliches Instrument sein, um die Qualität der Gesundheitsversorgung zu verbessern, die Zufriedenheit der Verbraucher zu steigern, den angemessenen Einsatz der Dienstleistungen zu fördern und Kosten zu reduzieren. Der amerikanische Ergotherapieverband (AOTA), der nahezu 213.000 Ergotherapeuten, Ergotherapie-Assistenten (siehe **Anhang A**) und Ergotherapie-Studenten vertritt, möchte Informationen zur Verfügung stellen, um Entscheidungen zu unterstützen, die für alle Klienten erschwingliche und zugängliche, hochqualifizierte ergotherapeutische Dienstleistungen in der Gesundheitsversorgung ermöglichen.

Eine solche Leitlinie bietet aus evidenzbasierter Perspektive unter Einbeziehung der Schlüsselkonzepte aus der dritten Auflage des *Occupational Therapy Practice Framework: Domain and Process* (AOTA, 2014b) einen Überblick über den ergotherapeutischen Prozess zur Behandlung von Kindern in der Phase der frühen Kindheit (bis fünf Jahre). Sie definiert den ergotherapeutischen Gegenstandsbereich, den Prozess und die Interventionen, die innerhalb der Grenzen akzeptabler Praxis vorkommen (**Kapitel 1.2**). Diese Leitlinie behandelt nicht alle Behandlungsmethoden, die möglich wären. Sie empfiehlt zwar einige spezifische Methoden, aber welche der möglichen Interventionen für die Gegebenheiten einer bestimmten Person oder Gruppe und für deren Bedürfnisse angemessen ist, beurteilt letztendlich die Ergotherapeutin[2].

Mit dieser Publikation möchte die AOTA, dass sowohl Ergotherapeuten, Ergotherapie-Assistenten und auch diejenigen, die ergotherapeutische Dienstleistungen regeln, die Kosten tragen oder Richtlinien festlegen, verstehen, welchen Beitrag die Ergotherapie bei der Versorgung von Kindern als Klienten in der Phase der frühen Kindheit (bis fünf Jahre) leisten. Diese Leitlinie kann ebenfalls als Empfehlung für Leistungserbringer und Heimleiter aus dem Gesundheitsbereich, Gesetzgebern für Gesundheit und Ausbildung und Kostenträgern und Pflegeorganisationen dienen, die zur Schwerpunktversorgung von Kindern in der Phase der frühen Kindheit (bis fünf Jahre) als Klienten forschen.

---

[2] Personenbezeichnungen der Ergotherapie im Singular stehen in diesem Dokument in weiblicher Form, im Plural in der allgemeinen männlichen Form. Sie gelten selbstverständlich auch für das jeweilige andere Geschlecht.

Diese Publikation kann wie folgt angewandt werden:
- Ergotherapeuten und Ergotherapie-Assistenten unterstützen; evidenzbasierte Interventionen für Kinder in der Phase der frühen Kindheit (bis fünf Jahre) anzubieten
- Ergotherapeuten und Ergotherapie-Assistenten unterstützen; ihre Dienstleitungen auch nach außen bzw. externen Zielgruppen zur Verfügung stellen
- Praktiker in anderen Gesundheitsberufen, Fallmanager, Klienten, Familien, Angehörige und Heimleiter aus dem Gesundheitsbereich bei der Entscheidung unterstützen, ob eine Überweisung in die Ergotherapie sinnvoll ist
- Kostenträger bei der Entscheidung unterstützen, ob eine medizinische Notwendigkeit für Ergotherapie gegeben ist
- Gesetzgeber, Kostenträger, Bundes-, Landes- und lokale Agenturen unterstützen, die Ausbildung und die Fertigkeiten von Ergotherapeuten und Ergotherapie-Assistenten verstehen
- Planungsteams in Sozial- und Gesundheitsdiensten unterstützen, die Notwendigkeit von Ergotherapie feststellen
- Entwickler von Gesundheitsprogrammen, Verwaltungen, Gesetzgeber, Landes- und kommunale Agenturen und Kostenträger unterstützen, das Spektrum ergotherapeutischer Dienstleistungen verstehen
- Ergotherapeutische Forschung im jeweiligen Praxisbereich unterstützen, Instrumente für die Ergebnismessung festlegen und die gegenwärtige ergotherapeutische Praxis definieren, im Vergleich zur Effektivität ergotherapeutischer Interventionen
- Finanziers der Gesundheitsversorgung (Krankenkassen), Ausbilder und Analysten unterstützen, die Zweckmäßigkeit ergotherapeutischer Interventionen bei Kindern in der Phase der frühen Kindheit (bis fünf Jahre) als Klienten verstehen
- Politiker, Gesetzgeber und Organisationen unterstützen den Beitrag, den die Ergotherapie zur Gesundheitsförderung, Programmentwicklung und Reformierung der Gesundheit bei Kindern in der Phase der frühen Kindheit (bis fünf Jahre) leistet
- Ergotherapeutisches Lehrpersonal unterstützen, geeignete Curricula entwickeln, unter Berücksichtigung der Rollen, die die Ergotherapie bei Kindern in der Phase der frühen Kindheit (bis fünf Jahre) als Klienten einnimmt.

Der Einführung dieser Leitlinien folgt ein Überblick über die Phase der frühen Kindheit (bis fünf Jahre). Es folgen die Zusammenfassungen der Hauptergebnisse aus den systematischen Reviews, die auf Best Practice zu den Interventionen bei Kindern in der Phase der frühen Kindheit (bis fünf Jahre) als Klienten verweisen. Die Anhänge liefern Informationen zur Vorbereitung und zur Qualifikation von Ergotherapeuten und Ergotherapie-Assistenten. Zusätzlich gibt es Informationen zu evidenzbasierter Praxis und Evidenztabellen, die in den Anhängen vermerkt sind.

1.2 Gegenstandsbereich und Prozess der Ergotherapie

Die Fachkompetenz von Ergotherapeuten[3] liegt in ihrem Wissen über Betätigung und wie dieses genutzt werden kann, um zu Gesundheit und Teilhabe zuhause, in der Schule, am Arbeitsplatz und in der Gemeinde beizutragen. Die Delegiertenversammlung des AOTA nahm 2013 das *Occupational Therapy Practice Framework: Domain and Process* (3rd ed., AOTA, 2014) an[4]. Auf der Grundlage der ersten und zweiten Ausgabe des *Occupational Therapy Practice Framework: Domain and Process* (AOTA, 2002, 2008), der früheren *Uniform Terminology for Occupational Therapy* (AOTA, 1989, 1994) und der *International Classification of Functioning, Disability and Health* (ICF, WHO, 2001) der WHO legt das Framework den Gegenstandsbereich des Berufes und den darin enthaltenen Therapieprozess dar.

1.2.1 Gegenstandsbereich

Der Gegenstandsbereich eines Berufes gliedert dessen Wissensbereich, seinen gesellschaftlichen Beitrag und seine intellektuellen oder wissenschaftlichen Aktivitäten. Der Gegenstandsbereich der Ergotherapie richtet sich darauf, anderen zur Teilhabe an alltäglichen Aktivitäten zu verhelfen. Der übergeordnete Begriff, den der Beruf zur Beschreibung von alltäglichen Aktivitäten nutzt, ist *Betätigung*. Wie im

---

[3] *Ergotherapeuten* sind für alle Aspekte der ergotherapeutischen Behandlung verantwortlich und zuständig für die Sicherheit und Effektivität des ergotherapeutischen Behandlungsprozesses. *Ergotherapie-Assistenten* behandeln ergotherapeutisch unter der Supervision von und in Partnerschaft mit einem Ergotherapeuten (AOTA, 2009).
[4] Die vorliegende Leitlinie beruht noch auf der zweiten Fassung des OTPF aus dem Jahr 2008. Das einführende Kapitel beruht jedoch auf dem OTPF nach der neusten Fassung (im Amerikanischen von 2014, in der deutschen Übersetzung aus dem Jahr 2018)

1.2 Gegenstandsbereich und Prozess der Ergotherapie 15

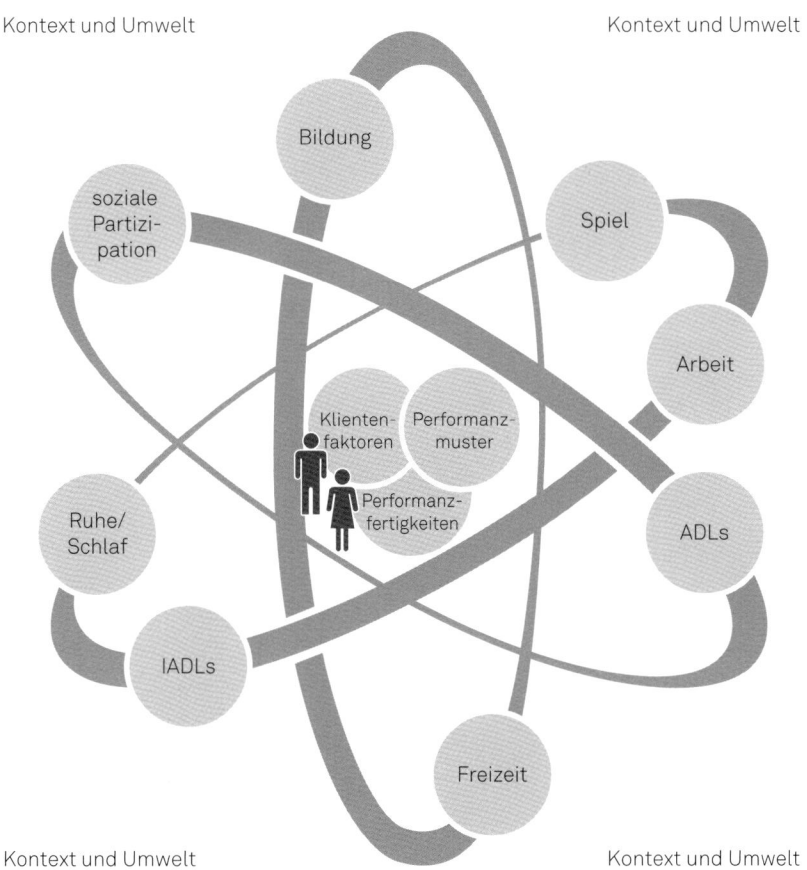

Abbildung 1-1: Ergotherapeutischer Gegenstandsbereich
Zur Beachtung: ADLs = Aktivitäten des täglichen Lebens. IADLs = Instrumentelle Aktivitäten des täglichen Lebens. Quelle: Occupational Therapy Practice Framework: Domain und Process (3rd ed. S. 55) des Amerikanischen Ergotherapieverbandes, 2014, American Journal of Occupational Therapy, 68 (Suppl. 1) S1-S48. Abdruck mit freundlicher Genehmigung.

Tabelle 1-1: Aspekte des ergotherapeutischen Gegenstandsbereichs

Betätigung	Klientenfaktoren	Performanzfertigkeiten	Performanzmuster	Kontext und Umwelt
Aktivitäten des täglichen Lebens (ADLs)*	Werte, Überzeugungen und Spiritualität	Motorische Fertigkeiten	Gewohnheiten	Kulturell
Instrumentelle Aktivitäten des täglichen Lebens (IADLs)	Körperfunktionen	Prozessbezogene Fertigkeiten	Routinen	Personbezogen
Ruhe und Schlaf	Körperstrukturen	Soziale Interaktionsfertigkeiten	Rituale	Physisch
Bildung			Rollen	Sozial
Arbeit				Zeitlich
Spiel				Virtuell
Freizeit				
Soziale Teilhabe				

*auch als Basisaktivitäten des täglichen Lebens (BADLs) oder personbezogene Aktivitäten des täglichen Lebens (PADLs) bezeichnet.
Quelle. Occupational Therapy Practice Framework : Domain und Process (3rd ed. S. S4) des Amerikanischen Ergotherapieverbandes, 2014, American Journal of Occupational Therapy, 68 (Suppl. 1) S1-S48. Abdruck mit freundlicher Genehmigung.

Abbildung 1-2:
Ergotherapeutischer Prozess
Quelle: Occupational Therapy Practice Framework: Domain und Process (3rd ed. S. 55) des Amerikanischen Ergotherapieverbandes, 2014, American Journal of Occupational Therapy, 68 (Suppl. 1) S1-S48. Abdruck mit freundlicher Genehmigung.

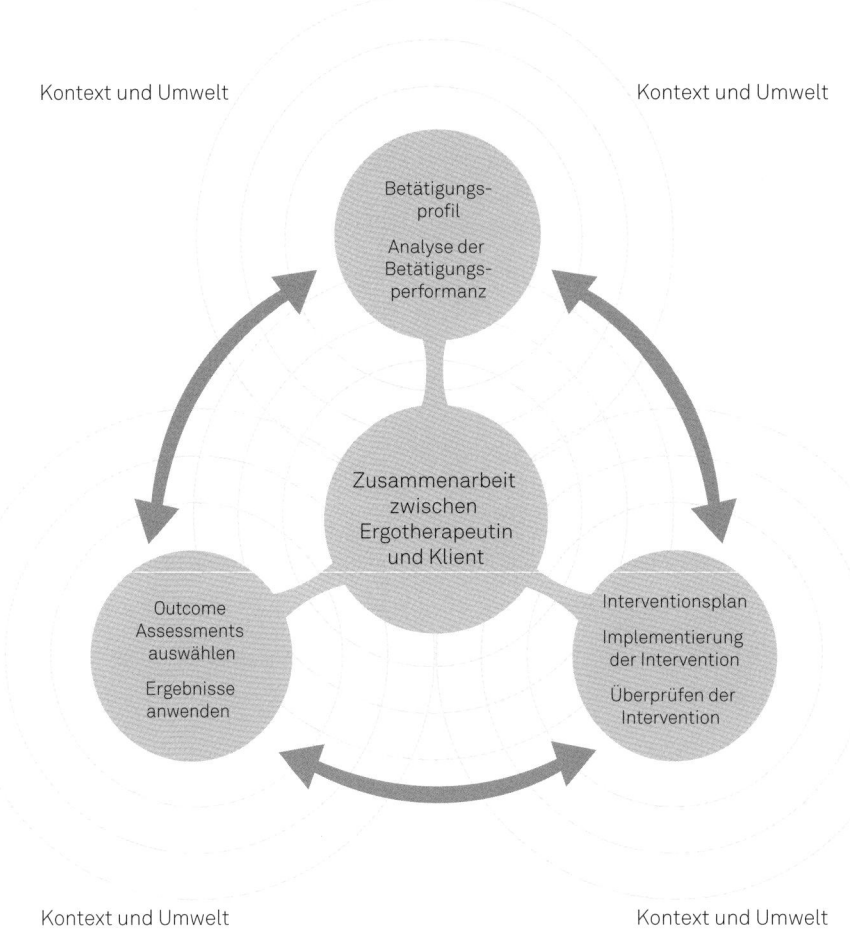

Framework dargelegt, arbeiten Ergotherapeuten und Ergotherapie-Assistenten zusammen mit Personen, Organisationen und Populationen (Klienten), damit diese sich an Aktivitäten oder Betätigungen, die sie tun möchten oder tun müssen, so beteiligen können, dass Gesundheit und Partizipation unterstützt werden (**siehe Abb. 1-1**). Ergotherapeuten benutzen Betätigung sowohl als erwünschtes Ergebnis der Intervention als auch als Methode für die Intervention selbst; Ergotherapeuten[5] sind erfahren darin, die subjektiven und die objektiven Aspekte von Performanz zu erfassen, und sie verstehen Betätigung aus dieser zweifachen, aber dennoch ganzheitlichen Sicht. Die übergeordnete Aufgabe, Gesundheit, Wohlbefinden und Teilhabe am Leben durch Beteiligung an Betätigung zu unterstützen, umreißt den Gegenstandsbereich des Berufes und sie betont, wie wichtig der Einfluss von Umwelt- und Lebensbedingungen dafür ist, wie Menschen ihre Betätigungen ausführen. Schlüsselaspekte des ergotherapeutischen Gegenstandsbereiches werden in **Tabelle 1-1** definiert.

1.2.2 Prozess

Viele Berufe nutzen den Prozess der Evaluation, der Intervention und des Outcomes, der im *Framework* dargestellt wird. Die Anwendung dieses Prozesses durch die Ergotherapie ist jedoch durch seine Fokussierung auf Betätigung einzigartig (**siehe Abb. 1-2**). Der Prozess klientenzentrierter ergotherapeutischer Behandlung beginnt üblicherweise mit dem Betätigungsprofil einer Erhebung der Betätigungsbedürfnisse, -probleme und -anliegen des Klienten und der Analyse der Betätigungsperformanz. Zu Letzterer gehören Fertigkeiten, Muster, Kontext und Umwelt, Aktivitätsanforderungen und Klientenfaktoren, die zur Zufriedenheit des Klienten mit seiner Fähigkeit an wertgeschätzten Alltagsaktivitäten teilzunehmen, bei-

---

5 Wenn hier der Begriff *Ergotherapeuten* gebraucht wird, sind sowohl Ergotherapeuten als auch Ergotherapie-Assistenten gemeint.

Tabelle 1-2: Prozess der ergotherapeutischen Dienstleistung

Evaluation

Betätigungsprofil – Der erste Schritt im Evaluationsprozess, durch den die Betätigungsvorgeschichte und Erfahrungen des Klienten, seine Alltagsmuster, Interessen, Werte und Bedürfnisse klar werden. Ebenso werden die Gründe deutlich, warum der Klient zur Ergotherapie kommt, seine Stärken und Sorgen in Bezug auf die Ausführung von Betätigungen und alltäglichen Aktivitäten, Bereiche möglicher Störungen, Unterstützungen und Barrieren sowie seine Prioritäten.

Analyse der Betätigungsperformanz – Der Schritt im Evaluationsprozess, mit dem die Stärken und Probleme oder potentiellen Probleme des Klienten genauer herausgefunden werden. Die derzeitige Performanz wird oft direkt im Kontext beobachtet, um Unterstützung bzw. Barrieren bei der Performanz des Klienten festzustellen. Performanzfertigkeiten, Performanzmuster, Kontext oder Umwelt, Klientenfaktoren und Aktivitätsanforderungen werden alle bedacht, aber nur bestimmte Aspekte werden möglicherweise genauer untersucht. Angestrebte Ergebnisse werden festgelegt.

Intervention

Interventionsplan – Der Plan leitet die Maßnahmen, die zusammen mit dem Klienten entwickelt und dann vorgenommen werden. Er beruht auf ausgewählten Theorien, Bezugsrahmen und Evidenz. Anzustrebende Ergebnisse werden bestätigt.

Umsetzung der Intervention – Aktionen, die die Performanz des Klienten beeinflussen und unterstützen, um seine Performanz und Partizipation zu verbessern. Interventionen beziehen sich auf die erwünschten Ergebnisse. Die Reaktion des Klienten wird überwacht und dokumentiert.

Überprüfung der Intervention – Überprüfung des Interventionsplans und der Fortschritte im Hinblick auf die angestrebten Ergebnisse.

Anstreben von Ergebnissen

Ergebnisse – Erfolgsdeterminanten beim Erreichen des erwünschten Endresultats des ergotherapeutischen Prozesses. Die Informationen aus dem Outcome Assessment leiten die Planungen zukünftiger Maßnahmen mit dem Klienten und evaluieren das Interventionsprogramm (Programmevaluation).

Quelle: *Occupational Therapy Practice Framework: Domain and Process* (3rd ed., p. S10), by American Occupational Therapy Association, 2014, *American Journal of Occupational Therapy, 68*(Suppl. 1), S1–S48. http://dx.doi.org/10.5014/ajot.2014.682006. Copyright © 2014 by the American Occupational Therapy Association.

tragen oder sie behindern. Die Analyse von Betätigungsperformanz erfordert nicht nur, die komplexe und dynamische Interaktion zwischen Klientenfaktoren, Performanzfertigkeiten, Performanzmustern und Kontext und Umwelt zu durchschauen, sondern auch die Aktivitätsanforderungen der ausgeführten Betätigung. Therapeuten planen die Intervention und setzen sie mit vielerlei Ansätzen und Methoden um, bei denen Betätigung sowohl das Mittel als auch der Zweck ist (Trombly, 1995).

Ergotherapeuten überprüfen ständig die Effektivität der Intervention und die Fortschritte der vom Klienten erwünschten Ergebnisse. Von der Gesamtsicht auf die Intervention hängt die Entscheidung ab, ob Letztere fortgeführt oder beendet und eine Überweisung an andere Gesundheitsdienstleister oder -berufe empfohlen wird.

Der Prozess der Dienstleistung wird innerhalb des Gegenstandsbereiches des Berufes zur Unterstützung von Gesundheit und Partizipation des Klienten angewandt (siehe **Tabelle 1-2**).

2 Übersicht zur frühen Kindheit

Gegenwärtig leben 20 % der Kinder unter sechs Jahren in den USA in Armut (Karoly, Kilburn & Cannon. 2005). In Haushalten mit alleinerziehenden Müttern steigt die Prozentzahl auf 53. Kinder in Armut haben weniger Möglichkeiten als Gleichaltrige, auf Ressourcen und Unterstützung zuzugreifen, wie z. B. Kitas oder Gesundheitsleistungen, die wichtig für die kindliche Entwicklung sind (Karoly et al., 2005). Von 1997 bis 2008 stieg die Zahl von Kindern zwischen der und 17 Jahren mit Entwicklungsstörungen in den USA um 17,1 % (Boyle et al., 2011). Gegenwärtig liegt die Häufigkeit von Entwicklungsstörungen bei 13,87 % oder ungefähr eins von sechs Kindern (Boyle et al., 2011). Diese Studie zeigte auch, dass Jungen zweimal häufiger als Mädchen an Entwicklungsstörungen litten. Auch bei Kindern, deren Familien ein Einkommen unter dem Armutsbereich hatten, kamen Entwicklungsstörungen gehäuft vor. Diese Störungen können mild bis schwer sein und beeinträchtigen motorische, soziale, kognitive, kommunikative und anpassende Fertigkeiten.

Die frühe Entdeckung von Entwicklungsstörungen ist entscheidend. Die „Centers for Disease Control and Prevention" (CDC, n.d.) (Zentren für Krankheitsbekämpfung und Prävention) berichten, dass 50 % der Eltern die Anzeichen von Entwicklungsstörungen nicht kennen, inklusive denen von Autismus. Ergotherapeuten als Hauptanbieter von entwicklungsgemäß auftretenden Aktivitäten (z. B. Spielen, Füttern, soziale Aktivitäten) erkennen oft frühe Anzeichen einer Verzögerung und sollten Kinder bezüglich dieser überprüfen. Standardisierte Screening-Maßnahmen (z. B. modifizierte Checklisten für Autismus bei Kleinkindern [Robins, Fein & Barton, 1999], Ages & Stages-Fragebögen [Squires & Bricker, 2009]) sind wichtig, um verlässliche und valide Daten zur Verfügung zu stellen, die helfen, weitere Entscheidungen zu fällen. Dementsprechend kann es nötig sein, die Kinder für weitere Testungen oder Einschätzungen an andere Fachleute zu verweisen. Frühe Identifizierung der Verzögerungen führt zu früheren Dienstleistungen oder Interventionen, die, wie sich gezeigt hat, einen positiven Effekt auf die Entwicklung eines Kindes hat, seine akademischen Leistungen (Casto & Mastropieri, 1986) (Innocenti & White, 1993) als auch auf das prosoziale Verhalten und spätere Arbeitsverhältnisse haben (Karoly et al., 2005).

2.1 Frühgeburt

Ein Bericht der National Vital Statistics schätzte, dass in den Vereinigten Staaten im Jahr 2010 12 % der Babys (also mehr als 500 000 pro Jahr) vor der 37. Schwangerschaftswoche geboren wurden (Hamilton, Martin & Ventura, 2011). Eine Frühgeburt erhöht das Risiko von gesundheitlichen Komplikationen (z. B. Atembeschwerden, Gelbsucht, Anfallsleiden, Apnoe, Fütterprobleme) und Behinderungen (z. B. geistige oder Lernbehinderungen, Verhaltensprobleme, Zerebralparese (CP), Seh- und Hörverlust, Atemwegskomplikationen). Studien zeigen Anzeichen dafür, dass Kinder, die zu früh geboren sind, ein erhöhtes Risiko für Autismus-Spektrum-Störungen haben (Limperopoulos et al., 2008) (Schendel & Bhasin, 2008) sowie das Risiko, als Erwachsene Gesundheitsprobleme zu entwickeln (z. B. Herzerkrankungen, Diabetes, hoher Blutdruck) (Hovi et al., 2007).

2.2 Autismus-Spektrum-Störungen

Das Überwachungsnetzwerk für Autismus und Entwicklungsstörungen, eingerichtet von der CDC, schätzt das aktuelle Auftreten von Autismus-Spektrum-Störungen (ASS) auf eines von 88 Kindern. Dabei ist einer von 54 Jungen und eines von 252 Mädchen betroffen (CDC, 2012a). Symptome der ASS sind oft vor dem Alter von drei Jahren vorhanden und umfassen Schwierigkeiten der kognitiven Funktionen, des

Lernens, der Aufmerksamkeit und der sensorischen Verarbeitung (Yeargin-Allsopp et al., 2003). Die Daten des Überwachungsnetzwerks für Autismus und Entwicklungsstörungen zeigten, dass 62 % der Kinder mit ASS keine geistige Behinderung haben und dass es eine 83 %-ige Komorbidität mit Entwicklungdiagnosen gibt, die keine ASS sind (z. B. genetisch, neurologisch, chromosomal, psychiatrisch). Die durchschnittlichen medizinischen Kosten (Medicaid: Gesundheitsvorsorgeprogramm in den USA) für Kinder mit ASS waren etwa sechsmal höher als für Kinder ohne ASS (Peacock, Amendah, Ouyang & Grosse, 2012).

2.3 Fütterstörungen

Fütterstörungen treten häufig bei normal entwickelten Kindern auf. Schätzungsweise 25 bis 45 % der Kinder haben Fütterprobleme (Linscheid, 1992) (Manikam & Perman, 2000). Wenn Kinder mit Entwicklungsverzögerungen dazu gezählt werden, steigt diese Zahl dann auf 80 % (Manikam & Perman, 2000). Fütterprobleme können einen Mangel an eigenständigem Essen, Essensverweigerung, Appetitlosigkeit und Aggressionen zu den Mahlzeiten beinhalten (Berlin, Davies, Silverman & Rudolph, 2009). Weiterhin können Fütterstörungen gastrointestinale Störungen, abnormale Füttermuster und Schwierigkeiten bei der Nahrungsaufnahme umfassen. Sie können zu Wachstumsstörungen, zu Anfälligkeit für chronische Krankheiten und manchmal zum Tod führen (Manikam & Perman, 2000).

Auch *Fettleibigkeit* ist eine signifikante Erkrankung in den Vereinigten Staaten. Anderson und Whitaker (2009) schätzten das Vorkommen der Adipositas bei vier- bis fünfjährigen Kindern auf 18,4 %. Die Konsequenzen von Fettleibigkeit in der Kindheit umfassen Gesundheitsrisiken wie hohen Blutdruck, hohen Cholesterinspiegel, ein erhöhtes Risiko für Typ-2-Diabetes, Schlafapnoe, Asthma, Gelenkprobleme, Fettlebererkrankung, gastroösophagalen Reflux und soziale und psychologische Probleme (CDC, 2012a).

2.4 Familienorientierte Dienstleistungen

Angesichts der Abhängigkeit kleiner Kinder von Erwachsenen, haben Familien und Betreuer eine entscheidende Rolle bezüglich der Gesundheit und Entwicklung ihres Kindes. Dementsprechend ist es für Dienstleister in diesem Bereich unerlässlich, positive Partnerschaften mit der Familie oder den Betreuern zu entwickeln. Die Rolle der Eltern als Entscheidungsträger und Partner bei der Festlegung von Zielen für ihre Kinder, wurde 1975 durch die Verabschiedung des öffentlichen Rechts 94-142 festgelegt (Gesetz für die Bildung für alle beeinträchtigten Kinder von 1975) und wurde weiter in IDEA[6] (2004) betont. Turnbull, Erwin, Soodak und Shogren (2011) stellen fünf Merkmale der Familienzentrierung in Dienstleistungen dar:

1. Dienstleister sorgen dafür, dass Familien die endgültigen Entscheidungsträger sind.
2. Die Dienstleistungen bauen auf den Stärken der Familien auf.
3. Die Dienstleistungen und Unterstützung konzentrieren sich auf die Familie als Einheit und nicht allein auf das Kind.
4. Die Dienstleistungen arbeiten betont an einer positiven Beziehung zu der Familie oder Bezugsperson.
5. Dienstleistungen werden individuell an die Familien angepasst.

Obwohl viele Dienstleister, die auf die frühe Kindheit spezialisiert sind, die Philosophie der Familienzentrierung für sich annehmen, implementieren sie diese Elemente der familienzentrierten Dienstleistungen nicht in die Praxis (Dunst, 2002).

Mehrere Bundesgesetze in den USA beeinflussen die Arbeit der Ergotherapeuten[7]. Die AOTA (2011) überprüfte die allgemeinen Gesetze, die im Zusammenhang mit der frühen Kindheit stehen. Durch manche dieser Gesetze können Bundesstaaten eine Finanzierung von Dienstleistungen wie Ergotherapie erhalten, wenn die betroffenen Kinder die Anforderungen der Staats- oder Bundesberechtigung erfüllen.

Gesetze haben die Rolle der Ergotherapeuten bei der Erstbewertung und Programmplanung für kleine Kinder gestärkt. Die Anzahl der Interventionen, die von den unterschiedlichen Versicherungsunternehmen abgedeckt wird, variiert je nach Versicherungspolice sogar innerhalb einer Versicherungsgesellschaft. Staatliche Medicaid-Programme umfassen frühes und regelmäßiges Screening, Diagnostik, In-

---

6 Das „Individuals with Disabilities Education Act" (IDEA) ist ein Programm im amerikanischen Gesundheitswesen, das beeinträchtigten Studierenden die Möglichkeit eines freien Zugangs zur Bildung ermöglicht. Es besteht aus vier Teilen: A, B, C und D.

7 Der folgende Absatz bezieht sich auf spezifische Bedingungen in den USA, die im deutschsprachigen Raum anderen Bedingungen folgen. Sie sind daher gekürzt oder entfernt worden. (Anm. der Hrsg.)

tervention und Verzicht-Programme, die zur Finanzierung von Diensten verwendet werden können. Auch eine private Bezahlung durch die Familie ist möglich.

Ergotherapeuten bieten notwendige Leistungen an, um Kinder in ihrer Gesundheit und Teilhabe am Leben zu unterstützen. Diese erfolgen durch die Förderung von Betätigungen in vielen Umgebungen, Rahmen und Programmen. Während der frühen Kindheit können diese Umgebungen das Zuhause, die Vorschule, den Kindergarten oder Gemeindeeinrichtungen als auch medizinische oder klinische Umgebungen beinhalten. Gemeindeeinrichtungen können Orte umfassen, an denen sich die Familie und das Kind alltäglich bewegen, wie zum Beispiel die Kindertagesstätte, Spielplätze, Lebensmittelgeschäfte und Bibliotheken. Das Umfeld und die Finanzierungsformen können einen Einfluss auf den Fokus der Ergotherapie haben. Zum Beispiel unter IDEA Teil C sind Dienste erforderlich, die zu einem maximal möglichen Ausmaß in der natürlichen Umgebung bereitgestellt werden sollen, z.B. zuhause oder in den Gemeindeeinrichtungen [§ 303.13 (1) (8)]. Die *natürliche Umgebung* umfasst Umgebungen, die typisch sind für Gleichaltrige ohne Behinderung (§ 303.26). Teams fällen die endgültige Entscheidung im Rahmen der Intervention; die aktuellen Bestimmungen der Bundesregierung in Teil C in Bezug auf natürliche Umgebungen besagen jedoch, dass eine natürliche Umgebung nicht ein Krankenhaus, eine klinische Institution oder eine Praxis sein kann. Wenn Dienstleistungen in einem solchen Setting erfolgen, ist eine Begründung erforderlich (IDEA Früh-Interventionsprogramm für Säuglinge und Kleinkinder mit Behinderungen, 34 CFR Part 303, 2011). Abhängig von den Bedürfnissen des Kindes und der Finanzierungsquellen können Kinder ergotherapeutische Dienstleistungen in verschiedenen Umgebungen von unterschiedlichen Therapeuten erhalten. Zum Beispiel kann ein Kleinkind mit mehreren medizinischen Bedürfnissen (z.B. Magensonde, Tracheotomie, Hypertonie) wöchentlich ambulant ergotherapeutisch behandelt werden. Das Ziel der Einrichtung könnte die sichere orale Fütterung sein. Gemäß des Frühinterventionsprogramms können Ergotherapeuten wöchentliche Dienstleistungen für das Kind und seine Familie anbieten, um die Ziele des Kindes und/oder seiner Familie zu erreichen. Ziele und Ergebnisse können im Zusammenhang mit der Entwicklung von Spiel- und motorischen Fertigkeiten stehen, mit der Entwicklung der Fähigkeiten der Familie für die Selbstversorgung und die Positionierung des Kindes sorgen und das orale Ernährungs- und Fütterungsheimprogramm des Krankenhauses umsetzen. Zusammenarbeit und Kommunikation unter den behandelnden Fachleuten sind entscheidend für eine reibungslose Kontinuität der Betreuung von Kind und Familie.

3 Der ergotherapeutische Prozess in der frühen Kindheit

3.1 Phasen und Setting

Der Prozess der Ergotherapie für kleine Kinder (und ihre Familien, Betreuer und Lehrer) umfasst sowohl Evaluation, Intervention und Ergebnisplanung zur Verbesserung der Betätigungsperformanz des Kindes als auch seine Anpassungsfähigkeit, Gesundheit und Lebensqualität, Teilhabe in der Gesellschaft, Rollenkompetenz und Selbstverantwortlichkeit (AOTA, 2008). Der ergotherapeutische Prozess zielt darauf ab, die Stärken und Bedürfnisse des Einzelnen im Zusammenhang mit der Durchführung und Teilhabe an Betätigungen und Aktivitäten zu identifizieren. Dieses umfasst die Zusammenarbeit und verschiedene Teammodelle, um diese Ziele zu erreichen.

Evaluation
Diese Leistungen können bei einem Klienten eingeleitet werden, wenn er funktionale Schwierigkeiten zeigt, welche die Beteiligung in Betätigungen und Teilhabe am alltäglichen Leben behindert. Die Befundung umfasst die Sammlung, Interpretation und Zusammenstellung relevanter Informationen, die sich auf die bisherige und aktuelle Beteiligung an Betätigungen des Klienten sowie deren Ausführung und Performanz beziehen. Weiterhin wird die vom Klienten gewünschte zukünftige Teilhabe exploriert.

Intervention
Interventionen in der Ergotherapie werden individuell konzipiert und zielen darauf ab, die vom Klienten erwünschten und erwarteten Betätigungen in Ausführung und Teilhabe zu verbessern. Dieses erfolgt durch Einführung und Umsetzung von Strategien und Verfahren, die sich an den Klienten, die Aktivität und die Umwelt richten. (Kontext; AOTA, 2008, 2011) (Carrasco et al., 2007). Bei der Entwicklung eines Interventionsplans berücksichtigen Ergotherapeuten immer die dynamische Natur des Kontextes und der Umwelt, in der die Ausführung der Aktivität durch den Klienten erwartet wird.

Ergebnisplanung
Der Ergotherapieprozess umfasst auch die Überwachung der Resonanz des Klienten auf die Intervention, Evaluation und Modifizierung des Interventionsplans und Messung des Interventionserfolgs durch Ergebnisse, die für den Einzelnen relevant und von Bedeutung sind. Das *Framework* (AOTA, 2008[8]) verwendet einen *klientenzentrierten Ansatz*, angepasst nach Dunn (2000). Dieser wird definiert als eine Einstellung, welche die Wünsche und Prioritäten der Klienten bei der Gestaltung und Durchführung von Interventionen annimmt. Ergotherapeuten, die in der Frühförderung tätig sind (IDEA Part C), verwenden ein familienorientiertes Modell, in dem die Familienmitglieder aktive Teilnehmer sowie die endgültigen Entscheidungsträger bezüglich Unterstützungen und Dienstleistungen sind (Pletcher & McBride, 2000) (Polichino, Clark, Swinth & Muhlenhaupt, 2007) (Turnbull et al., 2011). Bei der Arbeit mit Kindern im Vorschulalter können Ergotherapeuten den Fokus auf das Kind legen; sollten aber auch Eltern, Pädagogen und das Schulsystem mit einbeziehen (AOTA, 2011) (Polichino et al., 2007). Der ergotherapeutische Prozess berücksichtigt die dynamische Interaktion des Klienten und die internen neurophysiologischen sowie die externen physischen, sozialen und kulturellen Kontexte von Funktionen. Während des gesamten Prozesses wird Professional Reasoning[9] angewendet. Ergotherapeutische Leistungen sollten dynamisch

---

8 Diese Leitlinie bezieht sich im amerikanischen Original auf die zweite Fassung des OTPF aus dem Jahre 2008. Kapitel 1 dieser deutschsprachigen Ausgabe stellt Gegenstandsbereich und Prozess der derzeit gültigen dritten Fassung vor. Diese ist ausführlich im Buch von Marotzki und Reichel (2018) im Hogrefe Verlag vorgestellt.
9 In früheren Publikationen wird dafür der Begriff Clinial Reasoning verwendet.

und interaktiv sein. Teilnahme an Betätigungen ist typischerweise sowohl Mittel und Methode als auch das erwünschte Ergebnis des Prozesses (Trombly, 1995).

Zusammenarbeit
Kooperative Beziehungen werden zwischen Ergotherapeuten und ihren Klienten entwickelt, um deren Erfahrungen und Interventionsergebnisse zu verstehen (AOTA, 2008) (Clark, 2010). Während Ergotherapeuten mit kleinen Kindern arbeiten, können sie mit Einzelpersonen zusammenarbeiten (z. B. dem Kind, der Familie, Betreuern, Pädagogen, Ärzten, sonstigen Gesundheitsdienstleistern). Sie arbeiten auch mit Organisationen (z. B. Vorschulen, Head Start, Frauen-, Säuglings- und Kinderprogramme) und mit breiteren Gruppen zusammen (z. B. Programme für obdachlose Kinder oder Kinder in Heimen).

Teammodelle
Eine erfolgreiche Teaminteraktion ist für effektive Interventionsdienstleistungen von wesentlicher Bedeutung (Bose & Hinojosa, 2008) (Turnbull et al., 2011). Unabhängig vom Setting sind Ergotherapeuten typischerweise Mitglieder eines Teams. Die drei Teammodelle, die häufig in der frühkindlichen Betreuung vorkommen, beinhalten einen (a) multidisziplinären, (b) interdisziplinären oder (c) transdisziplinären Teamansatz.

Mitglieder des *multidisziplinären Modells* bewerten das Kind separat und wählen die Interventionsziele und Ansätze basierend auf ihren beruflichen Erkenntnissen. Paralleles Erbringen von Dienstleistungen ist in Deutschland in medizinischen Settings üblich (Carrasco et al., 2007). *Interdisziplinäre* Teams gibt es häufig in schulbasierten Einrichtungen. Die Teammitglieder treffen ihre Einschätzungen entweder allein oder zusammen und kommen danach als Gruppe zusammen, die gemeinsam Ziele plant und entwickelt (Carrasco et al., 2007) (Foss, 2010). Obwohl jede Disziplin ihre Dienstleistungen separat erbringt, verpflichten sich die Teammitglieder zu häufiger Kommunikation und Zusammenarbeit, um einen ausführlichen Interventionsplan zu koordinieren und so die Ergebnisse des Kindes zu maximieren.

Teammitglieder in einem *transdisziplinären* Teammodell folgen nicht den traditionellen Begrenzungen der Berufe, sondern teilen die Verantwortung der Erstbewertung des Kindes sowie Festlegung von Zielen mit den Familien. Typischerweise erbringt die Dienstleistung das Teammitglied, dessen Fachwissen am besten zu den Bedürfnissen der Kinder und Familien passt. Dieses Modell erlaubt, dass eine Ergotherapeutin für manche Kinder die primäre Ansprechpartnerin (PSP) ist, aber vielleicht für andere Kinder oder von anderen primären Ansprechpartnern konsultiert wird. Wenn das Kind multiple Bedürfnisse oder Probleme hat, die am besten von unterschiedlichen Professionen behandelt werden, können Co-Dienstleister hinzugezogen werden. Andere Teammitglieder stellen ihre Fähigkeiten und ihr Wissen als Konsultation zur Verfügung, die der primäre Ansprechpartner anfordern kann (Case-Smith, 2005). Viele Früh-Interventionsteams verwenden das transdisziplinäre Modell (Foss, 2010) bei ihrer Arbeit in Familien und Gemeindeeinrichtungen.

Der primäre Ansprechpartner verwendet entweder ein traditionelles Interventionsmodell (z. B. defizitorientiert, expertengesteuert) oder ein Coaching-Modell (d. h. ein interaktiver Prozess, der die Fähigkeit der Familie fördert, die Teilhabe des Kindes zu unterstützen [Holloway & Chandler, 2010]). Die Anwendung eines Coaching-Modells wird von der Kindheitsliteratur unterstützt (S.K. Campbell, 1997) (Dinnebeil, McInerney, Roth & Ramasway, 2001) (Hanft & Pilkington, 2000) (Hanft, Rush & Shelden, 2004). Rush and Shelden (2011) beschrieben *Coaching* als evidenzbasierte Praxis, die gezielt verwendet wird, um mit den Eltern zusammenzuarbeiten, um ihre Fähigkeit aufzubauen, Prioritäten zu identifizieren und ihre gewünschten Ergebnisse zu erreichen. Der Coaching-Prozess erfordert im Allgemeinen eine gemeinsame Planung mit der Familie oder der Bezugsperson, Beobachtung des Kindes, Handlungs- oder Übungsmöglichkeiten, Reflexion nach diesen, um alternative Aktionen zu generieren und Feedback vom Coach. Der ergotherapeutische Prozess wird typischerweise durch eine Überweisung der Familie durch das Pflegepersonal, den Arzt oder das Schulpersonal eingeleitet[10].

3.2 Evaluation

In den meisten Fällen wird eine ergotherapeutische Evaluation angefordert, um die Stärken und Schwächen des Kindes zu dokumentieren und zu bestimmen, ob eine ergotherapeutische Intervention benötigt wird, um die Beteiligung des Kindes in Aktivitäten des täglichen Lebens zu unterstützen. Unter IDEA Teil C werden ergotherapeutische Dienstleistungen

---
10 Dieser Abschnitt bezieht sich weitgehend auf die amerikanische Vorgehensweise und ist dementsprechend gekürzt. (Anm. der Hrsg.)

für dafür berechtigte Kinder zur Verfügung gestellt. Evaluationen und Befundungen sollten die Entwicklung der Fähigkeiten des Kindes sowie eine familienbezogene Beurteilung ihrer Ressourcen, Prioritäten und Sorgen einschließen, um die Möglichkeit der Familie zu verbessern, sich um die Entwicklungsbedürfnisse ihres Kindes zu kümmern. Unter Teil B werden ergotherapeutische Dienstleistungen zur Verfügung gestellt, wenn sie erforderlich sind, um ein Kind mit einer Behinderung oder Einschränkung zu unterstützen, um von der sonderpädagogischen Förderung zu profitieren. Eine ergotherapeutische Evaluation sollte relevante funktionale, entwicklungsbezogene und lernbezogene (akademische) Informationen über das Kind sammeln sowie Performanz bezüglich schulischer Leistungen oder Teilhabe in angemessenen Aktivitäten beurteilen und mehrere Evaluationsinstrumente beinhalten. Evaluationen haben unterschiedliche Zwecke, also müssen Ergotherapeuten die Absicht der Überweisung kennen (z.B. Screening, Diagnostik oder Programmplanung), bevor Daten gesammelt werden. Als Mitglieder von multidisziplinären, pädagogischen oder Frühinterventionsteams können Ergotherapeuten an Evaluationen teilnehmen, um die Diagnose eines Kindes oder den Anspruch auf Dienstleistungen zu bestimmen (Clark, 2010) (Clark &Coster, 1998) (Stewart, 2010).

Wie bei ergotherapeutischen Evaluationen in einem medizinischen Setting, identifizieren die Ergotherapeuten auch hier die Betätigungsprobleme des Klienten durch eine Diagnostik. Der Bewertungsprozess sollte Evaluationsinstrumente beinhalten, welche die Fähigkeiten des Kindes in den verschiedenen Aspekten der Domäne der Ergotherapie messen und sollte dabei verschiedene Methoden verwenden, um ein umfassendes Bild von der Leistung des Kindes zu erhalten. Diese Methoden können Folgendes beinhalten:
- Sichten von Akten und Klientendaten, um Informationen über die Krankengeschichten, Diagnosen, das Erreichen von Meilensteinen und gegebenenfalls Verhalten und Leistung in der pädagogischen Einrichtung zu erhalten
- Befragung der Familie, Betreuer, Erzieher und anderer, die über einschlägige Informationen verfügen
- Beobachtung des Kindes im Alltag bei täglichen Aktivitäten, um Einblick in seine Fähigkeiten zu erhalten, entsprechend den Anforderungen der Aufgabe und der Umwelt, sich zu organisieren, zu planen und diese durchzuführen
- Durchführung von Tests, einschließlich normierter und kriteriengeleiteter Assessments und alternativer oder umweltrelevanter Bewertungen (Daten werden durch die Messung der Performanz des Kindes während seiner natürlichen Routinen und Aktivitäten gesammelt, wie z.B. spielbasierte Assessments) (Clark, 2010) (Losardo & Notari-Syverson, 2001).

Ergotherapeuten führen Evaluationen in Zusammenarbeit mit dem Klienten durch und zielen auf Informationen ab, die spezifisch für die gewünschten Ergebnisse sind. Die zwei Elemente der ergotherapeutischen Evaluationen sind (1) das Betätigungsprofil und (2) die Analyse der Betätigungsperformanz (AOTA, 2008).

Ergotherapeuten, die mit jungen Kindern arbeiten, können standardisierte und nicht-standardisierte Assessments verwenden, die speziell für diese Altersgruppe entwickelt worden sind. Die Datensammlung kann formell und informell während allen auftretenden Interaktionen und Beobachtungen des Kindes und der Familie erfolgen. Weil das Verhalten von Kindern in unterschiedlichen Umgebungen variieren kann und auch abhängig von der individuellen Sichtweise ist, sollten Ergotherapeuten mehrere Methoden zur Beurteilung von Kindern nutzen (Achenbach, McConaughy & Howell, 1987) (McConaughy & Ritter, 2008) (Sandall, Hemmeter, Smith & McLean, 2005). Diese Methoden können Beobachtungen, Interviews, Arbeitsproben, formelle und informelle Messinstrumente umfassen. IDEA verlangt die Anwendung einer Vielfalt von Assessments, Instrumenten und Strategien und keine Anwendung eines einzelnen Messinstruments oder Assessments als einziges Kriterium zur Bestimmung des Förderbedarfs und des entsprechenden Förderprogramms.

3.2.1 Rolle der Familie

Jedes vierte Kind mit einer Einschränkung oder Beeinträchtigung, welches mit zwei Elternteilen zusammenlebt, gilt als armutsbetroffen (Cauthen & Fass, 2009). Wang (2005) fand heraus, dass Haushalte mit einer alleinerziehenden Mutter eine höhere Wahrscheinlichkeit auf ein Kind mit einer Einschränkung oder Behinderung haben als jede andere Familienform. Es wird angenommen, dass die Familie die Konstante im Leben des Kindes ist und eine eigene innere Stärke hat, die als Grundlage für die Entwicklung des Kindes dient (Shelton & Stepanek, 1994). Obwohl das Kind oft als Klient betrachtet wird, sollte bei jüngeren Kindern auch die Familie als Klient betrachtet werden, weil sie sowohl die rechtliche Verantwortung für das Kind haben als auch ihre Versorgung und Betreuung des Kindes entscheidend ist. Ermutigung und Unterstützung ihrer aktiven Teilhabe am Leben und an der Entwicklung ihres Kindes sind wichtig. Familien haben ein einzigartiges Wissen über das Kind und können damit bei der Befundung und Interventionsplanung beitragen und helfen (Clark, 2010) (McLean & Crais, 2004).

Die Philosophie und Praxis der familienzentrierten Dienstleistungen geben der Familie eine entscheidende Rolle bei der Identifizierung der Ressourcen, der Anliegen, der Prioritäten und der Bedürfnisse von Kind und Familie. Die Idealvorstellung in familienzentrierten Diensten ist es, dass die Experten die Entscheidungsfindung hinsichtlich Art und Umfang von Dienstleistungen und Unterstützungen für das junge Kind und für andere Familienmitglieder mit der Familie abstimmen oder ganz an sie abgeben (Turnbull et al., 2011). Der klientenzentrierte Prozess, der von Ergotherapeuten verwendet wird, würdigt die Wünsche und Prioritäten des Klienten (z. B. Kind, Familie) und verwendet diese bei der Interventionsplanung und -bereitstellung (AOTA, 2008). Unabhängig von dem Setting ist es unerlässlich, mit der Familie zusammenzuarbeiten, um Vertrauen und Verständnis für eine andauernde Partnerschaft zu schaffen.

3.2.2 Setting und Kontext

Ergotherapeuten arbeiten mit jungen Kindern in vielen Settings und Umgebungen (z. B. in ihrem Zuhause, Krankenhäusern, Kliniken, Schulen, Kindertagesstätten, Gemeindeeinrichtungen) und mit Familien und Experten (z. B. Ärzten, Krankenschwestern, Pädagogen, Sprachwissenschaftlern, Physiotherapeuten, Psychologen) und anderen professionellen Berufsgruppen (z. B. Unterrichtsassistenten). Das Setting und die Finanzierungsquelle beeinflussen Fokus und Zweck der Evaluation.

Beispielsweise arbeiten Ergotherapeuten in der Intensivstation mit Neugeborenen und mit anderen medizinisch betroffenen Kindern und bieten Dienste an, die grundlegende Lebenskompetenzen wie Essen, Greifen oder Körperbewegungen ermöglichen. Ergotherapeuten, die in Krankenhäusern oder Kliniken arbeiten, können sich auf Engagement und Partizipation innerhalb mehrerer Settings und Kontexte konzentrieren, einschließlich der Spielfähigkeiten, Ankleidens und sozialer Interaktionen mit anderen. Beim Arbeiten im Zuhause eines Kindes oder in einer Gemeindeeinrichtung kann sich die Ergotherapeutin darauf konzentrieren, die Ausführung in Betätigungen des Kindes innerhalb von Familienroutinen und Aktivitäten zu verbessern. Ergotherapeuten, die in Vorschulen arbeiten, fokussieren sich auf die Ausführung und Teilhabe an schulischen und nicht-schulischen Aktivitäten (z. B. Unterricht, soziale Aktivitäten, Interaktionen, Selbstversorgung, Regeln befolgen).

3.2.3 Standardisierte vs. nicht-standardisierte Assessments

Ergotherapeuten setzen ihr Wissen über Assessments und klinischer Beurteilung ein, um zu entscheiden, welche Befundungsmethoden für junge Kinder zu einer definierten Zeit ausgewählt werden sollen. Standardisierte Instrumente und normbezogene Bewertungen sind eher hilfreich für diagnostische Zwecke (z. B. Bestimmung des Anspruchs oder Bedarf an Dienstleistungen oder Förderung) als für Interventions- und Programmplanung oder für die Überwachung des laufenden Fortschritts (Clark, 2010). In Programmen für Frühintervention oder Frühförderung werden häufiger curriculumbasierte Assessments verwendet, weil sie sowohl für die Entscheidungsfindung bezüglich eines Förderbedarfs als auch zur Überwachung der Verbesserungen geeignet sind (Macy, Bricker, & Squires, 2005) (McLean, 2005) (Neisworth & Bagnato, 2004). Ergotherapeuten verwenden viele Methoden, um Daten über die Betätigungsperformanz des Kindes zu erhalten (Moyers & Dale, 2007).

Standardisierte Assessments verschiedener Performanzfertigkeiten und Klientenfaktoren werden routinemäßig in Krankenhäusern und Kliniken angewandt, um eine Ausgangsperformanz zu Beginn der ergotherapeutischen Dienstleistungen zu bestimmen und so eine objektive und zuverlässige Messung für die quantitative Dokumentation des Fortschritts des Klienten zu haben. Periodische Reevaluationen ermitteln die Fortschritte und den noch bestehenden Bedarf an weiterer Intervention.

Normbezogene Bewertungen werden in erster Linie für diagnostische Zwecke verwendet und *kriteriengeleitete Bewertungen* werden verwendet, um das Meistern von Fähigkeiten eines Kindes zu messen. Bei Anwendung hochstrukturierter standardisierter Assessments in konstruierten Situationen überprüfen Ergotherapeuten die Zuverlässigkeit der Ergebnisse durch Interviews mit Familienangehörigen oder Bezugspersonen und durch freie Beobachtungen in anderen Situationen. Kleine Kinder führen Aktivitäten oft nicht auf Befehl aus und können so als „nicht testbar" beurteilt werden oder die Testergebnisse sind niedriger als ihre wahren Fähigkeiten. Die Verwendung von Bewertungsinstrumenten, die während des Spiels oder natürlicher Interaktionen in realen Umgebungen Daten sammeln, liefern zuverlässigere und validere Informationen als konstruierte Aktivitäten für Bewertungsinstrumente (Losardo & Notari-Syverson, 2001) (Neisworth & Bagnato, 2004). Alternative Ansätze können zuverlässigere Informationen über die funktionelle Performanz des Kindes liefern. *Eingebettete Assessments*, die in natürlichen Umgebungen stattfinden oder spielbasiert sind, sind Bewertungen, die innerhalb von typischen Routinen oder Interaktionen erfolgen. *Authentische Assessments* enthalten tatsächliche Dinge, die gesammelt wurden, als das Kind verschiedene Aufgaben in seiner natürlichen Umgebung ausgeführt hatte. Zum Beispiel während des Spiels mit Lego oder anderem Konstruktionsspielzeug, kann die endgültige Konstruktion des Kindes photografiert werden. *Ausgehandelte Assessments* wie dynamische oder curriculumbasierte Beurteilungen können dazu verwendet werden, die Fähigkeiten und Fertigkeiten des Kindes zu identifizieren; sie können auch bei der Programm- und Interventionsplanung helfen.

3.2.4 Betätigungsprofil

Das Betätigungsprofil kann während der ersten Einheit oder in fortlaufenden Einheiten abgeschlossen werden. Der Klient identifiziert, warum er oder sie nach Dienstleistungen sucht, teilt Erfahrungen mit und definiert seine oder ihre Prioritäten und erwünschten Ergebnisse. Informationen über das Betätigungsprofil werden durch formelle und informelle Interviews mit dem Klienten und signifikant anderen erhalten (im Falle von sehr jungen oder medizinisch betroffenen Kindern können die Familie, medizinisches Personal, Bezugspersonen und/oder Lehrkräfte einen Beitrag für das Betätigungsprofil leisten). Gespräche mit der Familie helfen dem Ergotherapeuten, eine Perspektive zu bekommen, wie das Kind seine Zeit verbringt, welche Aktivitäten das Kind ausführen möchte, was seine Bedürfnisse sind und wie die Umgebung, in der das Kind lebt, spielt und zur Schule geht das Engagement in seinen Betätigungen unterstützt oder behindert (siehe **Kasten 3-1**). Abhängig von der Einstellung und den Bedürfnissen werden Informationen während des ersten Kontakts mit der Familie, dem Kind und (falls zutreffend) signifikanten anderen Personen gesammelt und setzt sich im gesamten Arbeitstherapieprozess fort.

Kasten 3-1: Beispielhafte Interviewfragen zur Entwicklung eines ergotherapeutischen Profils

1. Warum suchen Sie mit Ihrem Kind die Ergotherapie auf?
2. Wie sieht ein typischer Tag des Kindes aus? („Bitte beschreiben Sie typische Gewohnheiten und Aktivitäten.") Diese Information erlaubt es der Therapeutin, ein besseres Verständnis für die Gewohnheiten, die wertgeschätzten Aktivitäten sowie für die Teilhabe des Kindes zu entwickeln.
3. Was macht dem Kind im Tagesverlauf Freude?
4. Was klappt Ihrer Meinung nach zuhause gut? In der Vorschule? In der Kinderbetreuung?
5. Was sind Ihre Anliegen/Bedenken zuhause? In der Vorschule? In der Kinderbetreuung?
6. Sehen Sie die gleichen Schwierigkeiten auch in anderer Umgebung?
7. Gibt es bestimmte Situationen (Plätze oder Zeiten), in denen das Verhalten des Kindes besser zu sein scheint?
8. Welche Aktivitäten wurden versucht, um beim Lernen/der Entwicklung des Kindes zu helfen?
9. Erzählen Sie mir mehr über die Menschen, die Ihnen beim Lernen/bei der Entwicklung des Kindes helfen. (Familie: einschließlich Hausarzt; hier werden Informationen zu den Ressourcen der Familie gesammelt)
10. Was ist Ihrer Einschätzung nach beeinträchtigend für das Lernen, die Entwicklung oder für die Teilhabe des Kindes?
11. Was, denken Sie, sollte sich ändern?
12. Was sind Ihre Prioritäten für Ihr Kind? Wie wünschen Sie sich die Unterstützung der Ergotherapie für Sie und das Kind?

Modifiziert aus "Evaluating Occupational Performance in Schools and Early Childhood Settings," by J. Polichino, G. F. Clark, Y. Swinth, and M. Muhlenhaupt, in Occupational Therapy Services for Children and Youth Under IDEA (pp. 31 and 40), by L. Jackson (Ed.), 2007, Bethesda, MD: AOTA Press. Copyright © 2007 by the American Occupational Therapy Association. Adapted with permission.

Die Entwicklung eines Betätigungsprofils umfasst folgende Schritte:
- *Die Bestimmung des oder der Klienten*
- *Feststellen, warum der Klient die Ergotherapie aufsucht.* Mit Hilfe von Interviews oder Checklisten unterstützt die Ergotherapeutin den Klienten bei der Identifizierung der aktuellen Anliegen in Bezug

auf die Betätigungsbereiche und die Performanz. Dies ist ein wichtiger Teil der Evaluation und er kann wiederholt werden, wenn das Kind neue Fertigkeiten entwickelt oder wenn der Klient den Schwerpunkt der Intervention ändert.
- *Feststellung der erfolgreichen Betätigungsbereiche und der Bereiche, die mit Problemen oder Risiken verbunden sind.* Auf Grundlage der aktuellen Anliegen des Klienten bestimmt die Ergotherapeutin mögliche motorische, kognitive und verhaltensbezogene Einschränkungen und auf die Betätigungsperformanz bezogene hinderliche oder fördernde Faktoren.
- *Erörterung wichtiger Aspekte der Betätigungshistorie des Klienten.* Wichtige Aspekte können Lebenserfahrungen sein (z.B. medizinische Interventionen, familiäre/berufliche Werdegänge, Interessen, frühere Einbindung in Betätigungen, die im Leben des Klienten von Interesse sind). Diese Erfahrungen können die Interaktion des Kindes mit anderen in seinen täglichen Gewohnheiten und Betätigungen prägen.
- *Festlegung der Prioritäten des Klienten und der erwünschten Ergebnisse.* An verschiedenen Punkten innerhalb des ergotherapeutischen Prozesses werden Ergotherapeutin, Klient und/oder die Familie die Ergebnisse erörtern und neu gewichten, so dass Evaluation und Intervention zu den erwünschten Outcomes von Klient und Familie passen. Zunächst kann der Klient aufgrund von gesundheitlichen Beeinträchtigungen oder Entwicklungsverzögerungen möglicherweise nicht in der Lage sein, seine Hoffnungen zu teilen. Jedoch sollte die Ergotherapeutin, wenn der Klient Fortschritte macht, die Prioritäten und erwünschten Outcomes zusammen mit dem Klienten überprüfen und diese, wenn nötig, anpassen. Die Ergotherapeutin muss den Klienten möglicherweise auch an andere Berufsgruppen verweisen, um die gewünschten Ergebnisse zu erzielen.

3.2.5 Analyse der Betätigungsperformanz

Die Ergotherapeutin nutzt die Information des Betätigungsprofils unter Berücksichtigung des aktuellen Kontexts, der Umwelt des Kindes und seiner Familie, um spezifische Betätigungsbereiche auszuwählen. Auf Grundlage des Settings, der Anliegen und Prioritäten der Familie, des Alters des Kindes, seiner Gesundheit und der medizinischen Notwendigkeiten werden bezüglich zusätzlich einzuholender Informationen Entscheidungen getroffen, bevor die Betätigungsperformanz des Kindes analysiert werden kann. Zur Auswertung der Betätigungsperformanz sammelt die Ergotherapeutin Informationen, die ihr zum Verständnis der Performanz des Kindes in seinem Kontext helfen (z.B. im Krankenhaus, im eigenen Zuhause, innerhalb der Gemeinde). Im Framework der AOTA (AOTA, 2008; deutschsprachige Ausgabe 2018) sind die Schritte beschrieben, die die Ergotherapeutin durchführt:

- *Zusammenfassung* der im Betätigungsprofil enthaltenen Informationen und die Dokumentation dieser Zusammenfassung, um so die Betätigungsbereiche und Kontexte zu fokussieren, die adressiert werden.
- *Beobachtung des Kindes (und, wenn möglich, der Familie)* während es die Betätigungen im natürlichen oder einem möglichst wenig eingeschränkten Umfeld ausführt; Dokumentation der Wirksamkeit der Performanzfertigkeiten des Kindes (motorisch, sensorisch-perzeptiv, kognitiv, emotional-regulativ, kommunikativ, sozial) und der Performanzmuster (z.B. Gewohnheiten, Routinen, Rituale, Rollen) innerhalb des Umfelds und in Interaktion mit Familie und anderen. Während der Beobachtung des Kindes im Klinik-Umfeld kann die Therapeutin Spiel, soziale Interaktion oder Aktivitäten der Selbstversorgung nutzen, um Performanzfertigkeiten und -muster zu evaluieren. Bei der Beobachtung des Kindes im vorschulischen Umfeld gehört dazu auch der Einfluss des Curriculums, der Instruktionen und des Umfelds auf Performanzfertigkeiten und -muster des Kindes.
- *Auswahl und Einsatz geeigneter Assessment-Instrumente* zur Erkennung und Messung bestimmter Aspekte eines Bereichs, der die Performanz des Kindes beeinflusst und innerhalb von Schulprogrammen die Teams bei der Festlegung des Lernbedarfs unterstützen kann (**Tabelle 3-1** zeigt Beispiele ausgewählter Assessmentverfahren).
- *Interpretation der Assessmentdaten* um hinderliche sowie fördernde Faktoren für die Performanz in verschiedenen Umwelten und Betätigungsbereichen zu erkennen
- *Die Entwicklung oder Präzisierung einer Hypothese* zur Performanz des Kindes
- *Die Entwicklung von Zielen für die ergotherapeutische Intervention* in Zusammenarbeit mit der Familie und dem Kind, um so erwünschte Outcomes zu erreichen. Wenn das Kind im Krankenhaus oder in medizinischer Intervention ist, kann die Zusammenarbeit mit dem medizinischen Team notwendig sein, um Risiken und Vorsorgemaßnahmen

Tabelle 3-1: Ausgewählte Assessments der Betätigungsperformanz für Kinder bis zu einem Alter von fünf Jahren

Bereich der Ergotherapie	Ergotherapeutische Assessment-Instrumente (Auswahl)
Betätigungsbereiche	
Aktivitäten des täglichen Lebens Instrumentelle Aktivitäten des täglichen Lebens Ruhe und Schlaf Edukation Arbeit Spiel Freizeit Soziale Teilhabe	Asset-Based Context Matrix ((Wilson et al., 2004) Achenbach System of Empirically Based Assessment–Pre-School Module (Achenbach, 2009) Adaptive Behavior Assessment System, 2nd ed. (Harrison & Oakland, 2003) Behavior Assessment System for Children, 2nd ed. (Reynolds & Kamphaus, 2006) Canadian Occupational Performance Measure (Law et al., 2005) Children's Assessment of Participation and Environment and Preferences for Activities of Children(King et al., 2005) Children's Engagement Questionnaire (McWilliam, 1991) Choosing Outcomes and Accommodations for Children, 3rd ed. (Giangreco et al., 2011) Knox Preschool Play Scale (Knox, 2008) Miller Function and Participation Scales (Miller, 2006) Pediatric Evaluation of Disability Inventory(Haley et al., 1992) Paediatric Activity Card Sort (Mandich et al., 2004) Play Preference Inventory (Wolfberg, 1995) Preschool Activity Card Sort (Berg & LaVesser, 2006) Scales of Independent Behavior–Revised (Bruininks et al., 1996) School Version of the Assessment of Motor and Process Skills (Fisher et al., 2005) Test of Playfulness (Skard & Bundy, 2008) Transdiciplinary Play-Based Assessment, 2nd ed. (Linder, 2008) – Vineland Adaptive Behavior Scales, 2nd ed. (Sparrow et al., 2005) WEE–FIM II (Uniform Data System for Medical Rehabilitation, 2003)
Performanzfertigkeiten	
Sensomotorisch-perzeptive Fertigkeiten Motorische und praktische Fertigkeiten Fertigkeiten der emotionalen Regulation Kognitive Fertigkeiten Kommunikative und soziale Fertigkeiten	Adaptive Behavior Assessment System, 2nd ed. (Harrison & Oakland, 2003) Ages & Stages Questionnaires, 3rd ed. (Squires & Bricker, 2009) Ages & Stages Questionnaires–Social Emotional (Squires et al., 2002) Assessment, Evaluation and Programming System for Infants and Children, 2nd ed. (Bricker & Waddell, 2002a) Battelle Developmental Inventory, 2nd ed. (Newborg, 2004) Bayley Scales of Infant and Toddler Development, 3rd ed. (Bayley, 2005) Beery–Buktenica Developmental Test of Visual-Motor Integration, 6th ed. (Beery Beery, 2010) Behavior Assessment System for Children, 2nd ed. (Reynolds & Kamphaus, 2006) Behavior Rating Inventory of Executive Function Preschool Version(Gioia et al., 2003) Bruininks–Oseretsky Test of Motor Proficiency, 2nd ed. (Bruininks Bruininks, 2005) Carolina Curriculum for Infants and Toddlers with Special Needs, 3rd ed. (Johnson-Martin et al., 2004a) Carolina Curriculum for Preschoolers with Special Needs, 2nd ed. (Johnson-Martin et al., 2004b) Creative Curriculum for Infants, Toddlers and Twos (Dodge et al., 2011); for Preschool (Dodge et al., 2010) Developmental Assessment of Young Children (Voress Maddox Developmental Observation Checklist System (Hresko et al., 1998) Developmental Pre-Feeding Checklist (Morris & Klein, 2000) Developmental Test of Visual Perception (Hammill et al., 1993) Early Coping Inventory (Zeitlin et al., 1988) Early Learning Accomplishment Profile (Glover et al., 2002) Erhardt Developmental Prehension Assessment (Erhardt, 1994) Erhardt Developmental Vision Assessment (Erhardt, 1990) Every Move Counts: Sensory-Based Communication Techniques (Korsten et al., 1993) Gross Motor Function Measure (Russell et al., 2002)

Bereich der Ergotherapie	Ergotherapeutische Assessment-Instrumente (Auswahl)
	HELP 3–6 Assessment (Teaford et al., 2010)
	High Scope Child Observation Record (COR) for Infants and Toddlers (High Scope, 2002)
	High Scope Preschool Curriculum (Epstein & Hohmann, 2012)
	Infant/Toddler Sensory Profile (Dunn, 2002)
	Inside HELP for 0–3 (Parks, 1992–2006)
	Learning Accomplishment Profile (Hardin & Peisner-Feinberg, 2004)
	Miller Assessment for Preschoolers (Miller, 1988)
	Miller Function and Participation Scales (Miller, 2006)
	Modified Checklist for Autism in Toddlers (M–CHAT; Robins et al., 1999)
	Motor-Free Visual Perception Test, 3rd ed. (Colarusso & Hammill, 2003)
	Ounce Scale (Marsden et al., 2003)
	Peabody Developmental Motor Scales, 2nd ed. (Folio & Fewell, 2000)
	Sensory Integration and Praxis Tests (Ayres, 1989)
	Sensory Processing Measure–Preschool Home Form (Ecker & Parham, 2010);
	School Form (Miller Kuhaneck et al., 2010)
	Sensory Profile (Dunn, 1999)
	Sensory Profile School Companion (Dunn, 2006)
	Social Responsiveness Scale (Constantino & Gruber, 2005)
	Test of Gross Motor Development, 2nd ed. (Ulrich, 2000)
	Test of Visual–Motor Skills, 3rd ed. (Martin, 2010)
	Test of Visual–Perceptual Skills 3 (Martin, 2006)
Performanzmuster	
Gewohnheiten	Activity-Based Assessment (Bricker et al., 1998)
Routinen	Asset-Based Context Matrix (Wilson et al., 2004)
Rollen	Canadian Occupational Performance Measure (Law et al., 2005)
Rituale	Children's Assessment of Participation and Environment and Preferences for Activities of Children (King et al., 2005)
	Routines-Based Interview Report Form (McWilliam, 2010)
Kontext	
Kulturell	Asset-Based Context Matrix (Wilson et al., 2004)
Physisch	Canadian Occupational Performance Measure (Law et al., 2005)
Sozial	Children's Assessment of Participation and Enyironment and
Persönlich	Preferences for Activities of Children (King et al., 2005)
Zeitlich	Early Childhood Environmental Rating Scale–Revised (Harms et al., 2005)
Virtuell	Home Observation for Measurement of the Environment–Revised (Caldwell & Bradley, 2001)

fokussieren zu können. Unter IDEA gehören die Eltern mit ins Team, in dem Ziele für den individuellen Lehrplan (individualized education plan, IEP) des Kindes entwickelt werden.
- *Auswahl geeigneter Verfahren,* um die gewünschten Outcomes messen zu können.
- *Auswahl von Interventionsansätzen,* bestimmt durch Best-Practice und Evidenz; das Teilen dieser Information mit dem Klienten.
- *Die Dokumentation des Evaluationsprozesses und das Kommunizieren der Ergebnisse* in der Familie, mit den entsprechenden Kollegen und mit den Behörden.

Ergotherapeuten evaluieren die Perfomanz in jeglichen Betätigungsbereichen, indem sie ihre Aufmerksamkeit auf die Aktivitäten und Betätigungen fokussieren, die von der Familie oder anderen pflegenden Angehörigen oder auch vom Kind oder der Schule ausgewählt wurden. Das Sammeln der Informationen mit unterschiedlichen Methoden erhöht deren Reliabilität und Validität. Nach der Analyse der gesammelten Daten kann die Ergotherapeutin eine oder mehrere Hypothesen formulieren. Diese Hypothesen basieren auf dem Wissen, den Fertigkeiten und den Erfahrungen der Ergotherapeutin sowie auf dem Bezugsrahmen innerhalb der Profession. Bezugsrahmen geben das *Was* und das *Wie* der Intervention vor, die theoretischen Perspektiven geben das *Warum* vor (Handley-Moore & Chandler, 2007).

Die Betrachtung mehrerer Bezugsrahmen vor der Aufstellung einer Hypothese ist wichtig, da diese den Evaluations- und Interventionsprozess leitet. Eine einzige Betätigungsherausforderung sieht aus den Perspektiven verschiedener Bezugsrahmen unterschiedlich aus (Candler, Clark & Swinth, 2008). Eine Fertigkeit, wie „einen Apfel essen", wird anhand von berufsspezifischen Bezugsrahmen analysiert. Verschiedene Perspektiven leiten den Beurteilungs- und Interventionsprozess. Wenn eine Ergotherapeutin einen sensorisch-integrativen Bezugsrahmen nutzt und annimmt, dass das Kind aufgrund einer sensorischen Abneigung (z.B. Konsistenz, Geruch) bestimmte Lebensmittel wie z.B. einen Apfel ablehnt, würde sich die Planung der Intervention auf die Verbesserung der Fähigkeiten des Kindes konzentrieren, eine größere Vielfalt von Konsistenzen und Gerüchen akzeptieren zu können. Wenn die Ergotherapeutin hingegen einen motorischen Bezugsrahmen nutzt, würde sich die Intervention auf das Erlernen neuer motorischer Fertigkeiten konzentrieren, sodass das Kind Äpfel beißen und kauen kann.

Die Evaluierung dieser Hypothesen ist auch wichtig zum Ausschluss möglicher anderer Hypothesen, die nicht durch die gesammelten Daten während des Assessmentprozesses unterstützt werden. Die durch die Daten gestützte Hypothese wird für die Entwicklung des Interventionsplans genutzt. In **Tabelle 3-2** sind Beispiele verschiedener Hypothesen aufgeführt.

Für die Analyse der Betätigungsperformanz des Kindes ist es erforderlich, dass die Ergotherapeutin die komplexe und dynamische Interaktion zwischen Performanzfertigkeiten, Performanzmustern, Kontext und Umwelt, die Herausforderungen einer Aktivität sowie die Klientenfaktoren versteht (AOTA, 2008). Bei der Evaluation identifiziert die Ergotherapeutin das Unterstützende sowie die Bedürfnisse innerhalb der Betätigungsfelder, die Herausforderungen einer Aktivität innerhalb des Umfelds des Klienten; die Werte des Klienten, seine/ihre Über-

Tabelle 3-2: Die Nutzung von Bezugsrahmen zur Entwicklung einer Hypothese

Bezugsrahmen	Begründung	Fokus der Intervention
Verhalten	Das Kind möchte keinen Apfel essen.	Dem Kind zeigen/beibringen, wie Apfelmus oder Bratapfel gegessen werden kann und es damit unmittelbar mit einem bevorzugten Verhalten belohnen
Biomechanisch	Schwierigkeiten beim Kauen und Schlucken aufgrund eines niedrigen Tonus im Kopf-/Nackenbereich.	Eine Unterstützung für die Nacken/ Kinn-Ausrichtung anbieten, so dass ein Bratapfel gekaut und geschluckt werden kann
Kognitiv	Das Kind versteht nicht, dass Äpfel gefahrlos geschluckt werden können.	Dem Kind zeigen, dass sich ein roher Apfel von einem gekochten Apfel unterscheidet und wie sich die verschiedenen Konsistenzen im Mund anfühlen
Bewältigung/Coping	Das Kind schreit, weil es nicht weiß, wie es reagieren soll.	Dem Kind zeigen, wie es eine Frucht seiner Wahl aussuchen kann
Entwicklungsbezogen	Das Kind hat noch nicht die notwendigen Fertigkeiten (z.B. das rotierende Kauen) entwickelt.	Essen auf die Backenzähne bringen, um das Kauen zu erleichtern
Motorisches Lernen	Das Kind hat die Fertigkeit noch nicht erlernt.	Tägliches Anbieten von Äpfeln in verschiedenen Darreichungsformen (süß, als Chips, gebacken) mit gelegentlichem Feedback
Bezogen auf die neurologische Entwicklung	Das Kind kann die Hand aufgrund einer geringen Haltungskontrolle nicht zum Mund bringen.	Schlüsselpunkte der Kontrolle nutzen und die Handbewegungen führen
Betätigungsbezogen	Das Umfeld unterstützt wegen der Geräuschkulisse die Teilnahme am Essen nicht.	Den Fernseher ausschalten und die Familie dazu ermutigen, die Mahlzeiten zusammen am Tisch einzunehmen
Sensorische Integration/Processing	Es besteht eine Abneigung gegen die Konsistenz oder den Geruch des Apfels.	Es wird an der Erweiterung einer Bandbreite von Konsistenzen und Gerüchen gearbeitet.

zeugungen, die Spiritualität, die Körperfunktionen, die die Performanz beeinträchtigen sowie die aktuellen Performanzfertigkeiten und -muster des Klienten. Der Einfluss all dieser Aspekte auf die Bereiche der Betätigung der frühen Kindheit ist das Thema des folgenden Abschnitts.

3.2.6 Partizipation innerhalb der Betätigungsbereiche

Kinder mit Behinderungen oder mit einem Risiko für Behinderungen können Einschränkungen der Performanz in einem oder mehreren Betätigungsbereichen haben. Ergotherapeuten, die mit kleinen Kindern arbeiten, setzen ihren Schwerpunkt auf die Aktivitäten des täglichen Lebens (ATLs), Ruhe, Spiel, soziale Partizipation und Schule/Bildung. Sie sollten zudem die Eltern-Kind-Beziehung als Teil des Interventionsplans berücksichtigen (Humphry, 1989).

Aktuelle Ansätze zur psychischen Gesundheit von Kindern fokussieren auf die dynamische Beziehung zwischen Eltern/Pflegenden und dem Kind bis zum Alter von drei Jahren (Schultz-Krohn & Cara, 2000). Interaktionen zwischen Eltern und Kind und wie ein Elternteil ein Kind wahrnimmt, sind zum Verständnis der Beziehung wichtig. Wir müssen kluge Beobachter sein und die Bereitschaft haben, die Menschen in ihrer Umgebung durch andere Augen zu sehen (Swick & Williams, 2006). Dies umfasst kulturelle, soziale und ökonomische Faktoren als Teil ihrer Leben/Systeme. Bei der Arbeit mit Kindern sind immer Kind und Familie Klienten und die Beziehung zwischen ihnen sollte gefördert werden. Im Teil C des IDEA-Programms ist ein auf die Familien ausgerichtetes Assessment der Ressourcen, der Prioritäten und der Anliegen der Familie erforderlich sowie die Erkennung der notwendigen Unterstützung/Dienstleistungen zur Förderung der Fähigkeit der Familie den Entwicklungsbedürfnissen ihres Säuglings/Kleinkinds gerecht werden zu können (§ 1436 [a] [2]).

Die Outcomes können spezifisch auf die Familie und das Kind ausgerichtet sein (z. B. kann die Familie vor der Frage stehen, wie sie mit dem Kind zu den Arztbesuchen geht). Die Evaluation sollte die Partizipation des Kindes bei Betätigungen und auch Interaktionen mit der Familie und Pflegenden umfassen, die diese Betätigungen unterstützen oder hemmen. Beispiele für häufige Aktivitäten der frühen Kindheit, die genutzt werden, um spezifische Betätigungsbereiche zu untersuchen, sind in **Tabelle 3-3** aufgeführt.

ATLs

Die Selbstversorgung ist ein wichtiger Bereich für die Gesundheit und das Wohlbefinden eines Kindes. Grundlegende Fertigkeiten der Selbstversorgung entwickeln sich während der ersten Jahre der Kindheit und sind erste Errungenschaften dieser und verschaffen dem Kind Unabhängigkeit, soziale Akzeptanz und Erfolgserlebnisse (Henderson, 2006). Die Fertigkeiten der Selbstversorgung sind abhängig von der motorischen Entwicklung (z. B. Haltungskontrolle, oral-motorische Entwicklung, Handgeschick) (Case-Smith, 2000b) (Shepherd, 2001).

Ergotherapeuten nutzen die Beobachtung sowie formale Assessmentmethoden, sowohl in natürlicher als auch in nachgestellter Umgebung, um die Stärken und Bedürfnisse des Kindes in den ATLs zu erkennen. Beispiele für ausgewählte Assessments finden sich in der Tabelle 3-1. Beobachtungen, Interviews mit der Familie, Pflegenden und anderen wichtigen Bezugspersonen und formale Assessment-Instrumente dienen der Erfassung spezifischer Informationen über die typische Performanz des Kindes und zu den Erwartungen innerhalb des Settings.

Ruhe und Schlaf

Krakowiak und Kollegen (Krakowiak, Goodlin-Jones, Hertz-Picciotto, Croen & Hansen, 2008) stellten fest, dass während 25 % der normal entwickelten Kinder Schlafprobleme haben, der Anteil der Kinder mit Schlafproblemen mit einer ASD-Diagnose (Autism Spectrum Disorder) bei Kindern zwischen zwei und fünf Jahren bei 53 % liegt. Kinder mit ASD können im Vergleich zu Gleichaltrigen Schwierigkeiten beim Ein- oder Durchschlafen haben (Allik, Larsson & Smedje, 2006) (Honomichl, Goodlin-Jones, Burnham, Gaylor & Anders, 2002). Dies können im Einzelnen sein: Probleme beim Einschlafen, das Aufwachen in der Nacht und/oder Schwierigkeiten, am Morgen aufzuwachen.

Wenn Schlafmuster für länger als eine Woche beeinträchtigt sind, wird dies als Schlafstörung angesehen (Durand, 1998). Nachgewiesene Ursachen für Schlafstörungen sind Krämpfe, Magen-Darm-Erkrankungen (z. B. Reflux) und die Einnahme von Medikamenten (LaVesser & Hilton, 2010). Erkrankte Kinder, die abends Sondennahrung bekommen oder bei denen eine Absaugung durchgeführt wird, haben möglicherweise deshalb oder aufgrund anderer Ursachen (z. B. Reflux, emotional, regulatorisch) Beeinträchtigungen des Schlafs (Shepherd, 2012). Unterbrochener Schlaf kann bei anderen Familienmitgliedern zu Schlafentzug führen und erhöht das Risiko für Kindesmissbrauch (Kodak &

Tabelle 3-3: Nutzung des Frameworks (AOTA, 2008) als Orientierung bei der Evaluation von Betätigungen

Betätigungsbereich	Beispiele für Aktivitäten
Aktivitäten des täglichen Lebens	Händewaschen, Anziehen, Essen, Füttern, in die Sitzposition kommen, die Brille reinigen, die Nase putzen, zur Toilette gehen. Die Familie/die Pflegepersonen können Strategien entwickeln, wie sie die Windeln bei einem Kind mit hohem Muskeltonus wechseln können.
Instrumentelle Aktivitäten des täglichen Lebens	Pflege eines Haustiers, Nutzung eines Computers, Aufräumen von Spielsachen, im Kindersitz mit im Auto fahren, im Sitz des Einkaufswagens sitzen. Die Familie/die Pflegepersonen können das Kind sicher in einen Einkaufswagen hineinsetzen.
Ruhe und Schlaf	Die Fähigkeit, in Pausen zur Ruhe zu kommen; in der Nacht durchschlafen; selbst wieder einschlafen nach dem Aufwachen in der Nacht; die Fähigkeit, sich selbst zu beruhigen. Die Familie/die Pflegepersonen haben verschiedene Strategien, um ein aufgeregtes/unruhiges Kind zu beruhigen.
Edukation	Vorbereitung der Schreib- und Lesekompetenz (Bücher anschauen, mit Kreide Striche zeichnen); frühe Interventionen: kognitive, kommunikative, körperliche, soziale oder emotionale Entwicklung; Schule: Aktivitäten zur Förderung der schulischen und der allgemeinen Entwicklung
Arbeit	Funktionelle „Arbeits"-Aufgaben wie z. B. Sortieren, Anpassen, (Zusammen-) stecken
Spiel	Eine Auswahl verschiedener Spielzeuge einsetzen, Erkundungs-, Entdeckungs-sowie Partizipationsspiele (z. B. die Teilnahme an Regelspielen)
Freizeit	Nutzen der Freizeit, zu Musik tanzen
Soziale Partizipation	Interaktion mit Familie, Gleichaltrigen, pädagogischem Personal u. a.

Modifiziert aus: „Evaluation, Assessment, and Outcomes in Early Childhood," by G. F. Clark, 2010, in *Early Childhood: Occupational Therapy Services for Children Birth to Five* (p. 151), B. Chandler (Ed.), Bethesda, MD: AOTA Press. Copyright © 2011 by the American Occupational Therapy Association. Adapted with permission.

Piazza, 2008). Die Befragung von Familien zu Einschlafritualen, dem Vorgehen beim Aufwachen des Kindes in der Nacht und zu Umgebungsfaktoren kann einen Einblick geben, der bei der Planung der Intervention hilft. Assessment-Instrumente wie das Infant/Toddler Sensory Profile (Dunn, 1999) und das Infant/Toddler Sensory Profile (Dunn, 2002) helfen beim Sammeln von Informationen zum Einfluss der sensorischen Modulation und der sensorischen Verarbeitung des Kindes auf den Schlaf.

Spiel

Das Spiel sollte als eine Hauptbeschäftigung des Kindes bei der Evaluation eine besondere Aufmerksamkeit bekommen. Das Spiel beeinflusst die Entwicklung der motorischen, der sozial-kommunikativen, der kognitiven und der selbstversorgenden Fertigkeiten. Die Beobachtung während der sozialen Interaktion mit anderen Menschen (z. B. sich abwechseln, teilen), die kognitiven Fertigkeiten (z. B. Problem lösen, Nachahmung, Aufmerksamkeit, Konzentration) und motorische Fertigkeiten (z. B. das Handhaben und Loslassen von Objekten, Springen) geben einen Einblick in die Fähigkeiten des Kindes.

Die Einschätzung des Spiels erfolgt durch standardisierte und nicht-standardisierte Methoden und umfasst üblicherweise strukturierte Beobachtungen. Die „Knox Preschool Play Scale" (Knox, 2008) kann die Ergotherapeutin nutzen, wenn sie verschiedene Arten des Spiels, die das Kind zeigt, bestimmen möchte. Der „Test of Playfulness" (Skard & Bundy, 2008) kann genutzt werden, um die Spielfreude und die Motivation im freien Spiel zu untersuchen. Unabhängig von der gewählten Methode sollte die Therapeutin erkennen, *wie* das Kind spielt und *was* es motiviert (z. B. Interessen, Vorlieben).

Soziale Partizipation

Die soziale Partizipation betont den Wert der Fähigkeit des Kindes und der Familienmitglieder, miteinander zu agieren. Wenn der soziale Kreis des Kindes sich erweitert, verändert sich der Fokus hin zu dem Einbezug von Beziehungen in der Nachbarschaft und innerhalb der Gemeinde, besonders zu Gleichaltrigen. Informationen zur sozialen Interaktion des Kindes mit Gleichaltrigen/Freunden, der Familie und innerhalb der Gemeinde (z. B. Schule, Tagesbetreuung, Bücherei) werden üblicherweise durch Beobachtung und Interview gesammelt. Welche Möglichkeiten hat das Kind, mit Gleichaltrigen oder Menschen außerhalb der Familie zu interagieren? Wie beginnt das Kind eine Unterhaltung mit einem anderen Menschen? Wie führt das Kind das Gespräch weiter oder beendet es die Unterhaltung? Unterhält sich das Kind lieber mit Erwachsenen oder mit Gleichaltrigen? Bis zu welchem Ausmaß unterstützen oder beeinträchtigen die kognitiven, motorischen, sprachlichen oder sensorischen Fähigkeiten/Defizite die Interaktionen?

Edukation
Alle Staaten der USA nehmen am IDEA-Programm Teil C teil, einem Bundesbeihilfeprogramm, das frühe Interventionen für Kinder unter drei Jahren und ihre Familien vorsieht. Kinder unter drei Jahren mit Behinderungen können eine besondere Förderung von Erzieherinnen erhalten. Oder die Kinder bekommen, wenn sie für das „Early Head Start"-Programm in Frage kommen, ein spezielles Förderprogramm für das frühe Lernen. Für das IDEA-Programm sind ein ausgearbeitetes Konzept für den Übergang von Teil C zur Vorschule oder entsprechende passende Förderprogramme zum dritten Geburtstag des Kindes erforderlich.

Förderprogramme für drei- bis fünfjährige Kinder mit Behinderung (und für Gleichaltrige in inklusiven Vorschulprogrammen) bieten schulische Inhalte und Entwicklungsaktivitäten. Kindertagesstätten und Vorschulen können besondere Programme mit schulischen und vorsprachlichen Übungen anbieten. In den letzten Jahren haben aufgrund der Notwendigkeit, die mathematische und naturwissenschaftliche Ausbildung in den USA zu verbessern, Themen wie Wissenschaft, Technologie, Ingenieurwesen und die Mathematik in den Programmen der frühkindlichen Erziehung immer mehr Einzug erhalten (Katz, 2010). Die Analyse der Performanz in der Vorschule wird vom Schultyp, vom Lehrplan, von den erhaltenen Instruktionen sowie vom jeweiligen Umfeld abhängen.

Ergotherapeuten sollten die Abläufe innerhalb der Schule, das genutzte Curriculum, die gegebenen Instruktionen sowie die Faktoren des schulischen Umfelds, die in Bezug auf den Klassenraum, den Pausenhof, die Badezimmer, den Mensabereich usw. unterstützend oder hinderlich sind, kennen und verstehen. Es ist wichtig für die Ergotherapeutin, die Anforderungen und Erwartungen in all diesen Settings zu kennen (z. B. Regeln und Abläufe innerhalb der Vorschule, gesetzliche Anforderungen). Möglicherweise reichen den Ergotherapeuten, die in vorschulischen Settings arbeiten, die erhaltenen Informationen, die sie durch die Beobachtung des Kindes im natürlichen Umfeld mit Gleichaltrigen, durch die Beurteilung von Arbeiten der Kinder (Portfolio, Werkstücke) und durch Interviews mit Lehrern erhalten nicht aus, um Diskrepanzen zu erkennen oder die Anforderungen der Förderprogramme zu erfüllen. Zusätzliche Informationen können durch Daten des Lehrers (auch curriculumbasierte Assessments) sowie durch den Einsatz von Assessment-Intrumenten (siehe Tabelle 3-1) gewonnen werden.

3.2.7 Kontext und Umwelt

Ergotherapeuten erkennen den Einfluss kultureller, persönlicher, zeitlicher, virtueller, physischer und sozialer Kontextfaktoren auf Betätigungen und Aktivitäten. *Kontextfaktoren* (kulturelle, klientenbezogene, zeitliche und virtuelle) verweisen auf die Vielfalt zusammenhängender Bedingungen in und um den Klienten. *Umweltfaktoren* sind physische und soziale Faktoren, die den Klienten umgeben (AOTA, 2008).

Beobachtungen des Kindes innerhalb verschiedener Umgebungen und auch über diese hinweg, erlauben es der Ergotherapeutin, die Kontextfaktoren zu erkennen, die die Betätigungsperformanz unterstützen oder beeinträchtigen. Diese Beobachtungen der Performanz des Kindes innerhalb seiner natürlichen Gewohnheiten und Umgebungen nutzen der Strukturierung der Umgebung während der Interventionen. Ergotherapeuten beobachten die Performanz des Kindes in der aktuellen Umgebung und erdenken Herausforderungen für das Kind in zukünftigen Settings, wenn der Übergang zur Tageseinrichtung, zur Vorschule, zum Kindergarten oder anderen Einrichtungen stattfinden wird.

3.2.8 Aktivitätsanforderungen

Ob ein Kind in der Lage ist, eine Aktivität durchzuführen, hängt nicht nur von den Performanzfertigkeiten, den Performanzmustern und von den Klientenfaktoren, sondern auch von den Anforderungen der Aktivität selbst ab. Die Anforderungen einer Aktivität sind die Mittel/Werkzeuge, die zur Durchführung der Aktivität gebraucht werden, der benötigte Platz, die sozialen Anforderungen, die die Aktivität erfordert und die Performanzfertigkeiten, die notwendig sind, um die bestimmte Aktivität durchzuführen (AOTA, 2008).

Wenn das Kind die Aktivität durchführt, analysiert die Ergotherapeutin die unterschiedlichen Herausforderungen der Aktivität; auch die unterstützenden Faktoren sowie die für eine erfolgreichere Performanz notwendigen Modifikationen. Die Einstufung und die Veränderung der Anforderungen einer Aktivität und des Umfelds, um dem Kind eine „just right challenge" anzubieten, ohne über seinen aktuellen Stand der Fertigkeiten hinauszugehen, erfordert von der Therapeutin eine sorgfältige Analyse der Aktivitäten und Materialien bei der Evaluation und später während der Intervention. Wenn Kinder mit motorischen Einschränkungen Anpassungen ihrer Werkzeuge/Bestecke oder Umweltmodifikationen benötigen, um in erwünschten Aktivitäten teilzuhaben, (z.B. angepasste Löffel zum selbständigen Essen) analysiert die Ergotherapeutin den Bedarf für eine angepasste Ausstattung oder für Hilfsmittel und wägt die gewählte Ausstattung und die Umweltmodifikationen mit den kognitiven Fähigkeiten des Kindes ab.

3.2.9 Klientenfaktoren

Klientenfaktoren sind zugrunde liegende Fähigkeiten, Werte, Überzeugungen und die Spiritualität sowie die Körperfunktionen und -strukturen, die die individuelle Betätigungsperformanz beeinflussen (AOTA, 2008). Die Ergotherapeutin analysiert neuromuskoloskelettale und bewegungsbezogene Funktionen, wie das Bewegungsausmaß, die Reflexe, den Muskeltonus und die Körperhaltung, um bestehende Probleme zu erkennen und die Intervention durchzuführen. Ergotherapeuten mit ihrem ganzheitlichen Ansatz gegenüber Klienten berücksichtigen den Einfluss der Werte, der Überzeugungen und der Spiritualität des Kindes und seiner Familie. Diese Klientenfaktoren (z.B. Werte oder Interessen und Überzeugungen, auch Ängste) können für die Einbringung im Therapieprozess und für die verbesserte Performanz innerhalb der gewünschten Aktivitäten und Betätigungen wesentlich sein. Wenn beispielsweise bestimmte Nahrungsmittel in der Vergangenheit starke Magenschmerzen verursacht haben, kann ein Kind Angst vor Essen entwickeln, da es denkt, dass Essen Schmerzen im Magen auslöst. Die Werte, Überzeugungen und die Spiritualität der Familie können die Entwicklung und die Performanz des Kindes beeinflussen (wenn z.B. eine Familie davon überzeugt ist, dass das Trinken aus der Flasche für den vierjährigen Sohn mit Cerebralparese notwendig ist, wird sie sich nicht dafür entscheiden, am „Trinken aus einem Glas" als Ziel zu arbeiten).

3.2.10 Performanzfertigkeiten

Die Evaluation bei Kindern von der Geburt bis zum Alter von fünf Jahren schließt erkennbare und subtile Faktoren mit ein, die die Performanz beeinflussen können. *Performanzfertigkeiten* sind sichtbare, zielgerichtete Aktionen eines Individuums innerhalb einer Betätigung. Diese können unterteilt werden in Aktionen der Motorik, der sensorisch-perzeptiven Verarbeitung, der kognitiven Verarbeitung, der Emotionskontrolle sowie der Kommunikation und der sozialen Fertigkeiten (AOTA, 2008). Abhängig von der Diagnose oder Behinderung können eine oder mehrere dieser Fertigkeiten betroffen sein. Im Unterschied zu Körperfunktionen, die Fähigkeiten entsprechen, die sich innerhalb des Körpers befinden, sind Performanzfertigkeiten Fähigkeiten, die ein Kind zeigt (AOTA, 2008). So kann beispielsweise die Emotionskontrolle während des Schlafes/der Ruhe oder beim Ausdruck von Emotionen beobachtet werden. Viele Assessments für kleinere Kinder fokussieren auf die „Meilensteine" der kindlichen Entwicklung. Die Ergotherapeutin sollte ihre Beobachtungen zudem auf die Qualität der motorischen Kontrolle und der Performanz ausrichten. Ein Kind kann in der Lage sein, mit einer Schere an einer Linie entlang ein Blatt Papier zu schneiden („Meilenstein"), dennoch kann das Kind diese Aufgabe möglicherweise nur im Stehen ausführen; es hält die Schere dabei nicht korrekt; es hat möglicherweise dabei übermäßigen Speichelfluss, sodass sein Oberteil vorne feucht wird oder es schneidet sich beim Festhalten des Papiers in den Finger. Obwohl das Kind die Aufgabe „Schneiden eines Blatt Papiers" durchgeführt hat, erfordert die Qualität eine weitere Untersuchung. Beispiele für Performanzfertigkeiten der frühen Kindheit finden sich in **Tabelle 3-4**.

Motorische Fertigkeiten
Ein Assessment der motorischen Fertigkeiten (der grob- und feinmotorischen sowie der oral-motorischen Fertigkeiten sowie auch die Vorstellung davon, die Initiierung davon sowie die Planung und Ausführung neuer Handlungen) kann in spielbasierten Assessments oder curriculumbasierten Messinstrumenten, Assessments innerhalb eines Reports und mit Hilfe von standardisierten Assessments stattfinden (siehe Tabelle 3-1).

Tabelle 3-4: Beispiele für Performanzfertigkeiten und Performanzmuster (AOTA, 2008)

Bereich	Beispiele im frühen Kindesalter	Beispiele im Vorschulalter
Performanzfertigkeiten		
Emotionskontrolle	Schwierigkeiten beim Schlafen, bei der Fütterung, bei der Selbstberuhigung. Das Kind zeigt angemessene Emotionen wie Lachen oder Lächeln	Hohes Erregungsniveau und reizsuchendes Verhalten (kann nicht länger als 5 s aufmerksam sein, immer in Bewegung). Reagiert auf die Gefühle anderer Menschen
Motorisch	Handhabung des Löffels, um Essen zum Mund zu bringen. Sich hinhocken, um ein Spielzeug aufzuheben	Kind klettert koordiniert an einem Spielplatzgerät hoch. Kind zeichnet Figuren
Sensorisch-perzeptiv	Erkennen der Stimme der Eltern in einer Menschenmenge. Erkennen heißer und kalter Temperaturen beim Essen	Erkennen von rauhen und weichen Objekten. Passendes Puzzleteil auswählen
Kognitiv	Erwarten regelmäßig vorkommender Ereignisse. Erkennen vertrauter Spielzeuge	Aufgaben in eine Reihenfolge bringen, um eine dreiteilige Anweisung zu befolgen
Kommunikation und sozial-interaktiv	Nachahmen von Handlungen anderer. Gestikulieren, um auf die eigenen Bedürfnisse aufmerksam zu machen	Sich im Spiel mit anderen abwechseln. Die Rolle als „Chef einer Reihe" ausfüllen
Performanzmuster		
Gewohnheiten	Einen Schnuller zur Beruhigung nutzen. Das Auskippen aller Spielzeuge aus der Kiste vor dem Spielen	• Zusammen mit einem Stofftier schlafen • Essen, das „Stückchen" enthält, ausspucken
Routinen	Sich für das Zubettgehen fertigmachen. Fütterungszeitplan	Spielkreis, Spielplatz, Essenszeit, Ruhezeit
Rituale	Schuhe der Mutter anziehen, um damit ums Haus zu laufen	Küssen der Eltern beim Verabschieden
Rollen	Kind. Familienmitglied	Schüler, Freund

Modifiziert aus „Evaluation, Assessment, and Outcomes in Early Childhood," by G. F. Clark, 2010, in *Early Childhood: Occupational Therapy Services for Children Birth to Five* (p. 151–152), B. Chandler (Ed.), Bethesda, MD: AOTA Press. Copyright © 2011 by the American Occupational Therapy Association. Adapted with permission.

Haltungskontrolle, Mobilität, grobmotorische Fertigkeiten, Kraft, Koordination, motorische Planung, neurologische Entwicklung und der neuromuskuläre Status sind häufig Bestandteil von *Assessments zur Grobmotorik*. *Assessments zur Feinmotorik* beinhalten Greifmuster, isolierte Fingerbewegungen, Geschicklichkeit, die Handhabung von Gegenständen, den bilateralen Handgebrauch sowie den Gebrauch von Werkzeugen (Mulligan, 2003). Strukturierte Beobachtungen der Feinmotorik sind in **Tabelle 3-5** aufgeführt. Die Qualität der motorischen Koordination sowie der praktischen Fertigkeiten sollten beobachtet werden. Fertigkeiten der motorischen Planung werden üblicherweise durch die Nachahmung von Gesten und Körperhaltungen evaluiert (May-Benson, 2010) sowie durch neue oder herausfordernde Aufgaben, denen sich das Kind stellt.

Während der ersten Jahre entwickeln sich wichtige oral-motorische Fertigkeiten. Essen oder Füttern sind wichtige Betätigungen und Fertigkeiten, die bei allen kleinen Kindern überprüft werden sollten. Der Kasten 3-2 enthält Fragen, die in Interviews mit Familien genutzt werden können, um sowohl Stärken als auch Barrieren beim Essen und Trinken zu erkennen. Die Evaluation kann die Beobachtung der Fähigkeit des Kindes, zu schlucken (z. B. die Koordination von Saugen, Schlucken und Atmen; Schlucken um die Atmungswege freizumachen, fortlaufendes Schlucken beim Trinken), zu trinken (Flasche, Becher, Strohhalm), zu essen (saugen, Bewegen des Essens, bei-

Tabelle 3-5: Strukturierte Beobachtungen der Feinmotorik

Bereich	Beispiele für Beobachtungen
Handdominanz	Zeigt das Kind einen dominanten Handgebrauch, wechselnde Händigkeit oder eine unklare Handpräferenz? Wenn das Kind eine wechselnde Händigkeit oder keine Dominanz zeigt: Vermeidet er oder sie das Überkreuzen der Mittellinie? Führt sie oder er bestimmte Aufgaben (z. B. essen, malen) immer wieder mit einer (bestimmten) Hand aus?
Griff- und Greifmuster	Hat das Kind eine adäquate Handkraft, um Objekte festzuhalten? Hat das Kind beim Halten von Objekten Schwierigkeiten, die Kraft zu dosieren? Beherrscht das Kind beim Greifen kleiner Dinge isolierte Fingerbewegungen? Ändert sich die Qualität der Greif- und Grifffertigkeiten, je nachdem ob das Kind einen Gegenstand nur greift oder es den Gegenstand innerhalb einer funktionellen Aufgabe benutzt?
Handhabungsfertigkeiten	In welcher Qualität bewegt das Kind den Gegenstand in der Hand? Kann das Kind Gegenstände innerhalb einer Hand bewegen und erneut greifen, ohne diese am Tisch oder mit dem eigenen Körper zu stabilisieren? Zeigt das Kind beim Greifen, Tragen, bei der Handhabung von Gegenständen oder bei deren Gebrauch innerhalb einer funktionellen Aufgabe verschiedene Fähigkeiten der Handhabung?
Ziel und Qualität der Interaktion eines Kindes mit einem Objekt	Nimmt das Kind in erster Linie wegen der sensorischen Befriedigung oder weil es sinnvoll spielen möchte, Spielzeug in die Hand? Tritt Tremor auf oder erscheinen die Bewegungen des Kindes ataktisch? Hat das Kind Schwierigkeiten, seine Reichweite anzupassen? Verändert das Kind regelmäßig während einer Interaktion mit einem Gegenstand seine Position? Oder: Verändert das Kind regelmäßig eine Aufgabe? Falls ja: Tut das Kind dies, um das Kreuzen der Mittellinie zu vermeiden oder zur visuellen Kontrolle? Nutzt das Kind peripheres oder zentrales Sehen oder führt es die Aufgabe „nach Gefühl" aus?

Aus: „Occupational Therapy Process for Individuals With an ASD," in *Occupational Therapy Practice Guidelines for Children and Adolescents With Autism* (p. 25), S. Tomcheck & J. Case-Smith, Bethesda, MD: AOTA Press. Copyright © 2009 by the American Occupational Therapy Association. Used with permission.

ßen, kauen), die Funktionen der Zunge, der Lippen und der Wangen beim Essen; die Auswahl des Essens und die grafische Darstellung der Größe und des Gewichts des Kindes auf einer Entwicklungstabelle beinhalten (CDC, 2012).

Sensomotorisch-perzeptive Fertigkeiten

Das Framework der AOTA (2008) definiert die sensomotorisch-perzeptiven Fertigkeiten als die Handlungen und Verhaltensweisen, die ein Klient nutzt, um Wahrnehmungen zu lokalisieren, zu erkennen und auf diese zu reagieren und sensorische Ereignisse mit Hilfe der Wahrnehmung zu selektieren, zu interpretieren, zu assoziieren und zu erinnern.

Zur sensorischen Wahrnehmung gehören auditive, gustatorische, olfaktorische, propriozeptive, taktile, vestibuläre und visuelle Empfindungen. Wenn Defizite in einem oder mehreren dieser Systeme bestehen, ist die Betätigungsperformanz eingeschränkt. Der Zusammenhang zwischen der Performanz des Kindes und den Empfindungen während der Aktivität oder innerhalb des Umfelds sollte von dem jeweiligen Bewerter gesehen und verstanden werden. Sowohl standardisierte Messinstrumente als auch informelle Methoden (z. B. Beobachtung, Interviews, Checklisten) können zur Sammlung von Informationen über sensorische Empfindungen in Alltagssituationen eingesetzt werden. Die *Sensory Profile Tests (Dunn,* 1999, 2002) und die *Sensory Processing Measures* (Ecker & Parham, 2010) (Parham & Ecker, 2007) sind standardisierte Fragebögen zur Erfassung der sensorischen Verarbeitung beim Kind. Die Werte auf dem *Sensory Profile* zeigen die typischen sensorischen Verarbeitungsmuster und ihren möglichen Einfluss auf die Betätigungsperformanz des Kindes im Alltag. Das *Sensory Processing Measure (Zuhause und Vorschule)* liefert Informationen über die Performanz des Kindes in verschiedenen Settings innerhalb seines Umfelds. Eine strukturierte Beobachtung der sensorischen Verarbeitungsfertigkeiten des Kindes bringt zusätzliche Informationen und ist eine unterstützende Ergänzung zu den formellen und informellen

Messinstrumenten. Blanche entwickelte 2002 ein Instrument zur strukturierten Beobachtung der sensorischen Verarbeitungsprozesse und der damit verbundenen Fertigkeiten. Dieses Instrument kann zur Beurteilung der Fähigkeiten der Kinder eingesetzt werden, an ihren alltäglichen Betätigungen und Aktivitäten teilzuhaben.

Emotionskontrolle
Emotionskontrolle wird beschrieben als „die Handlungen und Verhaltensweisen, die ein Klient einsetzt, um während einer Aktivität oder in der Interaktion mit anderen Gefühle zu erkennen, zu bewältigen und auszudrücken (AOTA, 2008). Die Evaluation dieses komplexen Prozesses erfordert die Bewertung der Verhaltensmuster des Kindes sowie seiner Fertigkeiten und seiner sensorischen Verarbeitung. Die emotionale Reaktionsfähigkeit auf Stimuli, die Fähigkeit des Kindes, sich nach einer intensiven Reaktion zu beruhigen oder zu erholen und wie die emotionale Reaktion zu den Kontextfaktoren passt, sind wichtige Aspekte bei der Evaluation der emotionalen Regulation. Diese Aspekte können durch eine Beobachtung des Verhaltens eingeschätzt werden. Assessmentinstrumente können zur Einschätzung der sensorischen Verarbeitungsprozesse des Kindes in der Schule und zuhause sowie der individuellen Anpassungsfähigkeiten eingesetzt werden (siehe Tabelle 3-1).

Kognitive Fertigkeiten
Zu den kognitiven Fertigkeiten eines Kindes gehören die Verhaltensweisen oder Handlungen, die eingesetzt werden, um Aktivitäten zu planen und zu bewältigen (AOTA, 2008). Zur frühen kognitiven Entwicklung gehören Aufmerksamkeit (und geteilte Aufmerksamkeit), Gedächtnis, Objektpermanenz, Kausalität, Nachahmung, Problemlösung und das Sortieren von Objekten. Ergotherapeuten erkennen den Einfluss der kognitiven Fähigkeiten auf die Performanz. Viele curriculumbasierte Messinstrumente beziehen die kognitive Entwicklung mit ein, aber wichtig ist auch eine Beobachtung dieser Fähigkeiten während einer Handlung. In Tabelle 3-1 finden sich Assessment-Instrumente für diesen Bereich.

Kommunikative und soziale Fertigkeiten
Kinder setzen verschiedene Handlungen und Verhaltensweisen ein, um mit anderen in ihrem Umfeld zu kommunizieren und zu interagieren (AOTA, 2008) (Fisher, 2006). Die Fertigkeit, mit anderen zu kommunizieren ist für soziale Beziehungen und Teilhabe unerlässlich.

Die Evaluation der Kommunikationsfertigkeiten von Kindern wird üblicherweise von einem Logopäden/Sprachtherapeuten oder einem dafür qualifizierten Pädagogen durchgeführt. Ergotherapeuten können den Einfluss der Kommunikationsschwierigkeiten auf die Handlungsperformanz erkennen und einschätzen. Kinder mit Verzögerungen in der Kommunikation können Verhaltensweisen wie Rückzug, wenig Selbstvertrauen, Frustration oder Angst zeigen. In der Zusammenarbeit mit Logopäden können Ergotherapeuten Therapieziele setzen, um das Kind in der Kommunikation und in der sozialen Interaktion zu stärken.

In den letzten zehn Jahren hat herausforderndes soziales Verhalten bei jüngeren Kindern zugenommen (Knitzer, 2002) (Shonkoff & Phillips, 2000). Dunlap, Lewis und McCart (2006) erkannten, dass das Verhalten in der frühen Kindheit mit geringen sozialen Fertigkeiten, schulischen Leistungen und sozialer Anpassung in Verbindung gebracht wird (S.B. Campbell, 1995). Wichtig ist das frühe Erkennen von Schwierigkeiten bei sozialen Fertigkeiten, bevor sich Muster des Widerstands und der Aggression entwickeln. Die ersten Beziehungen für ganz kleine Kinder sind die zu seinen primären Bezugsper-

---

Kasten 3-2: Interviewfragen zu Fertigkeiten beim Essen und Trinken
- Wer füttert üblicherweise das Kind? (alle Personen sollen aufgelistet werden)
- Wie erhält das Kind seine Nahrung (oral, Kanüle)?
- Welche Vorrichtungen und Geräte nutzt das Kind zum Essen und Trinken?
- Beschreiben Sie eine typische Mahlzeit des Kindes, auch mit der Menge an Essen und Trinken.
- Zu welchen Tageszeiten isst das Kind?
- Wie lange braucht das Kind zur Einnahme einer Mahlzeit?
- Isst das Kind üblicherweise Fleisch, Gemüse, Obst, Milchprodukte und Kohlenhydrate?
- Welches Essen und welche Getränke soll Ihr Kind Ihrem Wunsch nach in der Schule, zuhause oder in einer Tageseinrichtung zu sich nehmen?
- Was sind die Stärken Ihres Kindes hinsichtlich Essen und Trinken?
- Was sind bei Ihrem Kind die Herausforderungen hinsichtlich Essen und Trinken?
- Was sind Ihre Ziele für das Kind (d.h. Was wünschen Sie sich, dass Ihr Kind tun können sollte)?

sonen. Evaluationen in dieser Altersgruppe legen den Schwerpunkt auf die Verbundenheit mit der Familie oder zu bestimmten Gegenständen, auf den Ausdruck von Gefühlen und auf die Teilnahme an einfachen Spielen (z. B. das „Guck-Guck-Spiel"). Im Alter zwischen zwei und vier Jahren wird das Kind dadurch unabhängiger, so dass es sich in seinem Umfeld selbständig bewegen kann. Beziehungen zu Geschwistern, Spielkameraden und anderen Erwachsenen werden wichtig. Da die Kinder nun neue Erfahrungen suchen, gewinnen das Spielen mit Gleichaltrigen und die Erkundung des Umfelds an Bedeutung. Weil die Kinder Vertrauen in ihre Umwelt und in ihre Sprachfertigkeiten gewinnen, wird ihre Autonomie gestärkt (Case-Smith, 2010).

Screeningtools, wie z. B. das „Ages & Stages Questionnaire Social Emotional" (Squires, Bricker & Twombly, 2002) können im häuslichen Umfeld, in der Schule, in medizinischen Einrichtungen sowie in kommunalen Einrichtungen eingesetzt werden. Die sozialen Fertigkeiten können mit Hilfe von Assessment-Instrumenten oder durch strukturierte Beobachtungen überprüft werden (siehe Tabelle 3-1 und **Tabelle 3-6**). Bei der Beobachtung eines Kindes beim Spielen werden Informationen zur Interaktion des Kindes mit Gleichaltrigen, Geschwistern und mit Erwachsenen gewonnen. Erkenntnisse zu den Erwartungen, Regeln und zur Bewältigung von Konflikten in verschiedenen Settings können der Ergotherapeutin bei der Planung der Intervention helfen.

Tabelle 3-6: Anwendung der Leitlinie: Beispiele für Evaluation und Intervention bei Kindern mit Schwierigkeiten beim Essen und Trinken, im sozio-emotionalen Bereich und mit motorischen Verzögerungen

Klient	Ergotherapeutische Evaluation	Ergotherapeutische Intervention
Juan ist 11 Monate alt und wurde aufgrund einer starken Verweigerung, Essen zu sich zu nehmen, vom Gastroenterologen an die Ergotherapie überwiesen. In der Evaluation zeigten sich einige Verzögerungen der adaptiven Fertigkeiten, jedoch waren die kognitiven, kommunikativen, physischen und sozio-emotionalen Fertigkeiten altersgemäß. Das Füttern war das Hauptanliegen. Der Kinderarzt hatte den Eltern geraten, Juan Essen in den Mund zu geben. Er würde dieses dann schlucken. Die Eltern hatten aber erlebt, dass Juan das Essen stattdessen ausspuckte und schrie, sobald sie sich mit Essen näherten. Die Eltern erzählen, dass Juan ein neugieriges und entspanntes Kind ist, außer bei den Mahlzeiten.	Im Interview gibt die Mutter an, dass Juan in der 28. Schwangerschaftswoche zur Welt kam. Es folgte eine Operation (Fundoplikatio) sowie das Legen einer Magensonde aufgrund von Würgen (Gastroösophageale Refluxkrankheit) und wegen eines schwachen Schluckreflexes. Die Eltern berichten, dass Juan schreit, sobald versucht wird, ihn oral zu füttern. Er wird hauptsächlich über eine Sonde ernährt. Die strukturierte Beobachtung von Juan während einer Zwischenmahlzeit wurde durchgeführt, um Faktoren des Umfelds, der Anforderungen der Aufgabe, der Performanzfertigkeiten und der Performanzmuster zu erkennen, die die Fertigkeiten beim Essen unterstützen oder behindern. Die „Development Pre-Feeding-Checkliste" (Morris & Klein, 2000) mit der oral-motorische Stärken, aber auch Bedürfnisse erkannt werden können, wurde angewendet. Die Ergebnisse der Evaluation zeigten an, dass Juan zwar Essen anfassen mochte, jedoch schrie, sobald dieses in die Nähe seines Gesichts gebracht wurde. Er tolerierte einen Schnuller, eine Zahnbürste und auch die Finger der Eltern in seinem Mund. Verzögerungen bei der Zungenmobilität, beim Lippenschluss, beim Kauen und Beißen sowie ein verzögertes Schlucken wurden beobachtet. **Ziele der Familie**: Juan wird Essen zu sich nehmen und Flüssigkeiten trinken können.	Juans Kinderarzt und der Gastroenterologe haben dem Fütterungsplan zugestimmt, den die Ergotherapeutin für Juan erarbeitet hat. Sie erhalten von der Ergotherapeutin regelmäßig Rückmeldung über Juans Entwicklung. Die Ergotherapeutin, Juans Familie und der Ernährungsberater sprechen einmal monatlich am Telefon über Juans Fortschritte. Die Ergotherapie findet einmal wöchentlich bei Juan zuhause statt, immer am Abend, unmittelbar vor der Fütterung per Sonde, damit er zu dem Zeitpunkt Hunger hat. Das Coaching Modell erlaubt es der Ergotherapeutin und der Familie, partnerschaftlich an Problemlösestrategien für Juan zu arbeiten (Fraser et al., 2004) (Haywood & McCann, 2009). Die Familie entscheidet sich zusammen mit der Ergotherapeutin für die sensorische Exploration des Essens zur Entwicklung der oral-motorischen Fertigkeiten. Sie verstärken Juans Verhalten, indem sie zulassen, dass er das orale Spielen mit dem Essen initiiert (Gaebler & Hanzlik, 1996) (Jadcherla et al., 2009) (White-Traut et al., 2002). Das Füttern mit der Sonde wird wie vorgesehen weitergeführt.

Klient	Ergotherapeutische Evaluation	Ergotherapeutische Intervention
Wendy ist ein fast vier Jahre altes Mädchen, das an einem Vorschulprogramm für Kinder mit besonderen Bedürfnissen teilnimmt. Sie wurde vor Kurzem in die Ergotherapie überwiesen, weil sie nach wie vor aus einer Flasche trinkt und weil sie weglaufen möchte, wenn Essen, das sie nicht mag, in ihrer Nähe auf den Tisch gestellt wird. Bei Wendy wurde eine Entwicklungsverzögerung diagnostiziert, mit einem Entwicklungsstand von etwa 18 Monaten.	Im Interview berichtet die Familie, dass Essen immer schon ein „Kampf" gewesen sei. Wendy wird jeden Tag auf dem gleichen Teller das gleiche Essen serviert, um ihren Widerstand zu verringern. Für die Gewichtszunahme wurde ihr eine bestimmte Nahrung verschrieben. Die Eltern sind wegen Wendys Entwicklungsverzögerung beunruhigt. Die Aufzeichnungen des Lehrers bezüglich ihres aktuellen curriculumbezogenen Assessments zur Entwicklungsverzögerung wurden durchgesehen. Die Eltern und der Lehrer wurden bezüglich Wendys Teilnahme an den Mahlzeiten zuhause und in der Vorschule interviewt.	Die Ergotherapeutin wird eine 60-minütige Intervention im Monat anbieten. Die Ergotherapie wird die Arbeit an Wendys Fertigkeiten, die Teilnahme an Teamsitzungen zur Problemlösung zusammen mit dem Lehrpersonal und den Eltern sowie die Schulung des Personals der Vorschule bezüglich Strategien beinhalten, die in Wendys Alltag integriert werden können (Dunst et al., 2006). Die Strategien umfassen Verhaltensweisen (Verstärkung) zur Erweiterung der Auswahl der Lebensmittel, die gegessen werden (Benoit et al., 2000) (Greer et al., 2008) (Williams et al., 2007). Wendys Verhalten wird unmittelbar mit einer Lieblingsspeise belohnt, sobald sie nicht-bevorzugtes Essen berührt oder probiert.
	Wendy wurde zusammen mit Gleichaltrigen und dem Schulpersonal beobachtet. Die erhaltenen Informationen zeigten, dass Wendy eigenständig ihre Flasche und knackige und knusprige Lebensmittel (z. B. Cereals/Getreideflocken, Chips) in den Mund nimmt. Nicht tolerieren kann Wendy Becher und Strohhalme und sie verlässt den Esstisch, wenn ein Lebensmittel riecht (z. B. Bananen) oder wenn vermischte Lebensmittel wie z. B. Apfelsoße oder Pudding in ihrer Nähe sind. Sie weigert sich, ihren Finger in etwas zu tauchen, das „glibberig/schmierig" ist. **Ziele der Familie/Schule:** Wendy wird Snacks/ Zwischenmahlzeiten, die in der Schule angeboten werden, essen und aus einem Becher trinken.	An den Verbesserungen der Fertigkeiten, die sie zum Trinken aus einem Becher benötigt, soll gearbeitet werden (Laud et al., 2009) (Wilder et al 2005). Eltern, Lehrer und Paraprofessionelle werden in die Schulung und das Training durch die Ergotherapeutin mit einbezogen.
Tyrone ist ein zweijähriger Junge, der bereits eine Frühförderung mit Ergotherapie in einem anderen US-Bundesstaat erhalten hatte, bevor er in einen anderen Staat umzog. Er wurde in der 28. Schwangerschaftswoche geboren und mit einer Cerebralparese diagnostiziert. Tyrone nutzt in erster Linie seinen rechten Arm, um nach Sachen zu schlagen und kann mit Unterstützung sitzen. Die Kopfkontrolle ist verzögert. Außer Lachen und Weinen hat er keine anderen verbalen Ausdrucksmöglichkeiten, um zu interagieren.	**Ergotherapie im Team der Frühförderung:** Mithilfe von Interviews mit der Familie und Beobachtungen zuhause sowie durch curriculumbasierte Assessments werden alle Bereiche in Tyrones Entwicklung erfasst. Um Gewohnheiten, Aktivitäten, Anliegen und Prioritäten innerhalb der Familie zu erfassen, wird die „Routines Based Interview Report Form" von McWilliam (2010) eingesetzt.	Die Ergotherapeutin und die Familie entscheiden über sein jetziges Umfeld hinaus, die Therapie zu nutzen, um Tyrone auf seine nächste Einrichtung, die Vorschule, vorzubereiten (Dankert et al., 2003). Die Ergotherapie der Frühförderung findet 45 min/Woche wechselnd im Zuhause von Tyrone und in der Kita statt. Auch die Ergotherapie an der Klinik wird einmal pro Woche 45 Minuten lang durchgeführt. (Bierman et al., 2008) (Bruder, 1997) (Love et al., 2005).

Klient	Ergotherapeutische Evaluation	Ergotherapeutische Intervention
Die Familie hat an einer kommunalen Klinik und auch an einem Team eines Frühförderprogramms Ergotherapie angefragt. Tyrones Mutter arbeitet in Teilzeit. Tyrone ist dienstags und donnerstags in einer Kindertagesstätte (Kita).	Ein Interview innerhalb der Kindertagesstätte sowie eine strukturierte Beobachtung beim freien Spiel und während der Mahlzeit dort werden durchgeführt. Die Ergotherapeutin erhält einen Stundenplan mit den Aktivitäten in der Vorschule. **Ergotherapie an der kommunalen Klinik**: Ein Bericht der vorausgegangenen Intervention in der Frühförderung wurde genutzt, um Bereiche zu erkennen, die weiter gefördert werden sollten. Gewohnheiten, Aktivitäten, Anliegen und Prioritäten wurden nochmals überprüft, um zusammen mit der Familie die aktuelle Intervention zu planen. Es fand ein Gespräch zusammen mit dem Sprachtherapeuten/ Logopäden zu den überprüften Fertigkeiten in der Kommunikation statt. Zu den körperlichen Fertigkeiten sowie zur Selbsthilfe wurden die Eltern befragt und eine struktierte Beobachtung sowie ein Assessment durchgeführt. **Zusammenfassung**: Es wurden deutliche Verzögerungen in allen Entwicklungsbereichen festgestellt (z. B. körperlich, kognitiv, adaptiv, kommunikativ, sozial-emotional). Diese Entwicklungsverzögerungen beeinträchtigen die Partizipation innerhalb der Familie und in der Kindertageseinrichtung, sowohl im Spiel, beim selbständigen Bewegen und in der sozialen Interaktion. **Ziele der Familie:** Tyrone wird Fertigkeiten entwickeln, die es ihm ermöglichen, beim Wechsel zur Vorschule zu spielen und seine Hände einzusetzen.	Der Schwerpunkt der Intervention liegt auf der Verbesserung der motorischen und kognitiven Fertigkeiten, um beim Spiel teilnehmen zu können und zur Vorbeitung auf die Anforderungen in der Vorschule (z. B. Bücher anschauen, Bauen mit verschiedenen Materialien, der Einsatz unterschiedlicher Techniken). Für Eltern und Lehrer wurde eine Edukation mit einer für alle zugänglichen schriftlichen Dokumentation angeboten. Die Ergotherapeutin der Frühförderung führte die Intervention im alltäglichen Umfeld von Tyrone durch (Morgenrunde der Kita, Spielplatz, Baubereich, beim Spielen zuhause), um Tyrones Partizipation in der Familie und bei Aktivitäten in der Kita zu verbessern (Bruder, 2003) (Dunst et al., 2006). Die Intervention wurde nach den von den Kindern gewünschten Aktivitäten ausgerichtet. Die Ergotherapeutin in der Klinik nutzte das Spiel mit Eltern, dem Kind und Therapeuten, um Tyrones Partizipation sowie seine Teilhabe in verschiedenen Aktivitäten zu verbessern (Law et al., 2011). Die frühe Lesekompetenz wurde innerhalb der Interventionen zuhause, in der Kita und in der anstehenden Vorschule mit entsprechenden Materialien gefördert (z. B. Bücher, Buchstaben des Alphabets, Formen, Spiele, Computer und andere elektronische Endgeräte, Schreibtafeln). Diese Förderung diente der Entwicklung der Fertigkeiten, die zum Lesen und Schreiben notwendig sind.
Larkin ist ein zweijähriger Junge, der am „Early Head Start"-Förderprogramm teilnimmt. Er verhält sich häufig aggressiv gegenüber seinen Spielkameraden. Er schlägt sie, wenn nicht nach seinem Willen entschieden wird und schubst sie zur Seite. Er mag rauhe Ballspiele, dabei verletzt er oft unabsichtlich seine Spielkameraden.	Die Evaluation der sensorischen Verarbeitung wurde mit dem „Infant/Toddler Sensory Profile" (Dunn, 2002) durchgeführt. Die Evaluation der motorischen Entwicklung wurde mit standardisierten Assessments durchgeführt. Um zu verstehen, wie es jeweils zu Larkins Verhalten kommt und um die Folgen einzuschätzen, wurden seine Pflegepersonen, die Lehrer sowie weiteres Personal befragt.	Mit dem Ziel der Verbesserung der sozialen Interaktion fanden wöchentliche ergotherapeutische Gruppeninterventionen mit Modelling, Verstärkung und mit direkten Instruktionen statt (Vaughn et al., 2003). „Social stories", die die Perspektive der Spielkameraden erklären und auch ein angemessenes Spielen thematisieren, wurden eingesetzt (Crozier & Tincani, 2007).

3 Der ergotherapeutische Prozess in der frühen Kindheit

Klient	Ergotherapeutische Evaluation	Ergotherapeutische Intervention
	Beobachtungen der sozialen Interaktion und der Spielfertigkeiten fanden während strukturierten und weniger strukturierten Spielsituationen statt. **Zusammenfassung:** Die Ergebnisse der Evaluation zeigten Defizite in der sensorischen Modulation des „Sensory Profile", die Larkins Fähigkeit, mit Spielkameraden während weniger strukturierten Spielsituationen zu interagieren, beeinträchtigen.	Zusammen mit den Eltern, dem Lehrer und dem Einrichtungspersonal fand eine Konferenz statt, um Larkins Stärken und Schwächen der sensorischen Verarbeitung zu erklären, Umfeldmodifikationen durchzuführen und Strategien zur Verbesserung von Larkins sensorischen Verarbeitungsfertigkeiten zu besprechen (Bierman et al., 2008) (Dankert et al., 2003). Altersgemäße Coping-Strategien mit Nutzung von Vorbild und Verstärkung wurden eingesetzt. Über eine Massage vor dem Zubettgehen oder vor einem Mittagsschlaf wurde mit den Eltern gesprochen (Escolona et al., 2001) (von Knorring et al., 2008).
Lilli ist ein 5jähriges Mädchen, das den Kindergarten besucht, der an die öffentliche Schule angegliedert ist. Sie spielt in den Pausen allein und beklagt sich häufig, dass niemand sie mag. Im Klassenzimmer hält sie sich nicht an die Regeln und drängelt sich regelmäßig in der Reihe vor. Lilli spielt in ihrer Freizeit nicht mit anderen Kindern, sondern sitzt mit einem Stofftier in der Ecke.	Die „Knox Pre-School Play Scale" wurde eingesetzt, um die Fertigkeiten beim Spiel zu evaluieren (Knox, 2008). Im motorischen, visuell-motorischen sowie im sozio-emotionalen Bereich wurde die Performanz mit dem „M-Fun" durch Interviews mit Lehrern und Eltern sowie durch Beobachtungen überprüft. Strukturierte Beobachtungen während der Pausen sowie in freien Spielzeiten innerhalb des Klassenzimmers wurden durchgeführt.	Ergotherapie alle zwei Monate im Schulsetting: Schulung der Lehrer/des Schulpersonals in der Nutzung verschiedener Strategien innerhalb Lillis Schulalltag (Bierman et al., 2008) (Dunst et al., 2006). Prinzipien der positiven Verhaltensstrategien wurden genutzt, mit Lilli wurden die Klassenregeln wiederholt. Sie wurde gelobt, wenn sie diese befolgte.
Lilli hat Schwierigkeiten, ihre Mitschülerinnen anzuschauen und mit ihnen, außer einem verbalen Austausch, zu interagieren.	**Zusammenfassung:** Lilli zeigt signifikante Entwicklungsverzögerungen in ihrer Fähigkeit, auf Mitschüler zuzugehen, um miteinander zu spielen sowie dabei, das Spiel über einen ersten kurzen Austausch hinaus fortzuführen.	„Social stories", Modelling sowie Contingent Reinforcement wurden als weitere Strategien eingesetzt (Crozier & Tincani, 2007) (Vaughn et al., 2003). Entwicklung gut lesbarer „Stundenpläne" für die weniger strukturierten Spielzeiten (Betz et al., 2008). Es wurden Situationen erschafft, in denen es den anderen Kindern leichtfiel, Lilli in ihr Spiel mit einzubeziehen. Dies fand immer zusammen mit einem Erwachsenen statt, der die Interaktionen beaufsichtigte (Kim et al., 2003) (Tanta et al., 2005) Mit den Eltern wurde die Option der Nutzung von sozialen Trainingsgruppen besprochen.

3.2.11 Performanzmuster

Performanzmuster sind Verhaltensweisen, die im täglichen Leben zu Gewohnheiten oder Routinen geworden sind (AOTA, 2008). Diese beinhalten Gewohnheiten, Routinen, Rituale und Rollen (siehe Tabelle 3-4). Selbstverständlich bieten gelebte Gewohnheiten und bedeutsame Rituale eine Struktur, die das Verhalten leitet und ein emotionales Klima bietet, das für die frühe Entwicklung förderlich ist (Spagnola & Fiese, 2007). Bei der Evaluation von Routinen und Ritualen eines sehr kleinen Kindes sollte der Ergotherapeutin bewusst sein, dass die Familie oder die Pflegeperson häufig die Routinen vorgibt (z. B. Schlafenszeit, Essen, Baden, Einkaufen), aber dass das Kind im Vorschulalter damit beginnt, eigene Routinen zu entwickeln. Ergotherapeuten sollten beurteilen, ob die Routinen, Gewohnheiten und Rituale für die Partizipation und die Gesundheit des Kindes förderlich oder hinderlich sind. So kann es beispielsweise für ein Kind, das Medikamente oder medizinische Intervention nach einem festen Zeitplan erhält, nicht möglich sein, an einer Vorschul-Aktivität teilzunehmen. Durch eine Änderung dieser medizinischen Routinen könnte sich die Erkrankung verschlimmern oder das Kind würde erkranken.

Tabelle 3-6 zeigt ergotherapeutische Einzelfallstudien mit Kindern zwischen 0 und 5 Jahren. Die Komplexität der Bedürfnisse von Kindern und ihren Familien zeigt die Notwendigkeit der Arbeit von qualifizierten Ergotherapeuten.

3.3 Ergotherapeutische Intervention und evidenzbasierte Praxis in der frühen Kindheit

Ergotherapeuten nutzen die Informationen, die sie im gemeinsamen Evaluationsprozess gesammelt haben (z. B. ergotherapeutisches Profil und Analyse der Betätigungsperformanz), um die Einbindung des Klienten in Betätigungen, abhängig von den Möglichkeiten der Teilhabe und der Gesundheit des Klienten mittels klientenzentrierter und betätigungsbasierter Interventionen zu erreichen (AOTA, 2008). Bei frühen Interventionen ist diese Arbeit familienzentriert. Eignung und die Art der Interventionen variieren je nach Klient und dem Kontext der Intervention (Moyers & Dale, 2007). Um das Engagement und die Teilhabe des Klienten am Programm zu verbessern, sollte die Intervention auf Ziele ausgerichtet sein, die vom Klienten (z. B. Kind, Familie, Pflegende, Lehrer) gewünscht werden und auf aktuell gültiger Evidenz basieren.

Während des Interventionsprozesses wird die Information der Evaluation zusammen mit Evidenz aus vorliegender Literatur, dem professionellen Urteilsvermögen, den Werten des Klienten, Theorien, Bezugsrahmen sowie die Praxis genutzt. Der Interventionsprozess besteht aus drei Schritten: (1) Planung der Intervention (2) Implementierung der Intervention, (3) Evaluation der Intervention. Im Folgenden werden die drei Schritte erläutert.

3.3.1 Planung der Intervention

Der Interventionsplan wird von sechs Faktoren bestimmt:
1. Ziele, Werte und Überzeugungen des Klienten
2. Gesundheit und Wohlbefinden des Klienten
3. Performanzfertigkeiten und Performanzmuster des Klienten
4. Gemeinsamer Einfluss von Kontext, Umwelt, Aktivitätsanforderungen, Klientenfaktoren sowie die Performanz des Klienten
5. Kontext, in dem die Intervention stattfindet
6. Am besten verfügbare Evidenz, um anvisierte Outcomes zu erreichen (AOTA, 2008).

Im Interventionsplan werden die gemeinsam mit dem Klienten (z. B. Familie, Lehrer, Pflegender) entwickelten Ziele, die Therapieansätze und die Arten der Intervention dokumentiert (AOTA, 2008). Der Interventionsplan sollte zudem die erwartete Frequenz, die Dauer und die Intensität der Intervention beinhalten. Zudem sollten hier der Ort der Intervention sowie das zu erwartende Umfeld nach der Entlassung festgehalten werden (Moyers & Dale, 2007).

Nach den „Standards of Practice for Occupational Therapy" (AOTA, 2010) ist die Ergotherapeutin für die Dokumentation des Interventionsplans nach den Zeitrahmen, Formaten und Standards des jeweiligen Settings und innerhalb der bestehenden Gesetze, Regulatorien und Vorgaben der Versicherer verantwortlich.

Ergotherapeuten, die in der Frühförderung und innerhalb von Schulsettings arbeiten, müssen die entsprechenden dort gültigen Interventionspläne ausfüllen. Auf Grundlage der anvisierten Ziele legt die Ergotherapeutin den Interventionsansatz fest, der am besten die Ziele des Klienten adressiert. Folgende Interventionsansätze sind möglich:
- *Gestalten oder fördern.* Dieser Ansatz umfasst Erfahrungen in einem entsprechend ausgestalteten

anregenden Umfeld, um die Performanz des Kindes in seiner natürlichen Umgebung zu fördern (Dunn, McClain, Brown, & Youngstrom, 1998). Dies kann die Förderung der sozialen Teilhabe eines Kindes durch die Teilnahme der Familie in kommunalen Spielgruppen, z. B. in kirchlichen Einrichtungen oder in Bibliotheken sein.
- (Wieder-)herstellen. Dieser Interventionsansatz wurde entwickelt, um die erstmalige Entwicklung von Fertigkeiten oder Fähigkeiten eines Klienten oder deren Wiederherstellung zu fördern, wenn diese beeinträchtigt waren (Dunn et al., 1998). Dies kann z. B. das Fördern der Entwicklung oralmotorischer Fertigkeiten sein, damit das Kind wieder beißen und kauen kann.
- Erhalten/Bewahren. In diesem Ansatz werden Performanz und Gesundheit erhalten, die das Kind (wieder-)erlangt hat (AOTA, 2008). So kann beispielsweise ein Kleinkind mit einer Kopfverletzung Aufmerksamkeit und Fertigkeiten der Nachahmung zeigen, um einfache Objekte zu ordnen.
- Modifizieren. Dieser Ansatz kann das Anpassen der Anforderungen einer Aktivität oder des Kontextes der Aufgabe beinhalten, damit bedeutungsvolle Aktivitäten sicher und unabhängig durchgeführt werden können (AOTA, 2008). Ein Löffel oder ein Teller können so modifiziert werden, so dass das Kind in der Lage ist, während einer Zwischenmahlzeit unabhängig zu essen und zu trinken.
- Prävention. Dies ist ein Interventionsansatz für Klienten mit oder ohne Behinderung mit einem Risiko für Probleme bei der Ausführung von Betätigungen (Dunn et al., 1998), z. B. die Planung einer Intervention, um der sozialen Isolation vorzubeugen oder durch Edukation einer Familie zu Strategien, um die starken emotionalen Ausbrüche des Kindes zu minimieren und zur Unterstützung des positiven Verhaltens des Kindes die Sicherheit zu verbessern.

3.3.2 Implementierung der Intervention

Die Implementierung des Plans erfordert einen qualifizierten Prozess der Veränderung von Faktoren den Klienten, die Aktivität, den Kontext und die Umgebung betreffend, um einen positiven Wandel hin zur Einbindung des Klienten in die Betätigung zu mehr Partizipation und Gesundheit zu erreichen (AOTA, 2008). Die Interventionen können sich auf einen oder mehrere Aspekte eines Bereichs fokussieren (z. B. eine spezifische Performanzfertigkeit, ein Performanzmuster, den Kontext). Die dynamische Beziehung zwischen der Performanz des Kindes und der Intervention, das fortwährende Assessment und die Planung der Intervention gehen während des Prozesses der Implementierung weiter.

Ergotherapeuten legen für die effektivste Intervention, basierend auf der besten verfügbaren Evidenz, die Art der Intervention fest und implementieren diese Interventionen nach dem vorher festgelegten Interventionsansatz. Die Arten der Intervention sind z. B. Folgende:
- *Therapeutic Use of Self*. Der geplante Einsatz der eigenen Persönlichkeit, der Einsichten, der Erwartungen und der Urteile des Ergotherapeuten als Teil des therapeutischen Prozesses (adaptiert nach Punwar & Peloquin, 2000, S. 285)
- Der *Therapeutische Einsatz von Betätigungen und Aktivitäten* umfasst drei verschiedene Level: (1) betätigungsbasierte Aktivität (z. B. Anziehen eines Mantels, um mit der Familie nach draußen zu gehen; in die Badewanne setzen, um zu baden) (2) bedeutungsvolle Aktivität (z. B. Üben, den eigenen Namen zu schreiben oder Knöpfe und Reißverschlüsse zu schließen/öffnen) und (3) vorbereitende Methoden (z. B. Übungen zur Feinmotorik, Orthesen/Schienen, sensorische Reize im Umfeld setzen)
- *Konsultation*, in der die Ergotherapeutin ihr Wissen und ihre Expertise mit anderen teilt. Allerdings ist die Ergotherapeutin nicht direkt verantwortlich für den Outcome (Dunn, 2000, S. 113).
- *Edukation*: Die Ergotherapeutin vermittelt Wissen und Informationen ohne den unmittelbaren Bezug zur Performanz der Betätigung/Aktivität (AOTA, 2008).
- *Fürsprache*: Die Förderung von Betätigungsgerechtigkeit und die Verstärkung des Klienten, um Ressourcen für die volle Teilhabe an Betätigungen im täglichen Leben zu suchen und zu erreichen (AOTA, 2008).

Obwohl nicht alle Arten der Intervention für alle Interventionsansätze genutzt werden, ist der *Therapeutische Einsatz des Selbst* (d. h. die Nutzung der eigenen Persönlichkeit, der Einsichten, der Erwartungen und der Urteile des Ergotherapeuten) ein übergeordnetes Konzept, das in jeder therapeutischen Interaktion berücksichtigt werden sollte. Der *Therapeutische Einsatz des Selbst* ist die entscheidende Verantwortung der Ergotherapeutin, aber auch der anderen Teammitglieder.

Das Assessment zu Fortschritten des Klienten bezüglich seiner Ziele findet fortlaufend statt. Die Ergebnisse der Assessments werden genutzt, um über

Veränderungen innerhalb der Intervention zu entscheiden. In schulischen Settings nutzen Ergotherapeuten formative und summative Evaluationsmethoden, um Daten für Entscheidungsfindungen zu sammeln (Clark, 2010). Eine *formative Evaluation* zeigt Fortschritte innerhalb von Unterrichtsprogrammen an und gibt Antwort auf die Frage: „Wirkt die Intervention?" wohingegen die *summative Evaluation* Daten bezüglich der Performanz zu einem bestimmten Zeitpunkt beinhaltet (z. B. zum Ende des Jahres, zum Zeitpunkt des IEP Reviews) und die übergeordnete Frage beantwortet: „Funktionierte der Plan?". Die Lehrerin und die Ergotherapeutin von Rose sammeln in der Vorschulklasse beispielsweise zweimal pro Woche Daten, um festzustellen, ob die Intervention Roses Performanz verbessert (formative Evaluation). In Vorbereitung auf Roses jährliches IEP-Treffen fasst die Lehrerin zusammen mit der Ergotherapeutin Roses Fortschritte zusammen (summative Evaluation), um Entscheidungen bezüglich ihrer Performanz zu treffen, Outcomes festzulegen sowie die an die Ergotherapeutin gerichteten Bedürfnisse zu erfassen (Clark, 2010).

3.3.3 Evaluation der Intervention

Die Evaluation der Intervention ist ein kontinuierlicher Prozess der Re-Evaluation und der Evaluation des Interventionsplans, der Effektivität ihrer Durchführung, des Fortschritts bezüglich der anvisierten Outcomes und dem Bedarf für zukünftige Ergotherapie oder die Empfehlung an andere Professionen (AOTA, 2008). Diese regelmäßige Evaluation der Ergebnisse der ergotherapeutischen Intervention bestimmt die Notwendigkeit, diese weiter fortzuführen, den Interventionsplan anzupassen, die Intervention abzubrechen, ein Follow-up anzubieten oder den Klienten an andere Einrichtungen oder Gesundheitsberufe zu empfehlen.

Re-Evaluation kann die erneute Durchführung von Assessments bedeuten, die auch bei der ersten Evaluation durchgeführt wurde. Dazu können auch Interviews mit Eltern und Lehrern gehören oder ein Fragebogen, der den Status jedes Klienten erfasst. Die Re-Evaluation belegt üblicherweise den Fortschritt bezüglich der Zielerreichung, zeigt Veränderungen im funktionellen Status an und bestimmt, wenn notwendig, Anpassungen im Interventionsplan (Moyers & Dale, 2007). Zudem kann die Evaluation der Intervention das Aufsuchen verfügbarer Literatur erfordern, wenn die Betätigungsperformanz des Klienten sich verändert hat.

Die Evaluation der Intervention ist bei kleinen Kindern ein kontinuierlicher Prozess und von Setting und Kontext stark beeinflusst. Nach der Evaluation der Intervention kann die Ergotherapeutin entscheiden, die Ergotherapie weiterzuführen (ggf. mit Modifizierung des Interventionsplans), mit der Entlassplanung zu beginnen, die Ergotherapie abzuschließen oder den Klienten an andere Dienstleistungen oder Berufsgruppen weiterzuempfehlen. Diese Entscheidungen sollten auf Daten zur Performanz des Klienten basieren und den Vorschriften und Abläufen innerhalb des beruflichen Settings entsprechen. Häufig wird das Team in diesen Prozess mit einbezogen.

Transition (Übergänge)

Transitionen (Übergänge) sind Handlungen in Vorbereitung auf oder zur Förderung von Veränderungen, wie von einem funktionellen Level zum Nächsten, von einem Lebenswechsel zu einem anderen, von einem Programm in ein anderes oder von einer Umgebung in eine andere (AOTA, 1998). Kinder erleben in ihren ersten Lebensjahren Übergänge in verschiedene Umgebungen und in unterschiedliche Programme (z. B. vom eigenen Zuhause in die Tagesbetreuung, vom Zuhause in die Vorschule, von der Vorschule in den Kindergarten) und in verschiedenen Lebenssituationen (z. B. Wechsel der Ergotherapeutin, neue Geschwister, Scheidung der Eltern, Umzug in ein neues Zuhause). Kinder, die über einen längeren Zeitraum in medizinischer Intervention sind, erleben häufiger Übergänge zwischen ambulanter und stationärer Intervention. Ergotherapeuten arbeiten im Wechsel zwischen einer ambulanten Intervention zuhause und einer Intervention im Krankenhaus oder auch in Einrichtungen wie Vorschule und Tagesbetreuung.

Ergotherapeuten unterstützen diese Übergänge, um sie für die Familien positiv zu gestalten, das Kind auf Veränderungen in Rollen und Routinen vorzubereiten und Performanzfertigkeiten zu fördern, die in der neuen Umgebung gebraucht werden. Die Ergotherapeutin kann der Familie Informationen zur neuen Einrichtung zur Verfügung stellen, erklären, wie sich die Erwartungen an das Kind verändern werden und ggf. die Kommunikation mit den jeweils neuen Ansprechpartnern in die Wege leiten.

Wenn das Kind eine bestimmte medizinische Versorgung benötigt, kann die Ergotherapeutin bereits im Vorfeld mit der Schulkrankenschwester zusammenarbeiten, sodass bereits vor Schulbeginn eine medizinische Versorgung für das Kind vorbereitet ist. Familien, deren Kinder an Allergien, Asthma oder

Krampfanfällen leiden, sollten darin unterstützt werden, sich mit der Schulkrankenschwester zu treffen, und wenn nötig das Lehrerpersonal im Umgang mit dem Kind entsprechend zu schulen. So kann die Schulkrankenschwester z. B. bei Krampfleiden eine Schulung dazu anbieten, wie man einen Krampf erkennt und was zu tun ist, wenn jemand einen Krampfanfall hat. Kontinuierliche Kommunikation mit den Team-Mitgliedern und mit der Familie ist wichtig für das Erkennen der Bedürfnisse und um einen sanften Übergang planen zu können.

3.3.4 Abschluss, Entlassplanung und Follow-Up

Wie auch die Übergänge erfordern auch der Abschluss der Therapie sowie die Entlassung eine gute Planung, die schon bei Beginn der Intervention starten sollte. Ergotherapeuten können das Ende der Intervention empfehlen, wenn das Kind seine Ziele erreicht hat und keine zusätzlichen Ziele anstehen, wenn die Intervention nicht länger notwendig ist, weil die Entwicklung den Erwartungen entspricht, auf Wunsch der Familie oder wenn das Kind aufgrund gesundheitlicher Probleme nicht in der Lage ist, an der Intervention teilzunehmen (AOTA, 2008).

Es ist wichtig, bei der Entlassplanung ein Follow-up in Betracht zu ziehen. Wenn in Zukunft die Partizipation des Kindes durch Veränderungen der Entwicklung, der Gesundheit oder des Umfelds negativ beeinflusst wird, können Familien die Ergotherapie erneut anfragen. Zusätzlich zu einer formalen Anfrage können Routine-Untersuchungen innerhalb verschiedener Settings in Anspruch genommen werden. Im vorschulischen Bereich kann der Bedarf für eine ergotherapeutische Intervention durch kontinuierliche schulische Screenings auffallen. In Kliniken oder Diagnostik-Zentren werden „Well-Baby-Screenings" oder Follow-up-Besuche bei besonders gefährdeten Säuglingen durchgeführt, um den Entwicklungsfortschritt zu beobachten und Empfehlungen aussprechen zu können. Zusätzlich werden in einigen Settings formale Umfragen per Telefon, Brief oder Fragebogen als Teil des Qualitätssicherungsprogrammes durchgeführt. In jedem Fall ist ein Follow-up ein wichtiger, jedoch häufig vergessener Teil des ergotherapeutischen Prozesses.

3.3.5 Dokumentation, Rechnungsstellung und Vergütung

Ergotherapeuten dokumentieren die Intervention und den Fortschritt der Klienten bezüglich der Ziele „innerhalb der Zeitrahmen, Formate und Standards, die vom jeweiligen Arbeitssetting, den Versicherungen sowie anderen Kostenträgern vorgegeben sind" (zitiert nach AOTA, 2010, S. 109). Die ergotherapeutische Dokumentation hat folgende Ziele:
- Hier werden die Gründe für die Intervention dagelegt und mit den Outcomes des Klienten in Beziehung gesetzt.
- Die Dokumentation gibt das Professional Reasoning und die professionelle Beurteilung der Therapeutin wieder.
- In der Dokumentation werden Informationen über den Klienten aus einer ergotherapeutischen Perspektive dargestellt.

Sie stellt eine chronologische Aufzeichnung des Klientenstatus, der erfolgten ergotherapeutischen Intervention sowie der Outcomes des Klienten dar. (AOTA, 2013).

Folgende Arten der Dokumentation können für jeden Klienten je nach gesetzlichen Anforderungen oder entsprechend der Vorgaben des Arbeitsumfelds oder der Kostenträger durchgeführt werden:
- Evaluation oder Screening
- Ergotherapeutischer Interventionsplan
- Fortschrittsbericht
- Verschreibung/Empfehlung von Hilfsmitteln
- Bericht zu einer Re-Evaluation
- Übergabe- oder Abschlussbericht (AOTA, 2013)

Interessierten Leser_innen wird für weitere Informationen zu Berichten und Dokumentationen die *Guidelines for Documentation of Occupational Therapy* (AOTA, 2013) empfohlen. Um einen Interventionsplan mit klaren, objektiven und messbaren Zielen erstellen zu können, müssen Ergotherapeuten dokumentieren, welchen Einfluss die Schwierigkeiten des Kindes auf sein funktionelles Verhalten und die alltäglichen Betätigungen hat (Hinojosa & Foto, 2004). Diese Dokumentation kann für die Kostenerstattung der Ergotherapie wichtig sein.

3.4 Outcome

Ergotherapeuten glauben, dass aktives Eingebundensein in Betätigung die Gesundheit und die Partizipation fördert, begünstigt und erhält (AOTA, 2008) (Moyers & Dale, 2007). Das ergotherapeutische Outcome ist „darauf ausgerichtet wie Menschen mit ihrem jeweiligen Gesundheitszustand leben und ein produktives, erfüllendes Leben führen können" (zitiert nach Baum & Christiansen, 2005, S. 527, zitiert nach Moyers & Dale, 2007). Dieses Outcome spiegelt das Endergebnis der Ergotherapie wider, sollte aber auch während des Prozesses schon eingebunden sein.

Im *Framework* werden die beiden Schritte der Implementierung des Outcome-Prozesses dargestellt. Das ist zum einen die Auswahl der Art der Outcomes und der Mess-Intrumente. Dies umfasst die Betätigungsperformanz, die Anpassung, Gesundheit und Wohlbefinden, Partizipation, Prävention, die Selbstfürsprache, die Lebensqualität sowie die Betätigungsgerechtigkeit; ist aber nicht beschränkt darauf. Zum zweiten sollten kontinuierlich die Fortschritte beachtet und entsprechend Ziele und Intervention angepasst werden.

Der erste Schritt gehört in den frühen Interventionsprozess. Die Messinstrumente sollten valide, reliabel, veränderungssensitiv bezüglich der Performanz sein sowie zu den Zielen des Klienten passen. Im zweiten Schritt beobachtet die Ergotherapeutin kontinuierlich die Fortschritte bezogen auf die Ziele. So werden während der Intervention Daten gesammelt, auf deren Grundlage Entscheidungen getroffen werden können.

4 Best Practice und Zusammenfassung der Evidenz

In den folgenden Abschnitten findet sich ein Überblick zu spezifischen Interventionen sowie Studienergebnisse aus evidenzbasierter Literatur zur Ergotherapie bei Kindern bis zum Alter von fünf Jahren. Der hier eingesetzte standardisierte Such- und Evaluationsprozess wird in **Anhang B** zusammengefasst beschrieben. Die hier vorgestellten Studien sind randomisiert-kontrollierte Studien, systematische Reviews sowie Meta-Analysen (Level-I), Studien, in denen die Zuordnung zu Interventions- oder Kontrollgruppen nicht randomisiert erfolgte (Kohortenstudien, Level-II) sowie Studien ohne Kontrollgruppen (Level-III). Wenn die Evidenz für Ergotherapie aus Studien aus Level-I, II und III adäquat war, wurden nur diese Studien zur Beantwortung einer Frage genutzt.

Alle Studien, die im Rahmen dieses Reviews identifiziert wurden, einschließlich derer, die im folgenden Abschnitt nicht genauer beschrieben werden, sind in den Evidenztabellen in **Anhang C** aufgeführt und zusammengefasst.

4.1 Interventionen zur Förderung der sozio-emotionalen Entwicklung

Insgesamt 23 Artikel mit Interventionen zur Förderung der sozio-emotionalen Entwicklung bei Kindern bis fünf Jahren, die in der Ergotherapie eingesetzt werden, wurden für diese Leitlinie ausgewählt. Die sozial-emotionale Entwicklung ist die Fertigkeit des Kindes, sich selbst zu beruhigen, die Emotionen zu regulieren, Beziehungen zu anderen aufzubauen und die Emotionen zu kommunizieren (Zero To Three, 2010). Ergotherapeuten gehen die emotionale Entwicklung auf verschiedenen Wegen an, z. B. durch die Verbesserung der Fähigkeit eines Kindes, sich selbst zu regulieren oder durch direkte Instruktionen im Training der sozialen Fertigkeiten während einer Aktivität im natürlichen Umfeld. Die hier bewerteten Artikel sind in sechs Kategorien unterteilt:

1. Berührungsbasierte Interventionen
2. Beziehungsbasierte Interventionen
3. Spielbasierte Interventionen zur Förderung der geteilten Aufmerksamkeit
4. Natürliche Interventionen
5. Instruktionsbasierte Interventionen
6. Vom Therapeuten ausgewählte Spiele und Objekte

4.1.1 Berührungsbasierte Interventionen

Es gibt drei Artikel zur Wirksamkeit berührungsbasierter Interventionen (Escalona et al., 2001) (Tessier et al., 2003) (von Knorring et al., 2008). Berührungsbasierte Interventionen umfassten Säuglingsmassage, Massagetechniken und die Känguruh-Methode (Kangaroo Care). Mehrere Studien unterstützen den Einsatz von Massage zur Verbesserung der sozio-emotionalen Entwicklung bei verschiedenen pädiatrischen Patientengruppen.

Moderate Evidenz besteht für Verbesserungen im Bereich der Aufmerksamkeit, des unruhigen und impulsiven Verhaltens und für den Rückgang stereotypen Verhaltens bei Kindern mit Autismus-Spektrum-Störungen (ASD), die vor dem Schlafen eine 15-minütige Massage erhielten (Escalona et al., 2001, [Level-I]). In schwedischen Kinderkrippen zeigte sich beim Einsatz von Massagen zur täglichen Mittagsruhe eine signifikante Verbesserung von Aggressionen und körperlichen Problemen bei Kindern, die als aggressiv galten (von Knorring et al., 2008, [Level-II]). Die Känguruh-Methode, bei der ein Säugling mit Haut-Kontakt gehalten wird, wurde bei moderater Evidenz mit der Förderung von Sprache, Augen-Hand-Koordination sowie der sozio-emotionalen Entwicklung bei Kindern nach Frühgeburt in Verbindung gebracht (Tessier et al., 2003, [Level-I]).

4.1.2 Beziehungsbasierte Interventionen

Fünf Artikel beinhalteten dieses Thema (Daunhauer, Coster, Tickle-Degnen & Cermak, 2007) (Field, Sanders & Nadel, 2001) (Gutstein, Burgess & Montfort, 2007) (Mahoney & Perales, 2003, 2005). Innerhalb dieser Studien wurden im Einzelnen Folgendes beschrieben: von Erwachsenen geleitete Spiel-Interaktionen, Eltern-Training nach dem Konzept des „Responsive Teaching", transaktionale Interventionen und „Relation Development" -Interventionen. Die Frequenzen der hier beschriebenen Interventionen reichten, soweit sie erwähnt waren, von täglicher bis wöchentlicher Intervention, bei Interventionszeiträumen zwischen 11 und 41 Monaten.

Das von Pflegepersonen angeleitete Spiel wird von der Literatur moderat unterstützt. In einem rumänischen Waisenhaus zeigten Kinder weiter entwickelte Spielkompetenzen mit den Pflegepersonen und sie waren weniger ängstlich, wenn die Pflegenden es weniger waren (Daunhauer et al., 2007, Level-II). Eltern, die erfolgreich die „Responsive Teaching"-Methoden einsetzten, wurden bei niedrigem Evidenzlevel mit Kindern in Zusammenhang gebracht, die mehr Aufmerksamkeit, Ausdauer, Interesse, Kooperation, Initiation, geteilte Aufmerksamkeit, Affekt sowie bessere sozial-emotionale Funktionen hatten (Mahoney & Perales, 2003 [Level-III]) (Mahoney & Perales, 2005, [Level-III]). Kinder, die eine Intervention zur Beziehungsentwicklung erhalten hatten, zeigten statistisch signifikante Verbesserungen im „Autism Diagnostic Observation Schedule" im Vergleich der Vorher-Nachher-Testung (Gutstein et al., 2007, [Level-III]). Zur Förderung der Entwicklung von Kompetenzen im Spiel sollten Ergotherapeuten in der Arbeit mit Kindern mit Entwicklungsverzögerungen und mit ASD den Einbezug von Stategien der beschriebenen Modelle in Betracht ziehen.

4.1.3 Spielbasierte Interventionen zur Förderung der geteilten Aufmerksamkeit

Zur geteilten Aufmerksamkeit und zur Interaktion zwischen Erwachsenem und Kind wurden vier Artikel einbezogen (Kasari, Freeman & Paparella, 2006) (Olafsen et al., 2006) (Vismara, Colombi & Rogers, 2009) (Whalen, Schreibman & Ingersoll, 2006). Diese Interventionen beinhalten: Discrete Trial, semistrukturierte Spieleinheiten, geteilte Aufmerksamkeit, Pivotal Response Training, das „Early Denver-Modell" und das Vermont-Interventionsprogramm für Säuglinge mit niedrigem Geburtsgewicht (Vermont Intervention Program For Low Birth Weight Infants). Das „Early Denver Model" besteht aus einer Eins-zu eins-Interaktion mit Erwachsenem und Kind mit den Schwerpunkten des „Sich-abwechselns" (Turn-taking), den Interessen des Kindes und der natürlichen Belohnung. Das „Vermont Intervention Program For Low Birth Weight Infants" besteht aus täglichen Besuchen durch eine Krankenpflegerin in der Woche vor der Entlassung im Krankenhaus und vier Hausbesuchen nach der Entlassung.

Es besteht starke Evidenz für die signifikante Verbesserung der sozialen Initiation bei frühgeborenen Kindern und bei Kindern mit ASD (Kasari et al., 2006, [Level-I]) (Olafsen et al., 2006 [Level-I]) (Vismara et al., 2009, [Level-IV]) (Whalen et al., 2006, [Level-IV]).

Discrete Trial, entweder kombiniert mit semi-strukturierten Spieleinheiten oder mit Pivotal Response Training für Kinder mit Autismus zeigte bei hohem Evidenzniveau einen positiven Einfluss auf die Erlangung von höheren Leveln des strukturierten Spiels. Widersprüchliche Ergebnisse fanden die Forscher hier bei den Ergebnissen zur Verbesserung des symbolischen Spiels (Kasari et al., 2006) (Whalen et al., 2006).

4.1.4 Natürliche Interventionen

In dieser Übersicht beziehen sich drei Artikel auf natürliche Interventionen zur Förderung der Bindung zwischen Gleichaltrigen (Betz et al., 2008) (Guralnick, Connor, Neville & Hammond, 2006) (Howard, Greyrose, Kehr, Espinosa, & Beckwith, 1996). Im natürlichen Umfeld eingesetzte Unterstützungen der Intervention waren: auf Fotos basierende Aktivitätspläne, Skripts/schriftliche Pläne für Erwachsene und Kinder, vom Lehrer geleitete Spiele, Spielgruppen für Kinder mit und ohne Behinderung, Anleitungen für den Computereinsatz für entwicklungsgemäße Aktivitäten. Ergebnislos waren die Untersuchungen zu Dyaden zwischen Pre- und Post-Testung mit dem Einsatz von gut sichtbaren Aktivitätsplänen und schriftlichen, vom Lehrer geleiteten Spielen. 80 % der gemessenen Veränderung bestanden jedoch noch im Zeitraum (Betz et al., 2008, [Level-IV]). Die Etablierung von gemischten Spielgruppen für Kinder mit und ohne Behinderung zeigte, dass beide Kindergruppen sich in der Ansprechbarkeit für Peers sowie im gesamten positiven Verhalten verbesserten, dennoch zeigten die Interventionsbedingungen keine Auswirkungen (Guralnick et al., 2006, [Level-I]). Die Anweisung von Vorschul- „Paaren" bei der Nutzung der Computer zeigte begrenzte Evidenz für die Verbesserung des aktiven Wartens, beim „Sich-abwechseln" und einen positiveren Affekt (Howard et al., 1996, [Level-II]).

4.1.5 Instruktionsbasierte Interventionen

Zu diesem Thema wurden sechs Artikel analysiert (Crozier & Tincani, 2007) (Hwang & Hughes, 2000) (Kroeger, Schultz & Newsom, 2007) (Landa, Holman, O'Neill & Stuart, 2011) (Reichow & Volkmar, 2010) (Vaughn et al., 2003). Die Interventionen beinhalteten: Social Stories, das Lehren von sozialen Fertigkeiten per Videomodell, Discrete Trial Training und Pivotal Response Training, Contingent Imitation, natürliche Verstärkung, Umgestaltung des Umfelds, Therapie der angewandten Verhaltensanalyse, Prompting und Erprobung von gezieltem Verhalten, spielverwandte Aktivitäten, Modelling, Storytelling und Verstärkung. Frequenz und Dauer der Interventionen, sofern erwähnt, reichten von 15 einstündigen Einheiten bis zu 10 Stunden pro Woche mit 38 Stunden Training für die pflegenden Personen.

Direktes Lehren mit Videomodell und angewandte Verhaltensanalyse standen in Verbindung mit verbesserten sozialen Fertigkeiten mit einem hohen Evidenzlevel für Kinder mit ASD (Kroeger et al., 2007, [Level-II]) (Reichow & Volkmar, 2010, [Level-I]). Pivotal Response Training und die Umgestaltung des Umfelds unterstützen laut hoher Evidenz die Verlängerung der sozialen Interaktion bei Kindern mit ASD (Hwang & Hughes, 2000, [Level-I]) (Landa et al., 2011, [Level-I]). Die Untersuchung des Einsatzes von Social Stories bei Kindern mit ASD war ergebnislos bezüglich der Wirksamkeit zur Reduzierung von unangemessenem Verhalten und der Verbesserung von angemessenen Verhaltensweisen (Crozier & Tincani, 2007, [Level-IV]).

In ihrem systematischen Review fanden Vaughn und Kollegen (2003, [Level-I]) starke Evidenz dafür, dass Modelling, spielbasierte Aktivitäten, das Erproben von sozialem Verhalten und Prompting einen großen Effekt auf ein positives soziales Outcome hatte. Ergotherapeuten, die in der Arbeit mit Kindern mit ASD soziale Fertigkeiten adressieren möchten, sollten eine Kombination aus direktem Lehren, Modelling und Pivotal Response-Techniken innerhalb und außerhalb spielbasierter Aktivitäten in Betracht ziehen.

4.1.6 Vom Therapeuten ausgewählte Spiele und Objekte

Zu diesem Thema wurden zwei Artikel bewertet (Kim et al., 2003, [Level-I]) (Tanta et al., 2005, [Level-IV]). Innerhalb der Interventionen wurden angewendet: der Umgang mit dem im freien Spiel zur Verfügung stehenden Raum, der Therapeut als Modell in Spielaktionen, Einsatz sozialer und isolierender Spielzeuge, Gruppen mit freiem Spiel mit Peers auf höherem und auf niedrigerem Niveau der Spielfertigkeiten. Die Autoren fanden moderate Evidenz, dass der Einsatz von sozialen Spielzeugen das kooperative Spielen fördert und für ein positives soziales Outcome bei Kindern mit Behinderung in gemeinsamen Vorschulklassen sorgt (Kim et al., 2003). Die Etablierung von gemischten Spielgruppen hatte ein moderates positives soziales Outcome bei Kindern mit Behinderung und Kindern, die mit Peers mit höheren Spielfertigkeiten zusammengebracht wurden (Kim et al., 2003) (Tanta et al., 2005).

4.2 Interventionen beim Füttern, Essen und Schlucken

Insgesamt wurden 34 Artikel zum Füttern, Essen und Schlucken bei Kindern bis zum Alter von fünf Jahren in diesen Review aufgenommen. Die AOTA (2007) definiert *Füttern* als die Vorbereitung, das Anrichten und das Anreichen von Nahrung oder Getränken vom Teller oder Becher zum Mund. *Essen* wird beschrieben als die Fähigkeit, Nahrung oder Flüssigkeit im Mund zu bewegen und diese zu schlucken. Schlucken ist ein komplizierter Vorgang, bei dem Nahrung, Flüssigkeit, Medikamente oder Speichel vom Mund durch den Pharynx und den Ösophagus zum Magen bewegt werden.

Ergotherapeuten bieten zur Unterstützung des Fütterns, des Essens und des Schluckens Interventionen an, die auf die Verbesserung der dazu gehörenden Performanzfertigkeiten des Kindes abzielen. Die Interventionen wurden in drei Bereiche unterteilt:
1. Verhaltensbasierte Interventionen
2. An Eltern adressierte/edukationsbasierte Interventionen
3. Körperbasierte Interventionen.

4.2.1 Verhaltensbasierte Interventionen

Im Bereich der verhaltensbasierten Interventionen wurden sieben Artikel untersucht (Benoit et al., 2000) (Byars et al., 2003; Greer et al., 2008; Kerwin, 1999; Laud et al., 2009) (Wilder et al., 2005) (Williams et al., 2007). Die Autoren beschreiben verschiedene Methoden: Extinktion, Verstärkung, Differentielle Verstärkung, Non Contingent Reinforcement, Token System (Token Economy) und Prompting. Die verhaltensbezogenen Interventionen beinhalteten oftmals auch Elemente von physiologischen Interventionen, so z. B. Schluckinduktion, thermale Stimulation und oral-motorische Therapie. Es besteht Evidenz, die die Wirksamkeit verhaltensbasierter Interventionen bei verschiedenen Fütterstörungen bei Kindern unterstützt.

Verhaltensbezogene Interventionen führen zu verbesserter Akzeptanz des Essens während der Mahlzeiten für Kinder mit ASD, Autismus, Reflux und Lebensmittelallergien (Laud et. al., 2009, [Level-III]) (Wilder et al., 2005, [Level-IV]). Es besteht moderate Evidenz, die die vermehrte Kalorieneinnahme als Ergebnis verhaltensbezogener Interventionen stützt. Dies bezieht sich auf Kinder, die mit Sondennahrung ernährt werden, die einen Widerstand gegen orale Nahrung haben, die von Sondenernährung abhängig sind, die von Flüssigkeitsgaben abhängig sind und für diejenigen Kinder, die beim Essen sehr wählerisch sind (Benoit et al., 2000, [Level-I]) (Greer et al., 2008, [Level-III]) (Williams et al., 2007, [Level-III]). Zwei Artikel berichten bei geringer Evidenz von der erfolgreichen Entwöhnung der Sondennahrung bei Kindern durch verhaltensbezogene Interventionen (Byars et al., 2003, [Level-III]) (Williams et al., 2007, [Level-III]). Der Einsatz verhaltensbezogener Interventionen in Verbindung mit physiologischen Interventionen bei verschiedenen Fütterungsstörungen wird durch die Evidenz gestützt.

4.2.2 Edukationsbasierte Interventionen

Dieser Bereich umfasst sechs Artikel (Black et al., 1995) (Chatoor, Hirsch, & Persinger, 1997) (Fraser et al., 2004) (Garcia Coll et al., 1996) (Pinelli, Atkinson & Saigal, 2001) Pridham et al., 2005). Zu den edukationsbasierten Interventionen gehören: Interventionen zuhause, Elternschulungsprogramme, videobasiertes Training, geführte Partizipation mit Besuchen zuhause und Telefonanrufe sowie individuelle Beratung. Nach der Evidenzlage werden Interventionen für Eltern und edukationsbezogene Interventionen als wirksam für die Outcomes von Kindern und Eltern eingestuft.

Es besteht moderate Evidenz, dass eine individuelle verhaltensbezogene Fütterintervention in Bezug auf ein besseres körperliches Wachstum von Kleinkindern wirksam ist (Black et al., 1995, [Level-I]) (Chatoor et al., 1997, [Level-III]) (Garcia Coll et al., 1996, [Level-I]).

Es besteht begrenzte Evidenz für Elternschulungen und an Eltern gerichtete Interventionen zur Reduzierung der Belastung der Mütter (Chatoor et al., 1997, [Level-III]) (Pridham et al., 2005, [Level-I]). Die Autoren fanden zudem begrenzte Evidenz, dass diese Interventionen das Verhalten während der Mahlzeiten verbesserten und Probleme beim Essen reduzierten (Fraser et al., 2004, [Level-III]). Insgesamt wurden an Eltern gerichtete/edukationsbasierte Interventionen im Zuhause des Kindes als vorteilhaft für Kinder mit Fütterschwierigkeiten eingestuft. Wichtig ist es, zu erwähnen, dass aus Forschungsarbeiten hervorgeht, dass sich zusätzlich zur Reduzierung der Belastung der Mütter die Lebensqualität der Familien insgesamt verbessern kann.

4.2.3 Körperbasierte Interventionen

Zu körperbasierten Interventionen wurden 21 Artikel einbezogen (S. M. Barlow, Finan, Lee & Chu, 2008) (Bier et al., 1996) (Boiron, Da Nobrega, Roux, Henrot & Saliba, 2007) (Bragelien, Rokke, & Markestad, 2007) (Einarsson-Backes, Deitz, Price, Glass & Hays, 1994) (Fucile, Gisel, & Lau, 2002, 2005) (Gaebler & Hanzlik, 1996) (Gisel et al., 2003) (Hake-Brooks & Anderson, 2008) (Jadcherla et al., 2009) (Lamm, De Felice & Cargan, 2005) (Larnert & Ekberg, 1995) (Moore, Anderson & Bergman, 2007) (Munakata et al., 2008) (Pinelli & Symington, 2005) (Poore, Zimmerman, Barlow, Wang & Gu, 2008) (Reid, 2004) (Rocha, Moreira, Pimenta, Ramos & Lucena, 2007) (Simpson, Schanler & Lau, 2002) (White-Traut et al., 2002). Die Interventionen umfassten Hautkontakt, eine multidisziplinäre Intervention der oralen Unterstützung und Stimulation, Lagerung, nahrungsunabhängiges Saugen, sensorische motorisch-orale Stimulation, orales Füttern, multisensorische Intervention, NTrainer-System und Vojta-Therapie zur Initiierung von Reflexaktivität. Vojta-Therapie basiert auf der sogenannten Reflexlokomotion. Das NTrainer-System ist ein elektronischer Schnuller, der das Saugen und die oral-motorischen Fertigkeiten zur Vorbereitung des Fütterns misst und verbessert. Die Häufigkeit der beschriebenen Interventionen variierte von ein- bis mehrmals täglich.

Es besteht starke Evidenz, dass orale Stimulationsprogramme signifikant den nahrungsunabhängigen Saugdruck und die aufgenommene Milchmenge beim oralen Füttern beeinflussen (Boiron et al., 2007, [Level-I]) (Fucile et al., 2005, [Level-I]) (Pinelli & Symington, 2005, [Level-I]). Es besteht moderate Evidenz, dass taktile und multisensorische Interventionen das Trinken an der Brust bei Kindern nach Frühgeburt, bei Neugeborenen mit Dysphagie und bei frühgeborenen Kindern mit oder ohne Beeinträchtigungen des ZNS signifikant verbessern (Gaebler & Hanzlik, 1996, [Level-II]) (Jadcherla et al., 2009, [Level-III]) (White-Traut et al., 2002, [Level-I]). Es besteht starke Evidenz, dass der Einsatz von oralen Stimulationsprogrammen, Hautkontakt und sensorischen motorisch-oralen Interventionen zu einer kürzeren Verweildauer sowohl von Frühgeborenen als auch von gesunden Säuglingen nach vollständiger Schwangerschaftsdauer führt (Fucile et al., 2002, [Level-I]) (Moore et al., 2007, [Level-I]) (Rocha et al., 2007, [Level-I]). Mehrere Studien unterstützen den Einsatz körperlicher Interventionen, im Einzelnen Interventionen mit oraler Stimulation, die frühe Einleitung des oralen Fütterns und die Vojta-Therapie für einen gelingenden Übergang von der Sondennahrung zum oralen Füttern bei Frühgeborenen (Bragelien et al., 2007) (Fucile et al., 2002, 2005) (Simpson et al., 2002). Viele Artikel berichten von verschiedenen einzelnen Outcomes, die in anderen Artikeln dieses Reviews nicht bestätigt wurden.

Insgesamt führten körperliche Interventionen zu Verbesserungen beim Saugdruck, bei der oralen Einnahme beim Füttern, beim Trinken an der Brust und beim Beenden der Sondennahrung. Nach der aktuellen Evidenzlage sind verhaltensbezogene, auf die Eltern ausgerichtete und körperliche Interventionen bei Fütterschwierigkeiten von frühgeborenen Kindern und bei Kindern wirksam, die zuvor mit Sondennahrung ernährt wurden. Bei Kindern mit Fütter-, Ess- und Schluckschwierigkeiten können Ergotherapeuten eine Kombination dieser Interventionen anwenden.

4.3 Interventionen zur Verbesserung der kognitiven Entwicklung

Insgesamt 13 Studien erfüllten die Einschlusskriterien für den evidenzbasierten Review wirksamer Interventionen zur Verbesserung der kognitiven Entwicklung bei Kindern bis zum Alter von fünf Jahren. Die kognitive Entwicklung bei Kindern umfasst den Erwerb von Fertigkeiten in Verbindung mit Wahrnehmung, Gedächtnis, Sprache, Vorstellungen und Problemlösung (AOTA, 2008). Ergotherapeuten unterstützen die kognitive Entwicklung durch Interventionen und Aktivitäten, die die Entwicklung von Aufmerksamkeit, visueller Wahrnehmung, des Gedächtnisses, der Vorstellungen und das Problemlösen fördern. Die Studien wurden nach den Orten der Intervention unterteilt und beziehen sich im Folgenden auf:
1. Interventionen in neonatalen Intensivstationen
2. Interventionen in der natürlichen Umgebung und im Zuhause
3. Interventionen zur Förderung der geteilten Aufmerksamkeit.

4.3.1 Interventionen in neonatalen Intensivstationen

In zwei Studien wurden Interventionen in neonatalen Intensivstationen untersucht (Kleberg, Westrup, Stjernqvist & Lagercrantz, 2002) (Maguire et al., 2009). Zwei Studien untersuchten NIDCAP (Newborn Individualized Developmental Care and Assessment Program), ein Programm, das mit individueller Pflege, sorgfältiger Beobachtung und entsprechend der Anpassung der Stimulation, der der Säugling ausgesetzt ist, die verbesserte Interaktion zwischen Eltern und Säuglingen fördert. Kleeberg und Kollegen (2002, [Level-I]) stellten bei der NIDCAP-Interventionsgruppe im Vergleich zur Kontrollgruppe eine signifikant höhere kognitive Entwicklung fest, gemessen mit den „Bayley Scales of Infant Development" (Bayley, 1993). In ihrer Follow-up-Studie fanden Maguire und Kollegen (2009, [Level-I]) nach einem und nach zwei Jahren keine bestehenden statistisch signifikanten Unterschiede mehr. Daher ist die Evidenz für den Einsatz von NIDCAP momentan nicht eindeutig.

4.3.2 Interventionen in neonatalen Intensivstationen und im Zuhause

Vier Artikel befassten sich mit Interventionen, die in neonatalen Intensivstationen begonnen und im Zuhause weitergeführt wurden (Barrera, Kitching, Cunningham, Douchet & Rosenbaum, 1991) (Melnyk et al., 2001) (Nelson et al., 2001) (Orton, Spittle, Doyle, Anderson & Boyd, 2009). Alle Artikel liefern insgesamt moderate Evidenz für Interventionen zuhause.

Barrera und Kollegen (1991, [Level-I]) verglichen zwei verschiedene Interventionen zuhause mit einer Kontrollgruppe. Sie fanden keine signifikanten Ergebnisse für die unterschiedlichen Interventionen. Jedoch gab es für die Säuglinge mit geringem Geburtsgewicht in der Kontrollgruppe schlechtere Ergebnisse als für alle anderen Gruppen. Melnyk und Kollegen (2001, [Level-I]) untersuchten das „Creating Opportunities for Parent Empowerment"-Programm mit Schulungen für Mütter zu den körperlichen Merkmalen und den Verhaltensweisen ihrer Kinder mit geringem Geburtsgewicht, wie sie mit ihnen interagieren sollten und mit welchen Aktivitäten sie die Entwicklung der Kinder fördern können. Kinder, die am „Creating Opportunities for Parent Empowerment"-

Programm teilgenommen hatten, zeigten sowohl drei als auch sechs Monate später (korrigiertes Alter) auf der „Bayley Scales for Infant Development" signifikant höhere kognitive Werte. Es wurde festgestellt, dass die Säuglinge, bei denen ein multisensorischer Ansatz mit akustischen, taktilen, visuellen und vestibulären Inputs durchgeführt wurde, bessere motorische und mentale Performanz zeigten als Säuglinge in der Kontrollgruppe (Nelson et al., 2001, [Level-I]). Orton und Kollegen (2009, [Level-I]) untersuchten ein frühes Interventionsprogramm, das auf kognitive und motorische Outcomes für frühgeborene Kinder ausgerichtet ist. Hierbei zeigten sich kurzzeitig kognitive Nutzen im Kleinkind- und Vorschulalter.

4.3.3 Interventionen zur Förderung der geteilten Aufmerksamkeit

In vier Artikeln wurde der Einsatz von Interventionen zur Verbesserung der geteilten Aufmerksamkeit bei Kindern nach Frühgeburt, mit geringem Geburtsgewicht und bei mit Autismus diagnostizierten Kindern untersucht (Gulsrud, Kasari, Freeman & Paparella, 2007) (Olafsen et al., 2006) (Whalen et al., 2006) (Wong, Kasari, Freeman & Paparella, 2007). Die Interventionen enthielten Ansätze wie Discrete Trial Training, Pivotal Response Training, angewandte Verhaltensanalyse und Aktivitäten zur geteilten Aufmerksamkeit sowie Aktivitäten mit symbolischem Spiel. In ihrem Vergleich der Interventionen, die entweder auf die geteilte Aufmerksamkeit oder auf das Spiel ausgerichtet waren, fanden Gulsrud und Kollegen (2007, [Level-I]) moderate Evidenz für Verbesserungen beim Erkennen von neuen Objekten und bei der Aufrechterhaltung des koordinierten Sehens für eine längere Zeit in der Gruppe mit der Ausrichtung auf die geteilte Aufmerksamkeit.

In ähnlicher Weise stellten Wong und Kollegen (2007, [Level-I]) eine Intervention zur geteilten Aufmerksamkeit einer Intervention mit symbolischem Spiel gegenüber. Hierbei wurde auch eine angewandte Verhaltensanalyse bei Vorschulkindern mit Autismus integriert. Ihre Ergebnisse waren nicht eindeutig. Es wurde hier berichtet, dass Kinder mit Autismus die Abläufe bei Spielen am Tisch beherrschten, bevor sie sie bei Spielaktivitäten am Boden generalisiert hatten.

In ihrer randomisiert-kontrollierten Studie untersuchten Olafsen und Kollegen (2006, [Level-I]) erneut ein frühes Interventionsprogramm für Säuglinge mit geringem Geburtsgewicht, das in der neonatalen Intensivstation begonnen wurde und mit vier Hausbesuchen nach Entlassung weitergeführt worden war. Beim Follow-up nach 12 Monaten bestand moderate Evidenz mit signifikant höheren Werten bei der Initiierung der geteilten Aufmerksamkeit, der Initiierung von Wünschen/Bitten nach Objekten und in der Reaktion auf soziale Interaktion (Olafsen et al., 2006, [Level-I]).

Whalen und Kollegen (2006, [Level-I]) untersuchten gesunde Kinder und Kinder mit Autismus in einer Interventionsgruppe. Angewendet wurden Discrete Trial Training und Pivotal Response Training mit dem Fokus auf die geteilte Aufmerksamkeit. Die Kinder verbesserten sich beim sozialen Initiieren, beim spontanen Sprechen und in den Spielfertigkeiten. Die Untersuchungsgruppe in dieser Kohortenstudie war sehr klein. Daher ist die Evidenzstärke eingeschränkt und sollte mit Vorsicht interpretiert werden.

4.4 Interventionen zur Förderung der motorischen Entwicklung.

Zu Interventionen zur Förderung der motorischen Entwicklung wurden 24 Artikel in diese Übersicht mit eingeschlossen. Diese wurden in folgende Bereiche unterteilt:
1. Interventionen zur Entwicklung bei gefährdeten Kindern
2. Interventionen für Kinder mit Risiko für Cerebralparese
3. Visuo-motorische Interventionen für Vorschulkinder mit Entwicklungsverzögerung.

Ergotherapeuten können zur Förderung der motorischen Entwicklung NDT/Bobath, biomechanische Interventionen, motorische Aufgaben, sensorischbasierte Interventionen sowie CIMT einsetzen.

4.4.1 Interventionen zur Entwicklung bei gefährdeten Kindern

In fünf Artikeln wird der Einsatz von entwicklungsfördernden Interventionen für gefährdete Kinder beschrieben: im Einzelnen für vor der 37. SSW geborene Kinder mit neuromuskulären Diagnosen und mit Entwicklungseinschränkungen; Frühgeborene nach der 37.SSW und altersgemäß entwickelte Kinder/gesunde Kinder (Blauw-Hospers & Hadders-Algra, 2005) (Chiarello & Palisano, 1998) (Lekskulchai & Cole, 2001) (McManus & Kotelchuck, 2007) (Orton et al., 2009). Die Interventionen umfassten sensorische Stimulation, motorische Interventionsstrategien, Strategien für die Interaktion zwischen Eltern und Kindern, auf die Pflegenden ausgerichtete Heimprogramme, Aqua-Therapie, Elternschulungen und verhaltenstherapeutische Interventionen. Die Ergebnisse innerhalb der einzelnen Artikel waren unterschiedlich.

In ihrem systematischen Review berichten Blauw-Hospers und Hadders-Algra (2005, [Level-I]) von Verbesserungen in 13 von 34 Studien und von fehlenden Verbesserungen bei Interventionen, die nach der neonatalen Phase eingesetzt wurden (d.h. Sensorische Stimulation, NDT/Bobath, NIDCAP). Orton und Kollegen (2009, [Level-I]) berichten, dass obwohl eine frühe Intervention das kognitive Outcome verbesserte, es einen geringen Einfluss auf die motorischen Outcomes hatte (basierend auf unterschiedlichen Messungen, z.B. dem „Test of Infant Motor Performance" (Campbell et al., 2002), den „Bayley Scales of Infant Development (Bayley, 1993) und der „Griffiths Mental Development Locomotor Subscale", (Griffiths, 1996)). McManus und Kotelchuck (2007, [Level-III]) berichten von einer Verbesserung der funktionellen Mobilität durch Aqua-Therapie zusätzlich zu einer im Zuhause stattfindenden frühen Intervention. Diese Ergebnisse waren jedoch nicht statistisch signifikant.

Moderate Evidenz unterstützt signifikante Verbesserungen im „Test of Infant Motor Performance" im Vergleich zur Kontrollbedingung bei Säuglingen, die an einem von den Pflegenden durchgeführten Heimprogramm (mit Update nach einem, zwei und nach drei Monaten) teilgenommen hatten (Lekskulchai & Cole, 2001, [Level-I]). Chiarello und Palisano (1998, [Level-I]) untersuchten den Einfluss eines fünfwöchigen Elternschulungsprogramms zur Förderung der Entwicklung von grob- und feinmotorischen Fertigkeiten. Zum Abschluss fanden sich keine Unterschiede zwischen Interventions- und Kontrollgruppen.

4.4.2 Interventionen für Kinder mit Risiko einer Cerebralparese

Insgesamt wurden 15 Artikel zu Interventionen für Kinder mit oder ohne Risiko für eine Cerebralparese überprüft (Aarts, Jongerius, Geerdink, van Limbeek & Guerts, 2010, 2011) (Arndt, Chandler, Sweeney, Sharkey & McElroy, 2008) (Brown & Burns, 2001) (Catanese, Coleman, King & Reddihough, 1995) (DeLuca, Echols, Law & Ramey, 2006) (Girolami & Campbell, 1994) (Law et al., 1991, 1997, 2011) (Mayo, 1991) (Reddihough, King, Coleman & Catanese, 1998) (Sakzewski, Ziviani & Boyd, 2009) (Taub, Ramey, DeLuca, & Echols, 2004) (Willis, Morello, Davie, Rice & Bennett, 2002). Von den Autoren untersuchte Interventionen waren: CIMT, NDT (neurodelepmental treatment)/Bobath, konduktive Förderung, auf das Kind ausgerichtete Intervention und auf den Kontext ausgerichtete Intervention. In den Studien untersuchte Gruppen waren: Kinder mit Haltungs- und Bewegungseinschränkungen, Kinder mit Cerebralparese (im Alter zwischen eins und sieben), Frühgeborene, Kinder mit Hemiplegie und Kinder mit Hemiparese.

In mehreren Studien, die CIMT untersuchten, wurden positive Ergebnisse bei starker Evidenz gefunden, die den Einsatz von CIMT bei Kindern mit Cerebralparese und Hemiplegie stützt. In ihrer Meta-Analyse zu NDT/Bobath, CIMT, Habit Training und Botox-Injektionen fanden Sakzewski und Kollegen (2009, [Level-I]) positive Outcomes in Verbindung zu CIMT. Willis und Kollegen (2002, [Level-I]) fanden eine signifikante Verbesserung im Gebrauch der hemiparetischen oberen Extremität bei Kindern nach CIMT bei einmonatiger Fixierung des nicht-betroffenen Arms. In zwei zusätzlichen Studien wurden im Vergleich zur Kontrollgruppe eine verbesserte motorische Funktionen bei Kindern mit Cerebralparese (im Alter zwischen 14 und 86 Monaten) festgestellt, bei denen die nicht-betroffene Seite der oberen Extremität 21 Tage fixiert worden war (DeLuca et al., 2006, [Level-I]) (Taub et al., 2004, [Level-I]). Law und Kollegen (1991, [Level-I]) stellten fest, dass eine Fixierung zusätzlich zu einem intensiven NDT-Programm/Bobath die Bewegungsqualität verbesserte. Diese Ergebnisse waren statistisch nicht signifikant und daher nicht aussagekräftig.

Aarts und Kollegen (2010, [Level-I]) führten zwei Studien durch, in denen sie ein modifiziertes CIMT-Programm zusammen mit einem bimanuellen Aufgabentraining untersuchten. In der ersten Studie wurden statistisch signifikante Verbesserungen bei den Kindern in der Gruppe mit dem modifizierten CIMT-Programm im Vergleich zur Kontrollgruppe festgestellt. In einer sekundären Analyse ihrer Daten aus dem Jahr 2010 fanden Aarts und Kollegen 2011 (Level-I) Verbesserungen bei Qualität und Häufigkeit des Einsatzes der oberen spastischen Extremität, jedoch fanden sie keine Verbesserungen bei Kraft und bei der Automatisierung der Bewegungen.

In vielen Studien wurde der Einsatz von NDT/Bobath untersucht; mit gemischten Ergebnissen. Brown und Burns (2001, [Level-I]) fanden widersprüchliche Evidenz zur Unterstützung von NDT/Bobath als wirksame Interventionsmethode für Kinder mit neurologischen Dysfunktionen basierend auf Messungen mit den „Peabody Developmental Motor Scales", dem Goniometer und den „Bayley Scales of Infant Development". Law und Kollegen (1991, [Level-I]) fanden keine signifikanten Unterschiede (basierend auf den Werten der „Peabody Developmental Motor Scales Fine Motor Scales") zwischen den Teilnehmern, die randomisiert der regulären NDT-Intervention mit Fixierung, der intensiven NDT-Intervention sowie der regulären NDT-Interventionsgruppe zugeordnet waren. Sie stellten keine verbesserte Bewegungsqualität in der intensiven NDT-Gruppe oder in der Gruppe mit der Fixierung fest (nach dem „Quality of Upper Extremity Skilss Test") fest. Diese Ergebnisse waren statistisch nicht signifikant. In einer späteren Studie verglichen Law und Kollegen NDT/Bobath mit der Fixierung und fanden keinen signifikanten Unterschied zwischen den Gruppen.

Im Vergleich zur Basic NDT (monatlich) mit intensivem NDT (wöchentlich) über sechs Monate stellten Mayo (1991, [Level-I]) statistisch signifikante Verbesserungen für die intensive Gruppe in den Gesamtwerten für die motorische Entwicklung fest. Arndt und Kollegen (2008, [Level-II]) verglichen NDT/Bobath mit einer Eltern-Kind-Spiel-Intervention und stellten bei den Kindern, die NDT erhielten, signifikant größere Zuwächse bei der grobmotorischen Funktion fest. Insgesamt waren die Studien zu NDT/Bobath bezüglich der Verbesserung der motorischen Outcomes bei Kindern mit Cerebralparese uneinheitlich. In fünf Studien wurde die konduktive Förderung (nach A. Petö, Anm. der Übersetzerin) als Intervention untersucht (Blank, von Kries, Hesse & von Voss, 2008) (Catanese et al., 1995) (Coleman, King & Reddihough, 1995) (Hur, 1997) (Reddihough et al., 1998). Die konduktive Förderung nach Petö ist eine aus Ungarn stammende Methode, bei der ein Leiter die Kinder bei Aktivitäten anleitet, die zur Verbesserung der Kontrolle der funktionellen Bewegung entwickelt wurden (Reddihough et al., 1998, [Level-I]). Blank und Kollegen (2008, [Level-III]) stellten bei Kindern mit CP zwischen drei und sechs Jahren statistisch signifikante Verbesserungen in der Gruppe mit der konduktiven Förderung im Vergleich zu einer Gruppe fest, die eine besondere Förderung durch wöchentliche Therapie der Handfunktionen und der ADLs bekam.

In der ersten Studie von Catanese und Kollegen (1995, [Level-II]) verglichen die Autoren die konduktive Förderung mit individueller Physiotherapie und stellten Verbesserungen in beiden Gruppen fest. Die Kinder in der Gruppe mit der konduktiven Förderung verbesserten sich stärker bei den feinmotorischen Fertigkeiten, den grobmotorischen Fertigkeiten und bei den ADLs. Später verglich das gleiche Autoren-Team individuelle Therapie und konduktive Förderung mit NDT/Bobath und geleiteten Spielgruppen (Reddihough et al., 1998, [Level-I]). Die Gruppe mit konduktiver Förderung und individueller Therapie erreichte im kognitiven Bereich grössere Fortschritte, aber es gab im Bereich der Verbesserungen der Grobmotorik keine signifikanten Unterschiede. In ihrer Studie, in der sie konduktive Förderung über einen Zeitraum von 26 Wochen mit der Standardversorgung verglichen, fanden Coleman und Kollegen (1995, [Level-II]) keine statistisch signifikanten Ergebnisse. Ähnlich stellte Hur (1997, [Level-II]) keine statistisch signifikanten Ergebnisse beim Vergleich von 3,5- bis 4,5-jährigen Kindern fest, die konduktive Förderung oder eine besondere Förderung erhielten. Interessanterweise fand Hur in der Gruppe mit der konduktiven Förderung nachteilige Auswirkungen in der Hüftfunktion. Insgesamt ist die Evidenz für konduktive Förderung uneinheitlich.

In einer Level-I-Studie aus dem Jahr 2011 verglichen Law und Kollegen über einen Zeitraum von sechs Monaten bei 128 Kindern eine auf das Kind fokussierte mit einer kontextfokussierten Intervention. Beide Ansätze waren gleich wirksam und es gab keine signifikanten Unterschiede zwischen den Gruppen.

4.4.3 Visuo-motorische Interventionen für Kinder mit Entwicklungsverzögerungen

In vier Studien wurden visuo-motorische Interventionen für Kinder mit Entwicklungsverzögerungen untersucht (Case-Smith, 2000) (Dankert et al., 2003) (Davies & Gavin, 1994) (DeGangi, Wietlisbach, Goodin & Scheiner, 1993). DeGangi und Kollegen (1993, [Level-II]) verglichen eine vom Therapeuten geleitete sensomotorische mit einer sensomotorischen Therapie mit vom Kind ausgehenden Ansätzen. Die vom Therapeuten geleitete Therapie förderte die Verbesserung der grobmotorischen und der funktionalen Fertigkeiten. Der vom Kind aus geleitete Ansatz förderte die Verbesserung der feinmotorischen Fertigkeiten. Kinder, die Ergotherapie erhalten hatten und von Entwicklungsverzögerungen betroffen waren, zeigten zwischen Pre- und Posttestung signifikante Verbesserungen, gemessen mit dem „Beery-Buktenica Developmental Test of Visual Motor Integration" (Dankert et al., 2003, [Level-II]).

Davies und Gavin (1994, Level-III) verglichen zehn Kinder, die wöchentlich Ergo-und Physiotherapie erhalten hatten mit acht Kindern, die wöchentliche Untersuchungen von Ergo- und Physiotherapeuten zusammen mit Schulpersonal erhalten hatten. Beide Gruppen verbesserten ihre fein- und grobmotorischen Fertigkeiten basierend auf den Peabody Developmental Motor Scales (2nd Edition Folio & Fewell, 2000). Es gab keine signifikanten Unterschiede zwischen den Gruppen. Case-Smith (2000, [Level-III]) stellte fest, dass Vorschüler, die Ergotherapie erhielten, signifikante Verbesserungen beim Greifen mit der Hand, in der motorischen Genauigkeit, bei den feinmotorischen Fertigkeiten sowie bei den visuo-motorischen Fertigkeiten zeigten. Zusätzlich folgerte Case-Smith, dass (Interventions-) einheiten, die auch Interaktion mit Peers und Spielen umfassten, mit der Verbesserung der visuo-motorischen Fertigkeiten einhergingen. Allgemein besteht begrenzte Evidenz, die den Einsatz visuo-motorischer Interventionen stützt.

4.5 Interventionsangebote in der frühen Kindheit

Insgesamt wurden 42 Artikel zu Interventionsangeboten in der frühen Kindheit für diesen Review überprüft. Von diesen erfüllten 18 die Einschlusskriterien. Diese Studien umfassten unterschiedliche Themen. Eingeordnet wurden sie nach dem Setting bezogen auf die Routinen im Tagesablauf oder nach der Art des Angebots Elterntraining/Eltern-Kind-Beziehung.

4.5.1 Setting

In fünf Artikeln wurden Interventionen beschrieben, deren Ergebnisse im Zusammenhang mit unterschiedlichen Settings stehen: zuhause, in einem Interventionszentrum oder innerhalb der Gemeinde (Bierman et al., 2008) (Bruder, 1997) (Chazan-Cohen et al., 2007) (Love et al. 2005) (Luiselli, O'Malley-Cannon, Ellis & Sisson, 2000). Bierman und Kollegen (2008, [Level-II]) fanden moderate Evidenz, die den Einsatz eines kombinierten Ansatzes (zuhause und in der Schule) untersuchte, der zu einem verbesserten Outcome in den exekutiven Funktionen bei Kindern im „Head Start Programm" führte. Bruder fand 1997 (Level-II) unterstützende Ergebnisse für eine Kombination verschiedener Umgebungen. Dabei korrelierte ein konsultatives Modell innerhalb einer Gruppe eines Frühförderzentrums mit größeren motorischen und sozialen Veränderungen gegenüber alternativen Angeboten. Eine Kombination aus einer Intervention zuhause und einer Intervention in einem Interventionszentrum hatte den größten Einfluss auf die kognitive, die sprachliche und die sozio-emotionale Entwicklung des Kindes und auf das Verhalten der Eltern (Love et al., 2005, [Level-I]). Auf Grundlage der untersuchten Artikel besteht moderate Evidenz für Ergotherapie in verschiedenen Umgebungen und Settings.

Auch die Dauer der Intervention wurde in der Literatur untersucht. Luiselli und Kollegen (2000, [Level-II]) fanden heraus, dass die Dauer der Intervention (Anzahl der Monate) in einer auf das Verhalten ausgerichteten Intervention zuhause ein statistisch signifikanter Prädikator für Veränderungen bei Kindern mit der Diagnose Autismus oder mit tiefgreifenden Entwicklungsstörungen war. Chazan-Cohen und Kollegen (2007, [Level-I]) stellten bei moderater Evidenz einen größeren Einfluss auf die Depression bei Müttern fest, wenn die Kinder mit dem „Early Head Start"-Programm schon im Alter von zwei Jahren begannen im Vergleich zum Start im Alter von drei Jahren. Es wird von einem größeren Einfluss des Programms auf das Leben des Kindes berichtet, je früher interveniert wird.

4.5.2 Routinen im Tagesablauf

Viele Studien analysierten Interventionen, die sich auf Routinen im Tagesablauf oder auf kontextbasierte Interventionen bezogen. Die Evidenz hierzu war eingeschränkt. Bruder fand 2003 (Level-II) signifikante Verbesserungen bei Affekt und Engagement von Kindern, die die englische Sprache lernten und einmal pro Woche während Aktivitäten, die sie interessierten, über einen Zeitraum von 24 Wochen behandelt wurden. Dunst und Kollegen zeigten 2006 (Level-II), dass, je eher die Intervention während der täglichen Lernzeit stattfand, desto positiver waren die Konsequenzen für die erhaltene elterliche Kontrolle, die Kompetenz der Eltern, das Wohlbefinden der Eltern sowie das Urteil der Eltern über den Fortschritt der Kinder. Diese Ergebnisse bezogen sich auf Kinder, die Leistungen der Frühförderung erhielten. Kontextualisierte Interventionen werden auch von Moes und Frea (2002, [Level-III]) unterstützt, die feststellen, dass Interventionen im Familienalltag zur Reduzierung von unerwünschtem Verhalten und zur Generalisierung von Fertigkeiten führten. Ergotherapeuten sollten Interventionen, die Betätigungen und Aktivitäten des Kindes und seiner Familie unterstützen, in Betracht ziehen und diese entwickeln. Dies sollten auch Heimprogramme sein, die im gewohnten Alltag und während Lerngelegenheiten im Familienzeitplan stattfinden.

Mehrere Studien unterstützen familienzentrierte Interventionen. *Familienzentrierte Hilfe* ist die Philosophie und Praxis der Einbeziehung der Werte und Entscheidungen von Familien und die Unterstützung zu deren Stärkung. Dunst, Trivette und Hamby (2007, [Level-I]) stellten bei moderater Evidenz signifikante positive Ergebnisse zugunsten familienzentrierter Hilfe bezogen auf folgende Outcomes fest: Glauben an die Selbstwirksamkeit, Zufriedenheit der Teilnehmer, Verhalten der Eltern, persönliches und familiäres Wohlbefinden, soziale Unterstützung und Verhalten des Kindes. Bei der Untersuchung der Wirksamkeit eines familienbasierten Interventionsmodells fanden McCart, Wolf und Sweeney (2009, [Level-II]) keine signifikanten Ergebnisse für ihr Modell. Dennoch berichteten Eltern über weniger Belastung als unmittelbare Folge ihrer Partizipation in diesem Modell. Romer und Umbreit (1998, [Level-III]) schreiben, dass Familien die familienzentrierten Hilfen als wichtiger bewerteten, und dass 76 % der Familien mit den familienzentrierten Leistungen höchst zufrieden waren. In der Literatur wird darauf hingewiesen, dass sich die Outcomes der Eltern bei familienzentrierten Interventionsmodellen verbessern.

4.5.3 Elterntraining/Eltern-Kind-Beziehung

Die Artikel in diesem Bereich befassen sich mit den Ergebnissen in Bezug auf die Outcomes der Eltern, die Outcomes der Kinder und auf die Zufriedenheit der Eltern. J. Barlow, Coren und Stewart-Brown (2009, [Level-I-SR]) untersuchten, ob gruppenbasierte Elternprogramme in Bezug auf die psychosoziale Gesundheit der Mutter wirksam waren. Sie erhielten statistisch signifikante Ergebnisse mit starker Evidenz zugunsten der Interventionsgruppe in Bezug auf die Verminderung von Depressionen, Ängsten und Belastung, einem verbesserten Selbstwertgefühl und verbesserten Beziehungen zwischen Ehepartnern. Van Leit und Crowe (2002, [Level-I]) kamen zu statistisch signifikanten Zunahmen bei den Zufriedenheitswerten im COPM (Canadian Occupational Performance Measure) bei Müttern von Kindern mit Behinderung, die an einem achtwöchigen Gruppenprogramm teilgenommen hatten. In der Literatur werden Gruppeninterventionen für Eltern als wirksam für die sie betreffenden Outcomes beschrieben.

In einer Untersuchung von Chang, Park und Kim (2009, [Level-I]) zeigten die Ergebnisse bei moderater Evidenz im Vergleich zur Kontrollgruppe verbesserte kognitive Werte bei Kindern, deren Eltern das „Early Head Start"-Programm besucht hatten. Lakes und Kollegen (2009, [Level-IV]) untersuchten ein gemeindenahes Gruppenprogramm für Eltern und stellten signifikante Verbesserungen bei allgemeinen Schwierigkeiten der Kinder und bei Verhaltensproblemen fest. Zudem berichten sie von einer hohen Zufriedenheit mit dem Programm. In der gleichen Untersuchung wurde festgestellt, dass die Unterstützung für Familien mit Mahlzeiten, ein flexibler Zeitplan und Kinderversorgung die Teilnahme am Programm verbesserten.

In einer Studie mit medienbasierten Verhaltensinterventionen (d. h. computer-, video- oder audiobasierte Programme) stellten Montgomery, Bjornstad und Dennis (2009, [Level-I]) fest, dass sich Outcomes im Bezug zum Verhalten der Kinder mit der Erhöhung von zwei Stunden Therapiezeit vs. ausschließlicher medienbasierter Intervention signifikant verbesserten. Medienbasierte Interventionen umfassten Broschüren, DVDs, Kassetten und Computerprogramme. Die Literatur empfiehlt bei insgesamt moderater Evidenz Gruppentraining für Eltern als wirksam für positive Outcomes bei Kindern.

Whitaker (2002, [Level-III]) stellte fest, dass ein Elterntraining zur Unterstützung der Entwicklung des Kindes in den Bereichen Kommunikation, Spiel und Verhalten von den Eltern sehr geschätzt wurde. Eine Untersuchung von Hume, Bellini und Pratt (2005, [Level-IV]) berichtet von einer hohen Wertschätzung der Eltern für Elterntraining, sensorische Intergration und „Self-contained Classrooms" (eigenständige Klassenzimmer). Die höchste Korrelation in der Studie wurde zwischen regelmäßigen Zwischenberichten und den selbst wahrgenommenen Outcomes zur Lebensqualität festgestellt. Diese Ergebnisse stützen Elterntrainings und familienzentrierte Interventionen.

5 Schlussfolgerung für Praxis, Ausbildung und Forschung

Diese Leitlinie zur frühen Kindheit enthält insgesamt 112 bewertete Artikel. Hiervon waren 65 Artikel auf Level-I-Niveau, 18 Artikel auf Level-II, 17 Level-III-Artikel und 12 Artikel mit Level-IV. Artikel des Level-V wurden aus dieser Leitlinie ausgeschlossen. Mehr als die Hälfte der Artikel enthielten das höchste Evidenz-Niveau. Alle Artikel, die bewertet wurden, sind im Anhang C zu finden.

Ergotherapeuten können bei Interesse die einzelnen Studien im Volltext lesen. Die Empfehlungen in **Tabelle 5-1** basieren auf der aktuellen Evidenzlage. Bei der Übertragung der Evidenz aus der Literatur in die Praxis sind viele Faktoren zu berücksichtigen: Level und Stärke der Evidenz, Einschränkungen der Studie, die klinische Expertise, die Präferenzen des Klienten und alle Faktoren, die die Generalisierung der Ergebnisse auf die Population im praktischen Setting des Ergotherapeuten beeinträchtigen.

5.1 Zusammenfassung und Schlussfolgerung für die Praxis

In vielen Studien wurden statt einzelner Interventionen Kombinationen verschiedener Interventionen eingesetzt. So wurden z. B., um das Füttern anzugehen, körperbasierte sowie auf das Verhalten abzielende Interventionen miteinander kombiniert (Byars et al., 2003) (Williams et al., 2007); zur Förderung des Einsatzes der oberen Extremität bei Kindern mit CP wurden NDT/Bobath und CIMT zusammen angewendet (Law et al., 1991, 1997). Für die sozialen Fertigkeiten wurde Video-Modelling mit direkten Lehrmethoden kombiniert (Kroeger et al., 2007). In einigen Studien setzten Forscher für verschiedene Kombinationen Kontrollbedingungen ein, andere nicht. Ergotherapeuten sollten daher die Wirksamkeit einer Intervention alleine, die innerhalb einer Studie mit einer anderen Intervention kombiniert war, mit Vorsicht interpretieren.

5.1.1 Sozial-emotionale Entwicklung

Sensorische Interventionen waren zur Förderung der körperlichen Stabilität von Säuglingen wirksam. Instruktionen und Instrumente wie Social Stories, visuelle Zeitpläne, Spielzeuge mit sensorischen Komponenten, Modelling sowie Contingent Reinforcement werden mit der Förderung des Sozialverhaltens sowie der Interaktion mit Peers in Verbindung gebracht (Gutstein et al., 2007) (Kasari et al., 2006) (Mahoney & Perales, 2005) (Vaughn et al., 2003). Die Sozialkompetenz von Vorschulkindern entwickelte sich durch Peer-Mediation und direkte Instruktion. Das Coaching von Eltern zur Verbesserung ihrer Interaktion und ihrem Verständis für die Kinder kann die geteilte Aufmerksamkeit, die Kooperation, die Initiation sowie den positiven Affekt der Kinder fördern (Olafsen et al., 2006) (Vismara et al., 2009).

Zur Förderung des Sozialverhaltens, der geteilten Aufmerksamkeit und der Interaktion mit Peers sollten Ergotherapeuten folgende Empfehlungen in Erwägung ziehen:
- Die Einbeziehung von altersgemäß entwickelten Peers und das Coaching der Eltern zur Verbesserung der geteilten Aufmerksamkeit in der Arbeit mit Kindern mit ASD/Autismus.
- Strukturierte Gruppensitzungen mit visueller Unterstützung, Contingent Reinforcement, Modelling und direkten Instruktionen.

Tabelle 5-1: Empfehlungen für die Ergotherapie in der frühen Kindheit (Geburt bis zum Alter von 5 Jahren)

Interventionen	Empfohlen	Keine Empfehlung	Nicht empfehlenswert
Sozial-emotional			
Berührungsbasierte Interventionen	Säuglingsmassage zur Verbesserung des Schlafs und zur Entspannung, zur Reduzierung des Schreiens und zur Reduzierung der Stresshormone, jedoch keine Veränderung der kognitiven und verhaltensbezogenen Outcomes (A) Massage vor dem Schlafengehen zur Verbesserung der Aufmerksamkeit, zur Reduzierung des unruhigen und impulsiven Verhaltens und zur Verminderung von stereotypischem Verhalten bei kleinen Kindern (B) Kangaroo Care zur Förderung der sozio-emotionalen Entwicklung, der Augen-Hand-Koordination und der Sprache (B)		
Beziehungsbasierte Intervention	Von der Pflegeperson unterstütztes Spiel zur Verminderung von Ängsten bei Kindern und Eltern und zur Verbesserung der Entwicklung von Spielkompetenzen (B) Responsive Teaching-Methoden der Eltern zur Verbesserung der Aufmerksamkeit, der Ausdauer, des Interesses, der Kooperation, der Initiation, der geteilten Aufmerksamkeit, des Affekts und der sozio-emotionalen Funktion (C)		
Interaktionale/spielbasierte Aktivitäten	Discrete Trial kombiniert mit semistrukturierten Spieleinheiten oder mit Pivotal Response Training zur Verbesserung des strukturierten Spiels (A) Discrete Trial kombiniert mit semistrukturierten Spieleinheiten oder mit Pivotal Response Training zur Verbesserung des symbolischen Spiels (I)		
Lebensnahe Interventionen	Gemischte Spielgruppen (Kinder mit und ohne Behinderung) zur Verbesserung der Reaktionsfähigkeit/Ansprechbarkeit gegenüber Peers und zur Verbesserung des positiven Verhaltens insgesamt, bezogen auf beide Kindergruppen (B) Instruktionen für „Vorschul-Paare" beim Einsatz von Computern zur Verbesserung des aktiven Wartens, des Abwechselns und des positiven Affekts (C) Visuell sichtbare Zeitpläne und schriftlich Ausgearbeitetes von einem Lehrer angeleitetes Spiel zur Verbesserung der Einbringung innerhalb von (Spiel-)paaren (I)		
Auf Instruktionen basierte Interventionen	Modelling, spielbasierte Aktivitäten, Erprobung von Sozialverhalten und Prompting zur Verbesserung des Sozialverhaltens (A) Direktes Lehren mit Video-Modelling und angewandter Analyse zur Verbesserung der sozialen Fertigkeiten (A) Pivotal Response Training und Umweltanpassung zur Verlängerung der sozialen Interaktion (A) Social Stories zur Reduzierung von unangemessenem Verhalten und zur Verbesserung von angemessenem Verhalten (I)		

5.1 Zusammenfassung und Schlussfolgerung für die Praxis

Interventionen	Empfohlen	Keine Empfehlung	Nicht empfehlenswert
Vom Therapeuten ausgewählte Spielzeuge und Objekte	Einsatz sozialer Spielzeuge zur Förderung des kooperativen Spiels und des positiven sozialen Outcomes (B) Gemischte Spielgruppen für Kinder mit Behinderung und Kinder, die zur Verbesserung der sozialen Outcomes mit Peers mit besseren Spielfertigkeiten zusammengebracht werden (B)		
Füttern, Essen und Schlucken			
Verhaltensbasierte Interventionen	Verhaltensbasierte Intervention zur Erhöhung der Kalorienaufnahme (B) Verhaltensbasierte Intervention zur Entwöhnung von der Sondennahrung (C)		
Edukative Interventionen für Eltern	Individualisierte, verhaltensbasierte Fütter-Interventionen zur Verbesserung des körperlichen Wachstums bei Säuglingen (B) Edukation für Eltern und auf Eltern ausgerichtete Interventionen zur Reduzierung der mütterlichen Belastung (B) Verhaltensbasierte Interventionen zur Verbesserung der Akzeptanz des Essens während der Mahlzeiten (C) Edukation für Eltern und auf Eltern ausgerichtete Interventionen zur Verbesserung des Verhaltens während der Mahlzeiten und zur Reduzierung von problematischem Verhalten (C)		
Körperliche Interventionen	Orale Stimulationsprogramme zur Verbesserung des nahrungsunabhängigen Saugdrucks und der Quantität der aufgenommenen Milch während des oralen Fütterns (A) Orale Stimulationsprogramme, Hautkontakt und sensomotorische orale Interventionen zur Reduzierung der Länge des Krankenhausaufenthalts (A) Taktile und multisensorische Interventionen zur Verbesserung des Trinkens an der Brust (B) Orale Stimulation, frühe Einführung des oralen Fütterns und Vojta-Technik zur Verbesserung des Übergangs von der Sondennahrung zum oralen Füttern (I)		
Kognitive Interventionen			
Neonatale Intensivstation (NICU=Neonatal Intensive Care Unit)	Einsatz einer individualisierten Entwicklungspflege und des entsprechenden Assessment-Programms für Neugeborene (Newborn Individualized Developmental Care and Assessment) zur Verbesserung der kognitiven Entwicklung des Säuglings (I)		
NICU und Heimprogramm	Ein multisensorischer Ansatz mit auditivem, taktilem, visuellem und vestibulärem Input im Krankenhaus und zuhause bis zum Alter von zwei Monaten (korrigiertes Alter) zur Verbesserung der psychischen und motorischen Performanz (B) Einsatz eines Elternschulungsprogramms mit Informationen zu Verhalten, Umgang mit Säuglingen und zu Aktivitäten zur Förderung der Entwicklung (B) Ein Frühförderprogramm für Frühgeborene zur Verbesserung der kognitiven Outcomes in früher Kindheit und Vorschulzeit (B)		

Interventionen	Empfohlen	Keine Empfehlung	Nicht empfehlenswert
Intervention zur Förderung der geteilten Aufmerksamkeit	Intervention mit Einbezug der geteilten Aufmerksamkeit zur Verbesserung der Ausdauer beim koordinierten Sehen und zur Verbesserung des Erkennens von neuen Objekten (B) Ein Frühförderprogramm, das im Krankenhaus beginnt mit sich anschließenden Hausbesuchen zur Verbesserung der geteilten Aufmerksamkeit und der Initiierung von Wünschen nach Gegenständen (B) Discrete Trial Training und Pivotal Response Training zur Adressierung der geteilten Aufmerksamkeit, zur Verbesserung der sozialen Einschränkungen, des spontanen Sprechens und der Spielfertigkeiten (C) Outcomes, bei denen der Einsatz von Interventionen zur geteilten Aufmerksamkeit mit Interventionen, die symbolisches Spiel nutzten und wo angewandte Verhaltensanalyse angewandt wurde, waren nicht eindeutig (I)		
Interventionen zur Förderung der motorischen Entwicklung			
Interventionen zur Förderung der Entwicklung bei gefährdeten Kindern	Ein von Pflegepersonen durchgeführtes Programm für Säuglinge zuhause mit Updates nach einem, nach zwei und nach drei Monaten zur Verbesserung der motorischen Performanz (B) Entwicklungsfördernde motorische Interventionen zur Verbesserung der motorischen Outcomes (I)	Ein fünfwöchiges Eltern-Schulungsprogramm mit dem Modelling einer angemessenen motorischen Entwicklung (I)	
Interventionen für CP-gefährdete Kinder	Einsatz von CIMT zur Verbesserung der motorischen Performanz bei Kindern mit CP (A) Einsatz von NDT/Bobath bei Kindern mit CP zur Verbesserung der motorischen Performanz (I) Sowohl auf das Kind als auch auf den Kontext ausgerichtete Interventionen sind gleichermaßen zur Verbesserung der motorischen Performanz geeignet (B)	Anleitende Schulung zur Verbesserung der motorischen Performanz bei Kindern mit CP (I)	
Visuell-motorische Interventionen für Kinder mit Entwicklungverzögerungen	Vom Therapeuten geleitete sensomotorische Therapie zur Verbesserung der Grobmotorik und der funktionellen Fertigkeiten (C) Vom Kind geleitete sensomotorische Therapie zur Verbesserung der feinmotorischen Fertigkeiten (C) Ergotherapie für Vorschüler zur Verbesserung der visuell-motorischen und feinmotorischen Fertigkeiten, des Greifens und der motorischen Genauigkeit (C) Mit direkter oder indirekter Ergotherapie war die Verbesserung der visuell-motorischen Fertigkeiten gleich wahrscheinlich (C)		
Interventionsangebote in der frühen Kindheit			
Studien mit Bezug auf das Setting	Das Angebot von Interventionen in mehreren Settings (z. B. im Klassenzimmer und zuhause) zur Verbesserung der Outcomes zur Performanz (B) Teilnahme am „Head Start-Programm" bereits im Alter von zwei statt mit drei Jahren zur Reduzierung der Depression bei Müttern (B) Längere Dauer eines Programms zuhause mit einem verhaltensbezogenen Ansatz zur Verbesserung der Outcomes von Kindern mit Autismus oder mit tiefgreifenden Entwicklungsstörungen (C)		

Interventionen	Empfohlen	Keine Empfehlung	Nicht empfehlenswert
Studien zu Routinen im Tagesablauf	Familienzentrierte Hilfe mit Unterstützung zur Stärkung der Familie, zur Verbesserung der Zufriedenheit, des persönlichen und des familiären Wohlbefindens, der sozialen Unterstützung und dem Verhalten des Kindes (B) Einsatz von Interventionen, die sich auf tägliche Gewohnheiten und den Kontext beziehen, zur Verbesserung von Affekt und Engagement/Einbindung (C) Nutzung täglicher Lerngelegenheiten zur Verbesserung der Elternkompetenz, des Wohlbefindens der Eltern und der Beurteilung der Fortschritte der Kinder durch die Eltern (C) Interventionen, die während familiärer Routinen/Gewohnheiten stattfinden, zur Reduzierung von unerwünschtem Verhalten, zur Generalisierung von Fertigkeiten führten (C) Familienzentrierte Angebote zur Verbesserung der Zufriedenheit und zur Reduzierung der familiären Belastung (C)		
Studien zu Elterntrainings	Elternprogramme zur Verbesserung der auf die Eltern bezogenen Outcomes (z. B. Belastung der Eltern, Ängste, Depression) (A) „Early Head Start"-Elterngruppen zur Verbesserung der kognitiven Outcomes in der frühen Kindheit (B) Eine ergänzende kurze vom Therapeuten geleitete Schulungseinheit zur Verbesserung der Outcomes zum Verhalten der Kinder (B) Elterntraining zur Verbesserung der Zufriedenheit und der Lebensqualität (C) Gemeindenahe Elterngruppen zur Reduzierung der Schwierigkeiten von Kindern und von Verhaltensproblemen (I)		

Erläuterungen zur Tabelle 5-1

A – Starke Empfehlung, die Intervention routinemäßig in der Ergotherapie für geeignete Klienten anzuwenden. Der Literaturreview stellte eine gute Evidenzlage fest, dass die Intervention wichtige Ergebnisse verbessert und kam zu dem Schluss, dass die Vorteile im Vergleich zu den Nachteilen überwiegen.

B – Empfehlung, die Intervention routinemäßig in der Ergotherapie für geeignete Klienten anzuwenden. Der Literaturreview stellte mindestens eine gute Evidenz fest, dass die Intervention wichtige Ergebnisse verbessert und kam zu dem Schluss, dass die Vorteile im Vergleich zu den Nachteilen überwiegen.

C – Keine Empfehlung für oder gegen Anwendung dieser Intervention in der Ergotherapie. Der Literaturreview stellte mindestens einen ordentlichen Beweis fest, dass durch die Intervention gewünschte Ergebnisse verbessert wurden und kam zu dem Schluss, dass ähnlich viele Vorteile und Nachteile existieren, sodass keine Empfehlung ausgesprochen werden kann.

D – Die Anwendung dieser Intervention von Ergotherapeuten an ihre Klienten ist nicht empfohlen. Der Literaturreview stellte mindestens einen anständigen Beweis fest, dass die Intervention uneffektiv ist oder die Nachteile die Vorteile überwiegen.

I – Ungenügende Beweislage, um eine Empfehlung für oder gegen den Einsatz dieser Intervention in der Ergotherapie auszusprechen. Evidenz für die Wirksamkeit dieser Intervention fehlen, haben eine schlechte Qualität oder sind widersprüchlich. Es kann das Verhältnis zwischen den Vor- und Nachteilen nicht ermittelt werden.

Anmerkung: Die Empfehlungskriterien basieren auf den *Standard Recommendation Language by the Agency of Healthcare Research and Quality* (o.d.). Empfehlungen in dieser Tabelle basieren auf den Ergebnissen des evidenzbasierten Reviews, kombiniert mit Expertenmeinungen.

5.1.2 Füttern, Essen und Schlucken

Interventionen, die das Füttern betreffen, können von Ergotherapeuten durchgeführt werden oder von Pflegepersonen, die von Ergotherapeuten geschult wurden. Es ist wichtig, dass die Intervention entsprechend der zugrunde liegenden Schwierigkeiten der Betätigungsperformanz der Kinder angepasst wird. So war beispielsweise ein verhaltensbezogener Ansatz bei Verhaltensproblemen während der Mahlzeiten, zur besseren Akzeptanz des Essens und zur oralen Einnahme am erfolgreichsten. Körperliche Interventionen waren hingegen für Kinder mit neuromuskulären Einschränkungen oder mit Anomalien der oralen Strukturen sinnvoll (Benoit et al., 2000) (Byars et al., 2003) (Greer et al., 2008) (Kerwin, 1999) (Laud et al., 2009). Interventionen für Eltern waren wirksam, wenn sie folgende Ziele hatten: Verbesserung der Outcomes der Mütter oder der Eltern sowie die Verbesserung der Interaktion zwischen Mutter und Kind (Black et al., 1995) (Pridham et al., 2005). Interdisziplinäre verhaltensbezogene Interventionen waren sowohl im stationären als auch im ambulanten Bereich wirksam (Benoit et al., 2000) (Byars et al., 2003) (Kerwin, 1999). Im Bereich des Fütterns, des Essens und des Schluckens sollten Ergotherapeuten:

- verhaltensbezogene Ansätze zur Verbesserung der Akzeptanz des Essens, zur oralen Aufnahme und zur Verminderung von unangemessenem Verhalten während der Mahlzeiten einbeziehen.
- körperbezogene Interventionen für Kinder mit atypischen oralen Strukturen oder bei neuromuskulären Einschränkungen einsetzen.

5.1.3 Kognitive Entwicklung

Interventionen, die in neonatalen Intensivstationen beginnen und im Zuhause der Kinder fortgesetzt werden, führten zu verbesserten Outcomes bei Frühgeborenen (Nelson et al., 2001) (Orton et al., 2009). Unklare Ergebnisse bestehen für den Einsatz des NIDCAP-Programms auf neonatalen Intensivstationen für kognitive Outcomes (Kleberg et al., 2002) (Maguire et al., 2009). Vorschulkinder mit der Diagnose ASD erreichten Zugewinne in der geteilten Aufmerksamkeit, wenn verhaltensbezogene Interventionen, die auf die geteilte Aufmerksamkeit ausgerichtet waren mit vom Kind geleitetem Spiel kombiniert wurden (Whalen et al., 2006; Wong et al., 2007). Zur Unterstützung der kognitiven Entwicklung sollten Ergotherapeuten:

- verhaltensbezogene Strategien und vom Kind geleitetes Spiel bei solchen Kindern mit ASD einsetzen, die Verbesserungen im Bereich der geteilten Aufmerksamkeit brauchen.
- Interventionen sowohl im Zuhause als auch im gemeindenahen Umfeld sowie in schulischen Umgebungen einsetzen.

5.1.4 Motorische Performanz

Interventionen mit sozialen Elementen, Spiel, Zusammenarbeit mit der Familie und mit funktionalen Outcomes führten zu verbesserter funktionaler Performanz bei Kindern im Alter bis zu fünf Jahren (Aarts et al., 2010) (Case-Smith, 2000) (DeLuca et al., 2006) (Law et al., 2011) (McManus & Kotelchuck, 2007) (Reddihough et al., 1998). Studien, die Outcomes für gefährdete Kinder untersuchten, kamen zu gemischten Ergebnissen (Blauw-Hospers & Hadders-Algra, 2005) (Chiarello & Palisano, 1998) (Lekskulchai & Cole, 2001) (McManus & Kotelchuck, 2007) (Orton et al., 2009). Insgesamt ist die Evidenz zu motorischen Outcomes für gefährdete Kinder nicht eindeutig. Beratung und direkte Intervention wurden als gleich wirksam in Bezug auf Grobmotorik, Feinmotorik und visuell-motorische Outcomes beschrieben. Die Studien waren allerdings auf einem niedrigeren Evidenzlevel (Case-Smith, 2000) (Davies & Gavin, 1994) (Law et al., 2011). Ergotherapeuten können zur Verbesserung der motorischen Performanz:

- Spiel und Zusammenarbeit mit den Eltern zur Verbesserung der Outcomes einsetzen.
- sorgfältig den Einsatz von direkter Intervention vs. Beratung erwägen.

5.1.5 Interventionsangebote

Die Einbindung der Intervention in die gewohnten Abläufe innerhalb einer Familie führte zu positiven Outcomes. Diese wurden in einem Elternprotokoll zur Wirksamkeit und Zufriedenheit mit der Intervention erhoben. Durch Elternprogramme werden positive Ergebnisse für verschiedene Outcomes erreicht: familienbezogen, das Kind betreffend sowie die familiären Beziehungen betreffend (Barlow et al., 2009) (Hume et al., 2005) (Whitaker, 2002). Aus der Literatur geht hervor, dass Interventionen, die in verschiedenen Umgebungen angeboten werden, wirksamer sind als Interventionen, die nur in einem Umfeld stattfinden (Bruder, 1997) (Chazan-Cohen et al., 2007) (Love et al., 2005). Wenn Entscheidungen bezüglich der angebotenen Therapie zu treffen sind, sollten Ergotherapeuten sich Folgendes überlegen:

- die Intervention in die gewohnten Abläufe innerhalb der Familie einzubinden
- die Intervention in verschiedenen Umgebungen des Kindes stattfinden zu lassen.

5.2 Schlussfolgerung für die Ausbildung

Schulungsprogramme für Ergotherapeuten sollten den Lehrstandards der Nationalen Behörden entsprechen. Auf Grundlage der systematischen Übersichtsarbeiten wurden einige Folgen für Einschluss und/oder eine andere Schwerpunktsetzung deutlich. Die Förderung und Unterstützung der Übertragung der Forschung in das Feld der Ergotherapie ist wichtig, um angemessen auf Lücken in der professionellen Literatur zur ergotherapeutischen Praxis reagieren zu können. Auf Konzepte, wie Interventionen am besten in das gewohnte familiäre oder schulische Umfeld eingebunden werden können, sollte in Schulungsprogrammen hingewiesen werden (Barlow et al., 2009) (Hume et al., 2005) (Whitaker, 2002). Ein besseres Wissen zu und eine verbesserte Anwendung von verhaltensbezogenen Ansätzen der Studierenden würde verbesserte Outcomes bezüglich des Füttern sowie auch die sozial-emotionalen Outcomes unterstützen (Benoit et al., 2000) (Byars et al., 2003) (Kerwin, 1999) (Whalen et al., 2006) (Wong et al., 2007).

5.3 Schlussfolgerung für die Forschung

Zusätzliche Forschung, die auf einem stärkeren Studiendesign basiert, ist erforderlich, um die Wirksamkeit von Interventionen, die von Ergotherapeuten mit Kindern bis zum Alter von fünf Jahren durchgeführt werden, nachzuweisen. Die Teilnahme von forschenden Ergotherapeuten in interdisziplinären Forschungsprogrammen würde die Entwicklung der Evidenz für Interventionen verbessern, die das Füttern, Essen und Schlucken, die sozio-emotionale Entwicklung, die motorische und die kognitive Entwicklung unterstützen. In den Bereichen zur Schulung von Pflegenden und bei der Durchführung von Interventionen ist mehr Forschung notwendig, insbesondere zu Vätern und nicht-traditionellen Familien. Über die Art der Intervention hinaus ist Forschung auch notwendig, um den Einfluss von Variablen im Zusammenhang mit Interventionsangeboten zu untersuchen, wie Setting oder Kontext der Intervention, Häufigkeit der Intervention, Beratung vs. direkte Intervention und Dauer der Intervention.

5.4 Schlussfolgerung für die Politik

Ergotherapeuten haben eine Schlüsselrolle im interdiszplinären pädiatrischen Team. Es wäre für Ergotherapeuten von Vorteil, in der politischen Entscheidungsfindung präsent zu sein. Dies würde das Einnehmen von Positionen im öffentlichen (Gesundheits-)Dienst und innerhalb politischer Organisationen mit Einfluss auf die Politik für Kinder auf lokaler und nationaler Ebene bedeuten. Mehr Informationen bezüglich des Einflusses bestimmter Faktoren, wie Setting, Art des Interventionsangebots sowie Häufigkeit und Dauer der Therapie sind hilfreich, um eine professionelle Fürsprache gegenüber Geldgebern und der Gesetzgebung zu führen.

Anhang

A Vorbereitung und Qualifikationen von Ergotherapeuten und Ergotherapie-Assistenten

Wer sind Ergotherapeuten?
Um als Ergotherapeutin zu praktizieren, hat die Person in den Vereinigten Staaten:
- das vom Accreditation Council for Occupational Therapy Education (ACOTE®) bzw. seinen Vorgängerorganisationen zertifizierte ergotherapeutische Programm absolviert;
- erfolgreich eine Zeit lang Praxiserfahrung unter Begleitung eines erfahrenden Ergotherapeuten in einer dafür anerkannten Bildungseinrichtung gesammelt, die den akademischen Anforderungen an ein Bildungsprogramm für Ergotherapeuten, das durch die ACOTE bzw. Vorgängerorganisationen zertifiziert worden ist, anerkannt wurde;
- hat einen national anerkannten Aufnahmetest für Ergotherapeuten bestanden; und
- erfüllt die staatlichen Anforderungen für die Zulassung, Zertifizierung bzw. Registrierung.

Bildungsprogramme für Ergotherapeuten
Diese beinhalten Folgendes:
- Biologie, Physische-, Sozial- und Verhaltenswissenschaften
- Grundprinzipien der Ergotherapie
- Theoretische Perspektiven der Ergotherapie
- Screening-Erfassung
- Formulierung und Implementierung eines Interventionsplans
- Kontext von Berufsausübung
- Management der ergotherapeutischen Dienste (Masterabschluss)
- Mitarbeiterführung und Management (Doktorabschluss)
- Berufsethik, Werte und Verantwortlichkeiten

Die praktische Arbeit als Bestandteil des Programms wurde dafür entworfen, kompetente und generalistische Berufseinsteiger in der ergotherapeutischen Ausbildung zu entwickeln, indem eine Vielzahl an Erfahrung über Klienten aller Altersgruppen in einer Vielzahl von Behandlungssettings vermittelt wird. Die praktische Arbeit ist ein integraler Bestandteil des Curriculums des Kurses, beinhaltet vertiefte Erfahrung in der Anwendung von ergotherapeutischer Behandlung gegenüber Klienten und fokussiert die Anwendung von zielgerichteter und aussagekräftiger Betätigung beziehungsweise Forschung, Administration und Management von ergotherapeutischen Dienstleistungen. Die Erfahrungen aus der praktischen Arbeit dienen der Förderung des Clinical Reasoning und der reflektierenden Praxis, um die Werte und Vorstellungen, die die ethische Praxis ermöglichen, zu leiten und Professionalismus sowie Kompetenzen in Karrierezuständigkeiten zu entwickeln. Von Doktoranden wird verlangt, eine empirische Untersuchung durchzuführen, die sie in die Lage versetzt, erweiterte Kompetenzen über das generalistische Niveau hinaus zu entwickeln.

Wer sind Ergotherapie-Assistenten?
Um als Ergotherapie-Assistent zu arbeiten, hat die Person in den Vereinigten Staaten:
- das vom ACOTE bzw. seinen Vorgängerorganisationen zertifizierte Programm für Ergotherapie-Assistenten absolviert
- erfolgreich eine Zeit lang Praxiserfahrung unter Begleitung eines erfahrenden Ergotherapeuten in einer dafür anerkannten Bildungseinrichtung gesammelt, die den akademischen Anforderungen an ein Bildungsprogramm für Ergotherapeuten, das durch die ACOTE bzw. Vorgängerorganisationen zertifiziert worden ist, anerkannt wurde
- einen national anerkannten Aufnahmetest für Ergotherapeuten bestanden und

- erfüllt die staatlichen Anforderungen für die Zulassung, Zertifizierung bzw. Registrierung.

Bildungsprogramme für den Ergotherapie-Assistenten

Diese beinhalten Folgendes:
- Biologie, Physische-, Sozial- und Verhaltenswissenschaften
- Grundprinzipien der Ergotherapie
- Theoretische Perspektiven der Ergotherapie
- Screening-Erfassung
- Formulierung und Implementierung eines Interventionsplans
- Kontext von Berufsausübung
- Assistenz im Organisieren von Ergotherapie

Die praktische Arbeit als Bestandteil des Programms wurde dafür entworfen, kompetente und generalistische Berufseinsteiger in der ergotherapeutischen Ausbildung zu entwickeln, indem eine Vielzahl an Erfahrung über Klienten aller Altersgruppen in einer Vielzahl von Behandlungssettings vermittelt wird. Die praktische Arbeit ist ein integraler Bestandteil des Curriculums vom Kurs und beinhaltet vertiefte Erfahrung in der Anwendung von ergotherapeutischer Behandlung gegenüber Klienten und fokussiert die Anwendung von zielgerichteter und aussagekräftiger Betätigung. Die Erfahrungen aus der praktischen Arbeit dienen der Förderung des Clinical Reasoning und der reflektierenden Praxis, um die Werte und Vorstellungen, die die ethische Praxis ermöglichen, zu leiten und Professionalismus sowie Kompetenzen in Karrierezuständigkeiten zu entwickeln.

Regulierung der ergotherapeutischen Praxis

Alle Ergotherapeuten und Ergotherapie-Assistenten müssen nach föderalem und staatlichem Gesetz agieren. Derzeit haben 50 Staaten, darunter der District of Columbia, Puerto Rico und Guam Gesetze zur Regulierung der ergotherapeutischen Praxis beschlossen.

B Evidenzbasierte Praxis

Seit 1998 hat der amerikanische Ergotherapie-Verband (AOTA) eine Reihe von EBP-Projekten durchgeführt, um die Mitglieder bei der Herausforderung zu unterstützen, Literatur zu finden und zu prüfen, um Wirksamkeitsnachweise ausfindig zu machen und diese Evidenz im Gegenzug für eine informierte Praxis zu nutzen (Lieberman & Scheer, 2002). Die AOTA-Projekte, die dem Evidenzverständnis von Sackett, Rosenberg, Muir-Gray, Haynes und Richardson (1996) folgen, basieren auf dem Grundsatz, dass die EBP in der Ergotherapie auf der Integration von Informationen aus drei Quellen beruht: (1) Klinische Erfahrung und Reasoning, (2) Vorlieben von Klienten und ihren Familien und (3) Ergebnisse der besten verfügbaren Forschung.

Ein Schwerpunkt der AOTA-EBP-Projekte ist ein Programm, bei dem fortlaufend und systematisch die multidisziplinäre wissenschaftliche Literatur geprüft wird. Dazu werden gebündelte Fragen und ein standardisiertes Prozedere genutzt, um praxisrelevante Evidenz zu finden, die dann bzgl. ihrer Auswirkungen auf Praxis, Ausbildung und Forschung diskutiert wird. Systematische Übersichtsarbeiten zu frühen Interventionen und zur Forschung in der frühen Kindheit stärken das aktuelle Wissen zur Wirksamkeit von Ansätzen, die von Ergotherapeuten bei Kindern eingesetzt werden. Eine evidenzbasierte Perspektive gründet auf der Annahme, dass die wissenschaftliche Evidenz der Wirksamkeit von ergotherapeutischen Interventionen als mehr oder weniger stark und valide beurteilt werden kann; entsprechend der Hierarchie von Forschungsdesign oder der Qualität der Forschung oder von beidem. Die AOTA nutzt einen an der evidenzbasierten medizinorientierten Evidenzstandard. Dieses Modell standardisiert und ordnet den Wert wissenschaftlicher Belege entsprechend dem System in **Tabelle B-1**.

Diese Übersichtsarbeit zur frühen Kindheit wurde von der AOTA als Teil des EBP-Projekts unterstützt.

Für die Leitlinie zur Ergotherapie in der frühen Kindheit wurden zunächst vier Fokusfragen entwickelt. Diese beinhalteten Fragen zur sozio-emotionalen Entwicklung, zum Füttern, zum Essen und zum Schlucken, zur Vorsprachlichkeit und zu verschiedenen Interventionsangeboten. Die Fragen wurden in Zusammenarbeit mit einer Gruppe von Experten zu frühen Interventionen/früher Kindheit und zusammen mit EBP-Experten erstellt. Aufgrund von Budgeteinschränkungen wurde das Projekt bis 2009 aufgeschoben. Entsprechend der Untersuchungsergebnisse zur Vorsprachlichkeit wurde diese Fragestellung in zwei Fragen unterteilt. Die eine Frage befasste sich mit der Untersuchung von Interventionen zu motorischen Outcomes, die andere mit Interventionen, die die kognitive Entwicklung bezüglich Vorsprachlichkeit fördern.

Die folgenden fünf Fragen bilden die Grundlage dieser Leitlinie:

- *Sozio-emotionale Entwicklung:* Wie ist die Wirksamkeit der Interventionen, die in der Ergotherapie zur Förderung der sozio-emotionalen Entwicklung von Kindern bis zum 5. Lebensjahr eingesetzt werden?
- *Füttern, Essen und Schlucken:* Welche Evidenz besteht für die Wirksamkeit der Interventionen, die in der Ergotherapie zur Verbesserung von Füttern, Essen und Schlucken bei Kindern bis zum 5. Lebensjahr angewendet werden?
- *Motorische Entwicklung:* Welche Evidenz besteht für die Wirksamkeit der Interventionen innerhalb der ergotherapeutischen Bandbreite zur Verbesserung der motorischen Performanz von Kindern bis zum 5. Lebensjahr?

Tabelle B-1: Evidenzlevel in der ergotherapeutischen Forschung

Evidenzlevel	Definition
I	Systematische Übersichtsarbeiten, Meta-Analysen, randomisiert-kontrollierte Studien
II	Zwei Gruppen, nicht-randomisierte Untersuchungen (z. B. Kohorten, Fall-Kontroll-Studien)
III	Eine Gruppe, nicht randomisiert (z. B. Vorher-Nachher, Prätest und Posttest)
IV	Beschreibende Studien mit Analyse der Resultate (z. B. Einzelfallstudien, Fallserien)
V	Fallstudien und Expertenmeinungen mit beschreibenden Literaturübersichten und konsensgestützten Empfehlungen

Quelle: Aus „Evidence-Based Medicine: What It Is and What It Isn't," von D. L. Sackett, W. M. Rosenberg, J. A. Muir Gray, R. B. Haynes, and W. S. Richardson, 1996, British Medical Journal, 312, pp. 71–72. Copyright © 1996 by the British Medical Association. Angepasst mit Erlaubnis.

- *Kognitive Entwicklung:* Welche Evidenz besteht für die Wirksamkeit von Interventionen innerhalb der ergotherapeutischen Bandbreite zur Verbesserung der kognitiven Entwicklung von Kindern bis zum 5. Lebensjahr?
- *Interventionsangebote:* Welche Evidenz besteht für die Wirksamkeit verschiedener Interventionsangebote zur Verbesserung der Betätigungsperformanz bei Kindern bis zum 5. Lebensjahr und bei Familien, die Angebote der Frühförderung erhielten?

Methodik

Die Suchbegriffe für die Reviews wurden vom Methodik-Berater des AOTA-EBP-Projekts und den AOTA-Mitarbeitern in Absprache mit den Autoren der jeweiligen Frage entwickelt und von der Beratergruppe geprüft. Die Suchbegriffe wurden nicht nur entwickelt, um geeignete Artikel zu finden, sondern auch, um sicherzustellen, dass die für den spezifischen Wortschatz der jeweiligen Datenbank relevanten Begriffe enthalten sind. **Tabelle B-2** zeigt die Suchbegriffe, die in den systematischen Reviews bzgl. Population und Intervention enthalten sind. Ein medizinisch-wissenschaftlicher Bibliothekar mit Erfahrung in der Durchführung von Recherchen für systematische Reviews führte alle Suchen durch, bestätigte und verbesserte die Suchstrategien.

Zu den durchsuchten Datenbanken und Websites gehörten Medline, PsycINFO, CINAHL, Educational Resources Information Center (ERIC) und OTseeker. Zusätzliche konsolidierte Informationsquellen, wie die Cochrane Database of Systematic Reviews und die Campbell Collaboration wurden in die Suche einbezogen. Diese Datenbanken enthalten peer-reviewte Zusammenfassungen von Fachartikeln und bieten Klinikern und Wissenschaftlern ein System, um evidenzbasierte Reviews zu ausgewählten klinischen Fragen und Themen durchzuführen. Darüber hinaus wurden die Literaturverzeichnisse von Artikeln, die in den systematischen Reviews enthalten waren und ausgewählte Zeitschriften manuell durchsucht, um sicherzustellen, dass alle passenden Artikel enthalten sind.

Ein- und Ausschlusskriterien sind in systematischen Übersichtsarbeiten unerlässlich, denn sie geben der Leitlinie hinsichtlich Qualität, Art und Publikationszeitraum der eingeschlossenen Arbeiten Struktur. Die Übersicht zu allen fünf Forschungsfragen war beschränkt auf peer-reviewte wissenschaftliche Literatur, die auf Englisch veröffentlicht wurde. Die Leitlinie bezog auch Informationsquellen wie die Cochrane Collaboration mit ein. Berichte, die in der Datenbank ERIC veröffentlicht wurden, sind in die Frage nach den Interventionsangeboten mit einbezogen worden. Die in diese Leitlinie eingeschlossene Literatur zu Kindern von der Geburt bis zum 5. Lebensjahr wurde zwischen 1990 und 2010 veröffentlicht. Die untersuchten Interventionsansätze liegen innerhalb der Bandbreite der ergotherapeutischen Praxis. Die Leitlinie schloss Daten aus Präsentationen, Tagungsberichten, aus nicht-peer-reviewter Forschungsliteratur, aus Dissertationen und Abschlussarbeiten aus. Die eingeschlossenen Studien entsprechen den Evidenzleveln I, II und III. Arbeiten mit dem Evidenzlevel IV wurden nur eingeschlossen, wenn keine Arbeiten mit höherem Evidenzlevel zu einem bestimmten Thema gefunden werden konnten.

Insgesamt wurden 10 676 Quellen und Abstracts in diesen Review mit aufgenommen. Für die Frage nach der sozio-emotionalen Entwicklung gab es 5823 Referenzen, die Frage zu Füttern, Essen und Schlucken ergab 1147 Referenzen, die Frage nach Interventionsangeboten führte zu 500 Ergebnissen und die Frage zur Motorik und Kognition führte zu 3206 Quellen und Abstracts. Der methodische Berater des EBP-Projekts sortierte im ersten Schritt basierend auf Quellen und Abstracts Referenzen aus. Mit einer Ausnahme, bei der ein Autor unabhängig an einem Review arbeitete, wurden die Reviews als akademische Partnerschaften zwischen der Fakultät und den Absolventen, die die Reviews erstellt haben, durchgeführt. Die Review-Teams komplettierten die Auswahl der Literatur anhand von Quellenangaben und Abstracts. Die Volltextversionen potenziell relevanter Artikel wurden abgerufen und die Review-Teams beurteilten den endgültigen Einschluss der Studien anhand vorab festgelegter Ein- und Ausschlusskriterien.

Insgesamt 112 Artikel wurden in den finalen Review eingeschlossen. **Tabelle B-3** zeigt Anzahl und Evidenzlevel der eingeschlossenen Artikel zu jeder Reviewfrage. Die Teams, die die jeweilige Frage bearbeiteten, bewerteten die Artikel bzgl. ihrer Qualität (wissenschaftlicher Rigor und Bias) und ihres Evidenzlevels. Zu jedem Artikel, der in den Review eingeschlossen wurde, wurde dann unter Verwendung einer Evidenztabelle, ein Auszug angefertigt. Dieser bietet einen Überblick über die Methoden und Ergebnisse sowie eine Bewertung der Stärken und Schwächen der Studie basierend auf Design und Methodik. Das AOTA-Team und der EBP-Projektberater überprüften die Evidenztabellen, um eine Qualitätskontrolle zu garantieren.

Tabelle B-2: Suchbegriffe

Kategorie	Suchbegriffe (englisch)	Suchbegriffe (deutsch)
Population	Infant development, infant (newborn), infant (premature), infants, preschool children, toddlers, young children.	Entwicklung des Säuglings, (neugeborener) Säugling, (frühgeborener) Säugling, Säuglinge, Vorschulkinder, Kleinkinder, junge Kinder
Sozio-emotionale Entwicklung	Affective attunement, attachment, attachment behavior, developmentally supportive care, coping, coping skills, DIR/Floortime, early childhood development (can include neonatal and infant development), early childhood play behavior, emotional development, family-centered care, family relations, individualized developmental care, infant care, infant massage, infant mental health, kangaroo care, mental health, mother–child relations, neonatal development, NIDCAP, occupational therapy, parent training, parental support, parent–child relations, parenting, parenting skills, pivot training, play, relationship-based interventions, routines-based interventions, self- regulation, sensorimotor/sensory motor, sensorimotor/sensory motor development, sensory integration, sensory integrative, social–emotional, synactive model of infant behavior.	Affekt-Attunement/ Kontingenz, Verbundenheit, Bindungsverhalten, entwicklungsunterstützende Pflege, Coping, Coping-Fertigkeiten, DIR ® Floortime, Entwicklung der frühen Kindheit (mit neonataler und Säuglingsentwicklung), Spielverhalten in der frühen Kindheit, emotionale Entwicklung, familienzentrierte Pflege, Familienbeziehungen, individuelle entwicklungsfördernde Pflege, Säuglingspflege, Säuglingsmassage, psychische Gesundheit des Säuglings, Känguruh-Pflege, Mentale/psychische Gesundheit, Mutter-Kind-Beziehungen, neonatale Entwicklung, NIDCAP, Ergotherapie, Elterntraining, Unterstützung der Eltern, Eltern-Kind-Beziehungen, Fertigkeiten der Eltern, Pivot Training, Spiel, beziehungsbasierte Interventionen, routinenbasierte Interventionen, Selbstregulation, sensomotorische Entwicklung, sensorische Integration, sozio-emotional, synaktives Modell der Säuglingsentwicklung
Füttern, Essen, Schlucken	Bottle feeding, breast feeding, breast feeding positions, caregiver/infant interaction during feeding, chewing, cup drinking, dysphagia, eating behavior, feeding, feeding and eating disorders of childhood (Medline), feeding difficulties, feeding habits, feeding problems, feeding readiness, finger feeding, food refusal, food textures, infants; nutrition, infant nutritional physiological phenomena (Medline), lactation, mealtime routines, mealtimes, nonnutritive sucking, oral feeding, oral sensorimotor, oral motor stimulation, oral support, pre-feeding oral stimulation, positioning during feeding, seating, suck, sucking/swallowing coordination, swallowing.	Flaschenfütterung, Brusternährung/Stillen, Stillpositionen, Interaktion zwischen Pflegeperson und dem Säugling beim Füttern, Kauen, Trinken aus einem Becher, Dysphagie, Essverhalten, Füttern, Fütter- und Essstörungen in der Kindheit (Medline), Fütterschwierigkeiten, Füttergewohnheiten, Fütterprobleme, Bereitschaft zum Füttern, Essen mit den Fingern, Essensverweigerung, Lebensmittelkonsistenzen, Säuglinge, Ernährung, physiologische Phänomene der Säuglingsernährung (Medline), Laktation (Milchbildung), Essgewohnheiten, Mahlzeiten, nahrungsunabhängiges Saugen, orale Fütterung, oral-sensomotorisch, oral-motorische Stimulation, orale Unterstützung, das Füttern vorbereitende orale Stimulation, Positionierung während des Fütterns, Sitz(gelegenheit), Saugen, Saug-/Schluckkoordination, Schlucken
Interventionsangebote	Activities-based, at-risk children, coaching, center-based, consultation, deficit model, developmentally appropriate practices, direct service, distributed learning, early childhood education, ecocultural model, ecocultural theory, ecological model, family centered, home visiting, home visits, iatrogenic effects, inclusion, inclusion (combined with preschool), integrated model, interdisciplinary, monitoring, natural environments, natural learning environment, NICU follow-up, parent-centered, parent family adaptation, routines based, service coordination, service delivery, strengths based, transdisciplinary, transdisciplinary teaming.	aktivitätsbasiert, gefährdete Kinder, Coaching, auf einem (Interventions-)Zentrum basierende Intervention, Beratung, Defizit-Modell, an die Entwicklung angepasste Praxis, direkte Intervention, Distributed Learning, Pädagogik der frühen Kindheit, öko-kulturelle Theorie, ökologisches Modell, familienzentriert, Hausbesuche, Iatrogene Auswirkungen, Inklusion, Inklusion (kombiniert mit Vorschule), integriertes Modell, interdisziplinär, Monitoring/Überwachung, natürliche Umgebungen, natürliche Lernumgebung, NICU-Follow-up, elternzentriert, Anpassungen an Eltern/die Familie, auf Routinen/Gewohnheiten basierend, Service/Interventions-Koordination, Interventionsangebote, auf Stärken basierend, fachübergreifend, fachübergreifender Zusammenschluss

Kategorie	Suchbegriffe (englisch)	Suchbegriffe (deutsch)
Motorisch und kognitiv	Activities of daily living, adaptive equipment, alphabet exposure, alphabet principle, assistive technology, attention, auditory processing, childhood play behavior, cognitive processing, computer games, computers, early childhood intervention, early intervention, early literacy, fine motor, fine motor skill learning, games, gross motor, gross motor skill learning, hand skills, handwriting, haptic perception/training, imitative behavior, imitation skills, joint attention, kinesthetic perception/training, language, manipulation skills, motor activity, motor processes, name writing, nonverbal, occupational therapy, perceptual learning, perceptual motor learning, perceptual motor processes, phoneme, phonemic awareness, physical development, play, play and playthings, postural balance, postural control, posture, pre-emergent writing, print awareness, problem solving, psychomotor, psychomotor performance, reading, rhythm, self-care, sensation, sensory integration, sensory processing, shared reading, skill learning, shoulder control, signing, sign language, sound awareness, space perception, spatial ability, transition, visual motor, visual perception, visual perceptual skills, visual spatial ability, Wii.	Aktivitäten des täglichen Lebens, angepasste Ausstattung, Präsenz des Alphabets, alphabetisches Prinzip, assistive Technologie, Aufmerksamkeit, auditive Verarbeitung, kindliches Spielverhalten, kognitive Verarbeitung, Computerspiele, Computer, Interventionen in der frühen Kindheit, Frühförderung, frühe Lesekompetenz, Feinmotorik, Erlernen feinmotorischer Fertigkeiten, Spiele, Grobmotorik, Erlernen grobmotorischer Fertigkeiten, Handfertigkeiten, Handschrift, haptische Wahrnehmung/haptisches Training, Bewegungsimitation, geteilte Aufmerksamkeit, kinästhetische Wahrnehmung/kinästhetisches Training, Sprache, Greiffertigkeiten, motorische Aktivität, motorische Prozesse, Schreiben des Namens, nonverbal, Ergotherapie, perzeptuelles Lernen, perzeptuelles Bewegungslernen, perzeptuelle motorische Prozesse, Phoneme, phonemische Wahrnehmung, körperliche Entwicklung, Spiel, und Spielsachen, Haltungsbalance, Haltungskontrolle, Körperhaltung, frühe Schreib(vor)fähigkeit, Buchstabenverständnis, Problemlösung, psycho-motorisch, psychomotorische Performanz, Lesen, Rhythmus, Selbstversorgung, Gefühl/Empfindung, sensorische Intergration, sensorische Verarbeitung, gemeinsames Lesen, Erlernen von Fertigkeiten, Schulterkontrolle, Zeichensprache nutzen, Zeichensprache, Klangwahrnehmung, Raumwahrnehmung, (visuell)-räumliches Vorstellungsvermögen, Transition/Übergänge, visuomotorisch, visuelle Wahrnehmung, Fertigkeiten der visuellen Wahrnehmung

Tabelle B-3: Anzahl der Artikel jedes Evidenzlevels innerhalb der einzelnen Reviews

Evidenzlevel						
Review	I	II	III	IV	V	Gesamtanzahl per Review
Sozio-emotionale Entwicklung	11	4	3	5	0	23
Füttern, Essen und Schlucken	18	3	10	3	0	34
Interventionsangebote	8	4	3	3	0	18
Motorische Entwicklung	16	7	1	0	0	24
Kognitive Entwicklung	12	0	0	1	0	13
Insgesamt	**65**	**18**	**17**	**12**	**0**	**112**

Die Evidenzstärke basiert auf den Leitlinien der US Preventive Services Task Force (http://www.uspreventiveservicestaskforce. org/uspstf/grades.htm). Die Bezeichnung „starke Evidenz" umfasst einheitliche Ergebnisse solider durchgeführter Studien mit üblicherweise mindestens zwei randomisiert-kontrollierten Studien. Die Bezeichnung „moderate Evidenz" kann auf einer randomisiert-kontrollierten Studie, zwei oder mehr Studien eines niedrigeren Evidenzlevels beruhen. Zudem könnten einige Unstimmigkeiten in den Ergebnissen unterschiedlicher Studien bestehen, die eine Einstufung in die Kategorie „starke Evidenz" ausschließen. Die Bezeichnung „begrenzte Evidenz" kann auf nur wenigen Studien, Fehler in verfügbaren Studien und Unstimmigkeiten in den Ergebnissen unterschiedlicher Studien beruhen. Die Bezeichnung „gemischte Ergebnisse" kann anzeigen, dass die Ergebnisse unterschiedlicher Studien innerhalb einer Kategorie nicht einheitlich waren. „Unzureichende Evidenz" zeigt an, dass die Anzahl und die Qualität der Studien zu begrenzt ist, um sie klassifizieren zu können.

Die Review-Autoren fassten die Ergebnisse zusammen und zogen daraus für die Anwendung in der ergotherapeutischen Praxis Schlussfolgerungen, im Einzelnen zu jeder Forschungsfrage.

Stärken und Einschränkungen der systematischen Reviews

Die fünf systematischen Übersichten in dieser Leitlinie haben verschiedene Stärken und umfassen viele Aspekte der ergotherapeutischen Praxis für Säuglinge, Kleinkinder, Kinder und ihre Familien. Die Übersicht umfasst 112 Artikel, von denen drei Viertel Level-I- oder Level-II-Niveau hatten, was Evidenz von hoher Qualität anzeigt. Die Reviews hatten eine systematische Methodik und interne Maßnahmen der Qualitätssicherung.

Die Einschränkungen dieser systematischen Übersicht basieren auf dem Design und der Methodik einzelner Studien, wie z. B. eine kleine Stichprobengröße oder eine nur sehr begrenzte Beschreibung der psychometrischen Eigenschaften der Outcome-Messinstrumente. Zudem wurden in vielen der Studien verschiedene Interventionen gleichzeitig durchgeführt, sodass die Abgrenzung der Auswirkung einer einzelnen Intervention schwierig sein kann.

C Übersicht zur Evidenz

Table C.1. Evidence for Social–Emotional Development Interventions

Author/Year	Study Objectives	Level/Design/Participants	Intervention and Outcome Measures	Results	Study Limitations
Touch-Based Interventions					
Escalona et al. (2001) http://dx.doi.org/10.1023/A:1012273110194	To examine the effect of parent-administered massage therapy on behavior in children with autism	Level I—Randomized control trial. $N = 20$ children with ASD (12 boys, 8 girls) ages 3–6 yr Mean age = 5.2 yr, $SD = 1.8$	*Intervention* *Massage therapy*: The parents provided massage therapy for 15 min before bedtime every night for 1 mo. *Control group*: The parents read a Dr. Seuss story. *Outcome Measures*: • Revised Conners Scales for ADHD • Behavior observations in the classroom and on the playground • Sleep diaries.	The children with massage improved on impulsive behavior and inattentiveness when preintervention and postintervention scores were compared. Children showed a decrease in stereotypical behaviors and an increase in on-task behavior. Sleep problems improved.	Short-term study with no follow-up.
Tessier et al. (2003) http://dx.doi.org/10.1016/S0163-6383(03)00037-7	To examine the effect of kangaroo mother care (KMC) on infants' mental development	Level I—Randomized control trial. Initially included 431 low-birth-weight, preterm infants, all < 1,801 g, at 12 mo; 336 mother–infant dyads *KMC group*: 183 dyads (Mean gestational age = 33 wk, birthweight = 1,536 g) *Traditional care group*: 153 dyads (Mean gestational age = 33 wk, birth weight = 1,565 g)	*Intervention* KMC was provided continuously until the infant was 37–38 wk gestation age (using different care providers). *Outcome Measures* • The Griffiths test of cognitive development administered at 12 mo IQ • INFANIB (infant neurological assessment), used to measure neurological integrity.	Using IQ scores, KMC infants were 3.7 points higher than traditional care infants at 12 mo, a significant difference. The areas that showed the greatest effect were speech, performance (eye–hand skills), and personal social skills. Skin-to-skin contact may promote bonding and emotional development. KMC may promote cortical organization at a critical time of infant development.	Lack of information about the infants' experiences in the year after KMC. Limited information about the participants.

von Knorring et al. (2008)	To evaluate the effects of massage in 4- to 5-yr-old children with aggression and deviant behavior	Level II—Nonrandomized, two groups. $N = 110$ children (53 boys, 57 girls), typically developing Massage group $n = 60$ Control group $n = 50$	*Intervention* *Massage group*: Massage consisting of slow stroking and kneading during the rest period at Swedish day care centers. *Control group*: Listened to stories. *Outcome Measure* Swedish translation of the Child Behavior Checklist (CBCL).	When the massage and control groups were compared after 6 mo of intervention, children who were rated higher on the CBCL (i.e., demonstrated more aggressive behaviors) showed decreases in aggressive behavior and somatic problems.	Limited applicability to occupational therapists.

http://dx.doi.org/10.1111/j.1651-2227.2008.00919.x   Age range 4–5 yr

Relationship-Focused Interventions

Daunhauer et al. (2007)	To investigate whether institutionalized children demonstrate more developmentally competent play when interacting with a caregiver than when playing alone and to identify what type of interaction is most associated with competent play	Level II—Two groups, nonrandomized study. $N = 26$ children in a Romanian orphanage (Mean age = 10.3 mo, Mean developmental age = 9 mo) Mean duration of residence in orphanage = 14.6 mo (range = 10–38 mo) 11 caregivers from the orphanage participated (Mean age = 33 yr).	*Intervention* The caregivers interacted with the children in play using a set of exploratory toys and a set of pretend toys. Each child participated in two 6-min independent play sessions and one session with a known caregiver. *Outcome Measures* • Caregiver Interaction Rating Scale, selected items, to evaluate play interaction • Developmental Play Scale to evaluate developmental play Measured by students. Reliability was evaluated.	The institutionalized children demonstrated significantly more developmentally competent play when interacting with a caregiver ($d = 0.53$). Children with lower cognition or longer institutionalization benefited less. Children were less anxious when the caregiver was less anxious. Children were more successful when the caregiver assisted, directed, and structured the task and when the caregiver was encouraging and warm.	Limited generalizability to U.S. populations. Low sample size.

http://dx.doi.org/10.5014/ajot.61.4.429

(Continued)

Table C.1. Evidence for Social–Emotional Development Interventions (Cont.)

Author/Year	Study Objectives	Level/Design/Participants	Intervention and Outcome Measures	Results	Study Limitations
Field et al. (2001)	To determine whether multiple sessions of an adult imitating the behavior of children with autism increases their social initiations and responsiveness	Level I—Randomized control trial. *Participants* N = 20 children with autism, nonverbal (10 girls, 10 boys) Mean age = 5.4 yr	*Intervention* After random assignment, a 4-phase procedure was used. In the 1st phase, an adult sat with a still face; then the adult either imitated all of the child's behaviors or was contingently responsive to the child's behaviors. In the 3rd phase, the adult returned to a still face. The 4th phase was spontaneous play interaction. *Outcome Measures* The children's behavior was videotaped, and trained coders rated social behaviors and play behaviors every second for 3 min.	The children who received imitation showed less time being inactive or playing alone; more time showing object behaviors (accepting and playing with objects); more time looking at the adult, vocalizing to the adult, and smiling at the adult; and more time showing imitation recognition and engaging in reciprocal play.	Measured immediate effects of a few sessions; effects over time unknown.

http://dx.doi.org/10.1177/1362361301005003008

| Gutstein et al. (2007) | To evaluate the effectiveness of relationship development intervention (RDI) in a sample of children with ASD on their autism symptoms | Level III—One group, nonrandomized, pretest–posttest.

Participants
N = 16 children with ASD; 8 with secondary diagnosis of language disorder, 5 with ADHD, 1 with bipolar disorder, and 1 with food allergies; 15 boys, 1 girl

Age range = 21–94 mo | *Intervention*
Children were in RDI an average of 41.5 mo. The parents were trained in a 6-day workshop. They met with the therapists for weekly or biweekly consultation to update the program plan and to review videotaped segments of the parent and child working on the program. The parents learned how to perceive and scaffold opportunities for their child to respond in a flexible way to challenging events.

Outcome Measures
• Autism Diagnostic Interview–Revised (ADI–R)
• Autism Diagnostic Observation Schedule (ADOS), a measure of parental perception of their child's flexibility and adaptation
• Evaluation of school placement. | The children in the RDI group demonstrated significantly greater improvement on the ADOS from pre- to posttest. 70% of children in the RDI group improved. The change on the ADI–R was significant. Children rated as flexible went from 16% to 71%. At follow-up, 31% of children were in special education settings, compared with 86% before intervention. | No control group.

No blinded evaluation.

Small sample size. |

Mahoney & Perales (2003)	To investigate the effectiveness of relationship-focused intervention on the social and emotional well-being of children with ASD and whether these effects relate to parents' responsiveness	Level III—One group, pretest-posttest. N = 20 children with ASD (12 boys, 8 girls), all with cognitive delay and problems in social–emotional skills Mean age = 32 mo (SD = 7.1)	*Intervention* Length of intervention was 31 sessions over 11.4 mo. Trained therapists met with parent and child each week to help parents learn responsive teaching strategies. These meetings helped parents learn responsive interactive behaviors: reciprocity, contingency, shared control, affect, and match. *Outcome Measures* • Temperament and Atypical Behavior Scales, which measures parents' perception of child's temperament and behavior • Infant Toddler Social Emotional Assessment, which assesses internalizing, externalizing, and regulatory problems • Child Behavior Rating Scale • Maternal Behavior Rating Scale, which assesses parent–child interaction.	Mothers made significant gains in using responsiveness and affect (increased 35% and 27%) and did not change in achievement orientation and directiveness (declined 13% and 4%). Children showed 50% higher ratings in attention, persistence, interest, cooperation, initiation, joint attention, and affect. Changes in maternal responsiveness accounted for 25% of the variance in changes in children's social interactive behavior.	No control group. Small sample size. No blinded evaluation.

http://dx.doi.org/10.1177/02711214030230020301

Mahoney & Perales (2005)	To compare the effects of relationship-focused early intervention on young children with ASD with those on children with developmental disabilities	Level III—Nonrandomized, two groups, each of which received the same treatment. N = 50 young children with either ASD or other developmental disability (DD) n = 20 children with ASD, 13 children with DD, 14 children with speech and language delay, and 3 children categorized as "other" Mean age = 26.4 mo, range = 12–54 mo	*Intervention* Teaching mothers to become more responsive to their children. In this model, the effects of responsive interaction strategies on children's development are mediated by the impact that they have on pivotal developmental behaviors. Treatment was provided weekly for 1-hr sessions, for approximately 1 yr. *Outcome Measures* • Transdisciplinary Play Based Assessment, a child development profile • Infant Toddler Social Emotional Assessment • Temperament and Atypical Behavior Scale • Child Behavior Rating Scale, which measures pivotal developmental behavior • Maternal Behavior Rating Scale (MBRS), which measures parent interaction.	Mothers made significant increases in responsiveness as measured by the MBRS. Children made gains in development and social–emotional functioning: Rates of development changed from 20% to 259%. Children with ASD improved more on the developmental measures than children with DD. Changes in mothers' responsiveness accounted for 20% of the variance in changes in children's pivotal developmental behavior.	No control group. No blinded evaluation.

http://dx.doi.org/10.1097/00004703-200504000-00002

(Continued)

Table C.1. Evidence for Social–Emotional Development Interventions (Cont.)

Author/Year	Study Objectives	Level/Design/Participants	Intervention and Outcome Measures	Results	Study Limitations
Olafsen et al. (2006) http://dx.doi.org/10.1016/j.infbeh.2006.07.004	To evaluate the effects of optimized neonatal mother–infant transactions on joint attention at 12 mo and to analyze whether an early intervention program to increase parents' sensitivity to infants' behaviors enhances joint attention at 12 mo	Level I—Randomized control trial. $N = 140$ preterm infants, 75 term infants Intervention group, $n = 71$ (36 boys, 35 girls); Mean gestational age = 30 wk Control group, $n = 69$ (37 boys, 32 girls); Mean gestational age = 30 wk Term infants, $n = 75$ (40 boys, 35 girls); Mean gestational age = 39 wk	*Intervention* The Vermont Intervention Program for Low Birth Weight Infants (Rauh Achenbach, Nurcombe, Howell, & Teti, 1988), which emphasizes transition: parents appreciating their baby's specific behaviors and being sensitive to the infant's cues and teaching parents to respond to cues. Neonatal nurses met with the parents every day for 7 days before discharge. They made 4 home visits after discharge. *Outcome Measures* • The Early Social Communication Scales • Joint attention behaviors, behavioral requests, and social interaction behaviors were measured through behavioral counts from videotaped sessions.	The preterm intervention group was significantly higher in initiating joint attention and responding to social interaction. The term group scored moderately higher than the preterm control group. The infants did not show differences in responding to joint attention or responding to requests. Children's ability to integrate complex information may not be affected by this intervention.	Limited applicability to occupational therapists. Limited description of the intervention in the report.
Joint Attention Interventions					
Kasari et al. (2006) http://dx.doi.org/10.1111/j.1469-7610.2005.01567.x	To examine the efficacy of interventions targeting joint attention and symbolic play on these skills in children with ASD	Level I—RCT with two conditions and one control. $N = 58$ children with ASD Joint attention group, $n = 20$; Mean age = 43.2 mo $(SD = 7.1)$ Play group, $n = 21$; Mean age = 42.7 mo $(SD = 6.9)$ Control group, $n = 17$ in the control; Mean age = 42.9 mo $(SD = 4.9)$	*Intervention* Each child received 5–8 min of discrete trial on a new goal, then the child worked on that goal in a semistructured, child-centered play session. This session targeted symbolic play or joint attention. *Outcome Measures* • Early Social Communication Scales • Structured Play Assessment (play level) • Caregiver–child interaction.	Compared with the control group, children in the joint attention group improved more in responding to joint attention. Children in the play group showed more diversity of play and higher play levels. Effect sizes were large, and the children generalized their new skills to different contexts.	Appeared to have overlap in the two conditions: joint attention and symbolic play.

Landa et al. (2011)	To evaluate the effect of supplementing a comprehensive intervention with a curriculum targeting socially synchronous behavior (interpersonal synchrony) on social outcomes in toddlers with ASD	Level I—Randomized control trial. $N = 48$ toddlers with ASD (age 21–33 mo), matched on receptive language, social interaction Interpersonal synchrony (IS) condition: $n = 24$ (20 boys, 4 girls); Mean age = 28.6 mo ($SD = 2.6$) Noninterpersonal synchrony (NIS) condition: $n = 24$ (20 boys, 4 girls); Mean age = 28.8 mo ($SD = 2.8$)	*Intervention* For 10 hr/wk, intervention directly targeted the development of socially engaged imitation, joint attention, and affect sharing. Both groups received classroom-based intervention for 196–205 hr, using discrete trial teaching, pivotal response training, and visual communication systems. 38 hr of parent education were included. *Outcome Measures* • Initiation of joint attention and shared positive affect were measured using the Communication and Symbolic Behavior Scales Developmental Profile • Socially Engaged Imitation as defined by eye contact was rated from videotapes.	The children who receive the IS intervention improved more in social engaged interaction; initiation of joint attention and shared positive affect were no different between groups. The IS group showed a large effect for initiation of joint attention ($d = 0.86$–1.56). Both groups made significant gains in social, cognitive, and language skills.	Children receiving additional interventions were not described.
http://dx.doi.org/10.1111/j.1469-7610.2010.02288.x				
Vismara et al. (2009)	To pilot a brief, time-limited manualized intervention for parent education using the Early Start Denver Model	Level IV—Multiple baseline, single subject. $N = 8$ children (initially 10, 2 dropped out), 7 of whom had a diagnosis of ASD; 1 had symptoms consistent with ASD Age range = 10 mo–3 yr	*Intervention* The Early Denver Model includes 1:1 interactions between therapist and child or parent and child. The strategies are: increase child's attention; sensory social routines; dyadic engagement; nonverbal communication; imitation; joint attention; speech development; antecedent–behavior–consequence; prompting, shaping, fading; functional assessment. *Outcome Measures* • Social communication and social engagement in 10-min samples of child–parent play • Child Behavior Rating Scale • Parent's fidelity of implementation.	Parents correctly implemented the early start techniques with 93%–97% accuracy. Children's production of functional verbal responses increased; child engagement, attentiveness, and social initiative behaviors increased. A 12-wk intervention can be effective with young children at risk for ASD. The intervention was effective with 2 children who had aggressive, disruptive behaviors.	Small sample size. No blinding of evaluation. Short-term intervention.
http://dx.doi.org/10.1177/1362361307098516				

(Continued)

Table C.1. Evidence for Social–Emotional Development Interventions (Cont.)

Author/Year	Study Objectives	Level/Design/Participants	Intervention and Outcome Measures	Results	Study Limitations
Whalen et al. (2006)	To examine collateral changes in social initiations, positive affect, play, imitation, and language after participation of children with ASD in a joint attention training program	Level IV—Multiple baseline, single subject. $N = 4$ children with ASD and 6 peer models Mean age = 4 yr, 2 mo	*Intervention* The joint attention treatment used naturalistic behavior modification techniques that included discrete trial training and pivotal response training. The child was taught to respond to joint attention bids, then was taught to initiate joint attention bids. *Outcome Measures* • Unstructured Joint Attention Assessment, rated in 30 min of play • Structured Joint Attention Assessment, rated in Structured Play, Empathic Response, and Structured Play Assessment • Play and language were measured in 10-min probes.	The 4 participants showed increases in social initiations and positive affect at posttreatment; 3 improved in empathic response. All improved on the Structured Play Assessment. Imitation increased an average of 20%. No changes in the rate of functional or symbolic play. Improved joint attention may lead to increased attention to social stimuli.	Small sample size. No standardized assessments.

http://dx.doi.org/10.1007/s10803-006-0108-z

Interventions to Promote Peer-to-Peer Engagement

| Betz et al. (2008) | To assess the use of a joint activity schedule to increase peer engagement for preschoolers with autism | Level IV—Multiple baseline, single subject.

Participants
$N = 3$ dyads, ages 4 and 5 yr, diagnosed with ASD | *Intervention*
A joint photograph activity schedule was used from which the children chose the activity. Scripts were provided. The instructors guided the play. In baseline, the dyads were simply told to play.

Outcome Measures
The dyads were given interactive games. Independent observers scored at intervals whether the children were engaged, prompted, or unengaged. | The dyads' engagement was low during baseline and increased rapidly during teaching and persisted > 80% during the maintenance phases with no prompting. Playing with a designated peer according to a schedule reinforced event. Joint activity schedules may increase peer engagement and play among children with ASD. | Small sample size.

No standardized assessments.

No blinding of evaluation. |

http://dx.doi.org/10.1901/jaba.2008.41-237

Guralnick et al. (2006)	To evaluate the effectiveness of a 2-yr comprehensive, developmentally oriented, highly individualized intervention	Level I—Randomized control trial. $N = 90$ (7 cohorts each yr) Intervention group, $n = 46$ with disabilities; Mean age = 64 mo; 74% male; IQ = 72 Control group, $n = 44$ with disabilities; Mean age = 64 months; 75% male; IQ = 72	*Intervention* Used playgroups of children with and without disabilities; plan was individualized. Psychologists worked with family and school personnel. Comprehensive and highly individualized intervention included scripts for children and family consultation. Information about the control group was not provided. *Outcome Measures* • 30-min playgroup observations coded in 10-sec intervals • The Play Observation Scale was used to rate social participation. • The Individual Social Behavior Scale measured the targeted child's interactions with peers.	Both conditions improved over time with minimal differences by condition (intervention and control). Significant time effects included positive direct to peer, responsive to peer, and total positive behavior. When the groups were divided into high and low IQ, the low-IQ children in intervention improved more in positive interaction with peers. Although this intervention failed to show extensive effects on children's competence with peers, it may be preventive of social competence problems.	Intervention protocol not well specified.

http://dx.doi.org/10.1352/0895-8017(2006)111[336:PTPSDO]2.0.CO;2

Howard et al. (1996)	To investigate the effect of computer activities in the preschool classroom on children's play and social interaction	Level II—Two groups, nonrandomized. *Participants* $N = 37$ children with disabilities and Individual Family Service Plan or IEP goals Intervention group $n = 22$, age 18–36 mo Control group $n = 15$, age 36–60 mo	*Intervention* The children in the intervention group were taught to use computers during the school day. They were engaged in developmentally appropriate computer activities. The children in the control group were engaged in supervised play activities. *Outcome Measure* The Peer Play Scale was used to measure behavioral categories of social interaction. Ten 10-min observations were made during computer and noncomputer activities.	Toddlers and preschoolers demonstrated more active waiting, less solitary play, more turn taking, more attention to communication, and more positive affect during small-group computer activities than they did when engaged in small-group activities that did not involve the computer.	

(Continued)

Table C.1. Evidence for Social–Emotional Development Interventions (Cont.)

Author/Year	Study Objectives	Level/Design/Participants	Intervention and Outcome Measures	Results	Study Limitations
Kim et al. (2003)	To synthesize the findings of studies that examine the effects of toys and group composition on social behaviors of 3- to 5-yr-old children with disabilities	Level I—Systematic review of studies from 1975 to 1999. 13 studies met the criteria: 10 journal articles, 2 dissertations, 1 thesis, and 1 technical report. (One study was reported in two papers.)	*Intervention* Most studies compared the effects of isolate and social toys. Group composition studies examined mixed groups of children at different levels with groups in which the children were similar. *Outcome Measures* Social interaction, social behaviors, and cognitive play were measured in most studies.	Playing with social toys increased positive social outcomes more than playing with isolate toys for children with disabilities. Child-directed play was associated with more positive social behaviors than adult-directed play. Play groups including children with and without disabilities were associated with positive social outcomes for children with disabilities. Therapists should make social toys available in the classrooms and sessions should use small groups with children of different ability levels.	Combined disparate interventions. Most effects were low.

http://dx.doi.org/10.1177/10538151030250304

| Tanta et al. (2005) | To examine the differences in initiation and response exhibited by preschool-age children with social-play delays when participating in dyads of differing developmental levels | Level IV—Single subject, alternating treatment.

$N = 15$

$n = 5$ children at risk for developmental disabilities, 3 boys, 2 girls; age = 3.8–6.3 yr

$n = 5$ peers developmentally 1 yr ahead

$n = 5$ peers developmentally 1 yr behind | *Intervention*
The at-risk children were engaged in free play with a peer who had higher level play skills or a peer with lower level play skills. All play dyads were in the same playroom.

Outcome Measures
The play was videotaped and coded for initiation and response at 30-sec intervals during the play session. | All children showed more initiation and response to initiation during play with higher level peers. For some children, the improvement was not immediate. Pairing a child with a developmentally higher peer can facilitate the emergence of social behaviors. | A more specified protocol may have resulted in larger effects.

Small sample size. |

http://dx.doi.org/10.5014/ajot.59.4.437

Social Skill Instruction

Crozier & Tincani (2007)	To examine the effect of a Social Story® intervention on children in an inclusive preschool and to assess the appropriateness of Social Stories with preschool children	Level IV—ABAB reversal design for 2 children and ABCACBC for 1. N = 3 boys with ASD; 2 were 3 yr, 9 mo, and 1 was 5 yr, 1 mo.	*Intervention* Target behaviors were identified that interfered with learning or socialization and were not being addressed with another intervention. Social Stories were written using the Social Story format. *Outcome Measures* Targeted behaviors were measured during 10-min sessions. Event recording was used.	Overall, inappropriate behaviors were reduced; appropriate behaviors and targeted skills increased. These increases were modest. Social Stories have modest positive effects on children with ASD.	Small sample size. Different behaviors were measured. Measured immediate but not retained behaviors.

http://dx.doi.org/10.1007/s10803-006-0315-7

Hwang & Hughes (2000)	To systematically review studies of the effectiveness of social interactive training on early social communicative skills of children with an ASD	Level I—Systematic review of 16 studies. N = 64 children with autism. 84% were boys. Age range = 2–12 yr; Mean age = 6.5 yr	*Intervention* Social interactive strategies used most often were (1) contingent imitation, (2) naturally occurring reinforcement, (3) waiting for child's response, and (4) environmental arrangement. *Outcome Measures* Most studies used direct observation of eye gaze; requesting action, object, or information; greetings; joint attention; expressing affection; imitative play; naming pictures; and verbal responding.	Time delay results in increases in verbal responses, greetings, and requesting skills. Environmental arrangement resulted in increases in requests, responses, and initiations and prolonged social interactions. Contingent imitation increased eye gaze, positive affect, and attending. Nine studies reported generalization of skills; five showed maintenance of positive findings. Combining these techniques can enhance children's engagement and social interaction skills.	Small number of studies included in the review.

http://dx.doi.org/10.1023/A:1005579317085

(Continued)

Table C.1. Evidence for Social–Emotional Development Interventions (Cont.)

Author/Year	Study Objectives	Level/Design/Participants	Intervention and Outcome Measures	Results	Study Limitations
Kroeger et al. (2007)	To compare a direct teaching social skills group, using video modeling, to a play activity social skills group in children with ASD	Level II—Two group, nonrandomized. N = 25 children with a diagnosis of ASD Direct teaching group, n = 13, 9 boys, 4 girls; Mean age = 64 mo (SD = 12.3) Play group n = 12, 11 boys, 1 girl; Mean age = 61.4 mo (SD = 9.2)	*Intervention* Both groups participated in 15 hr/15 sessions. The direct teaching group received video modeling instruction, and members were prompted to generalize. The video modeling tapes were of 2 typical boys demonstrating motor imitation, ball play, taking turns, playing with partners, pretend. The play group had free play with peers. Behavioral techniques were used with both groups. *Outcome Measures* • Two trained graduate students coded the Social Interaction Observation Code measures of frequency, duration, and nature of videotaped social interactions. • Assessment of Basic Language and Learning Skills.	The direct teaching group made more gains in social skills than the play activities group and were higher in initiating, responding, and interacting behaviors. Factors contributing to the social gains seem to be the low student–facilitator ratio, the structured group format, and the well-trained facilitators. Video modeling provides a consistent way to teach a variety of skills.	Small sample size. No follow-up measures.
http://dx.doi.org/10.1007/s10803-006-0207-x					
Reichow & Volkmar (2010)	To examine the evidence of recently studied social skills interventions for preschool children with ASD	Level I—Systematic review. Of 66 studies that were reviewed, 35 (53%) studies included preschool children with ASD N = 186 preschool children received intervention, 79% male	*Intervention* Interventions included parent training and peer training. Peers were taught to provide pivotal response treatment, visual supports, and prompting. Most interventions were administered by nonparental adults. ABA (prompting and reinforcement) was used most frequently. Therapy was provided in multiple sessions per week. Most interventions targeted social communication and social interaction. Setting included schools (19 studies), clinical settings, and homes. *Outcome Measures* Included standardized measures of social behavior (e.g., Vineland) and observational measures of behaviors.	Training peers to deliver treatment has strong support and is a recommended practice. Visual supports and visual modeling can be effective to enhance social understanding and to structure social interaction. Use of ABA techniques, including prompting and reinforcement, imitation and modeling, and self-monitoring, were effective practices.	Broad review of social interventions, most of which were used behavioral therapy. Limited application to occupational therapy.
http://dx.doi.org/10.1007/s10803-009-0842-0					

Vaughn et al. (2003)	To synthesize the findings for social skill interventions for 3- to 5-yr-old children with disabilities between 1975 and 1999	Level I—Systematic review. 23 group design studies that met the following criteria: preschool children, identified disability, adequate design, and use of social skills interventions. $N = 699$ children with disabilities and 203 children without disabilities	*Intervention* Features of social skills interventions are prompting and rehearsal of target behaviors, play-related activities, free-play generalization, reinforcement of appropriate behaviors, modeling of specific social skills, storytelling, direct instruction of social skills, and imitation of appropriate behaviors. *Outcome Measures* The measures included observational tools that counted the frequencies that specific behaviors occurred.	Interventions with large effects and positive social outcomes included modeling, play-related activities, rehearsal or practice, and prompting. Reinforcement, free-play generalization, and direct instruction also were associated with large effect sizes. Improvements in social outcomes were achieved by social skills programs embedded into regular class programs, interventions that includes instruction and behavioral contingencies, and training parents or peers.	Broad review that includes studies of a variety of social skills interventions.

http://dx.doi.org/10.1177/074193250302400101

Note. ADHD = attention deficit hyperactivity disorder; ASD = autism spectrum disorder; IEP = individualized education program; *SD* = standard deviation.

This table is a product of AOTA's Evidence-Based Practice Project and the *American Journal of Occupational Therapy*. Copyright © 2013 by the American Occupational Therapy Association. It may be freely reproduced for personal use in clinical or educational settings as long as the source is cited. All other uses require written permission from the American Occupational Therapy Association. To apply, visit www.copyright.com.

Suggested citation: Case-Smith, J. (2013). Systematic review of interventions to promote social–emotional development in young children with or at risk disability (Suppl. Table 1). *American Journal of Occupational Therapy, 67.*

Table C.2. Evidence for Behavioral, Parent-Directed and Educational, and Physiological Interventions

Author/Year	Study Objectives	Level/Design/Participants	Intervention and Outcome Measures	Results	Study Limitations
Behavioral Interventions					
Benoit et al. (2000) http://dx.doi.org/10.1067/mpd.2000.108397	To assess the efficacy of a behavioral intervention in eliminating the need for enteral tube feeding in infants who no longer had a medical indication for this intervention but were resistant to oral feeding	Level I—Randomized control trial. $N = 64$ children age 4–36 mo who were tube fed and had resistance to feeding, behavioral, or nutritional interventions randomly allocated into 2 groups (32 per group, behavioral or nutritional intervention group)	*Intervention* Behavior (extinction/flooding) + nutritional intervention for 7 wk. *Outcome Measures* • Discontinuation of enterostomy tube feeding • Infant Feeding Behavior rater checklist, Infant Feeding Behavior parent checklist • Infants' weight and length.	At the 8-wk visit, 47% of patients in behavioral therapy were no longer dependent on tube feed. Participants in the behavioral group ingested a greater proportion of their daily energy requirements orally compared with the nutritional group at each of the following visits.	Limited generalizability; intervention would not be appropriate for children with uncoordinated swallowing. Not a blind study.
Byars et al. (2003) http://dx.doi.org/10.1097/00005176-200310000-00014	To describe multicomponent feeding program outcomes with children who have Nissen fundoplication and feeding gastrostomy	Level III—One group, pre- and posttreatment, and follow-up comparison. $N = 9$ children with Nissen fundoplication and feeding gastrostomy	*Intervention* Short-term intensive biobehavioral treatment. *Outcome Measures* • Behavioral Pediatric Feeding Assessment Scale • Classification system for complex feeding disorder • Caloric intake (oral and G-tube), weight and height.	Successful in improving oral intake and weaning from gastrostomy tube feeding in children with Nissen fundoplication and feeding gastrostomy. The M percent ideal body weight for height was not compromised during intensive treatment.	Small sample size limits the generalizability. Lack of posttreatment measures of behavioral feeding resistance.

Greer et al. (2008)	To investigate the effects of an intensive interdisciplinary feeding program on caregiver stress and child outcomes of children with feeding disorders across three categories	Level III—One-group pre- and postdischarge. $N = 121$ children in 3 categories (tube-dependent, liquid-dependent, or food-selective groups)	*Intervention* Inpatient (behavior therapy 3 hr/day and oral–motor therapy 1 hr/day, 7 days/wk) and day treatment program (behavior therapy 3 hr/day and oral–motor therapy 1 hr/day, 5 days/wk). Oral–motor therapy: Nutritive and nonnutritive oral–motor exercises. *Outcomes Measures* • Caregiver stress level • Child mealtime behaviors • Weight and calories.	Caregiver stress, child mealtime behaviors, weight, and caloric intake improved significantly after treatment in the intensive feeding program regardless of category placement.	Not randomized, discrepant sample size across the groups. No association between caregiver stress level and child program outcome. No long-term follow-up. Caregiver outcomes were measured at discharge. Decrease in caregiver stress could not be interpreted as a result of treatment effects.

http://dx.doi.org/10.1093/jpepsy/jsm116

Kerwin (1999)	To identify treatment studies for severe pediatric feeding problems	Level I—Systematic review. $N = 79$ peer-reviewed journal articles 1970–1997 (29 met the methodology criteria) Children ages birth to 18 yr with identified oral feeding problem. Studies investigating psychosocial or behavioral interventions, including medications, positioning, surgery, oral–motor treatment, oral–tactile stimulation.	*Interventions* Psychosocial or behavioral intervention. *Outcome Measures* Measure of eating or caloric ingestion.	Effective interventions for children with severe feeding problems are contingency management treatments that include positive reinforcement of appropriate feeding responses and ignoring or guiding inappropriate responses. Promising interventions include positive reinforcement for acceptance, not removing the spoon for refusal, and swallow-induction training.	The studies had various methodological limitations. Additional research is needed using either psychological placebo or established treatment as control conditions.

(Continued)

Table C.2. Evidence for Behavioral, Parent-Directed and Educational, and Physiological Interventions (Cont.)

Author/Year	Study Objectives	Level/Design/Participants	Intervention and Outcome Measures	Results	Study Limitations
Laud et al. (2009) http://dx.doi.org/10.1177/0145445509346729	To evaluate treatment outcomes of an interdisciplinary feeding program	Level III—One group, nonrandomized. $N = 46$ children ages 36 to 145 mo (Mean age = 69 mo) with a diagnosis of autism spectrum disorder (ASD)	*Intervention* Inpatient (behavior therapy 3 hr/day and oral–motor therapy 1 hr/day × 7 days/wk) and day treatment program (behavior therapy 3 hr/day and oral–motor therapy 1 hr/day × 5 days/wk). Oral–motor therapy: nutritive and non-nutritive oral–motor exercises. *Outcome Measures* • *Participant feeding behaviors:* Acceptance, refusal behaviors, negative vocalizations, grams consumed. • *Caregiver assessment measures:* Children's Eating Behavior Inventory (CEBI), caregiver satisfaction scores. • *Follow-up:* Questionnaires on volume, variety, texture, mealtime refusal behavior and caregiver satisfaction.	Acceptance, refusal behaviors and grams consumed increased significantly; negative vocalizations significantly decreased from admission to discharge. A significant decrease in the total eating problem score (CEBI) from admission to discharge was found. At follow-up, the majority of the sample reported their children eating a greater variety of foods while engaging in less refusal.	Sample was not representative of most children with ASD. Efficacy of various treatment modalities in a less intensive outpatient setting for children with ASD should be evaluated. Follow-up data were assessed at only one point in time for each participant.
Wilder et al. (2005) http://dx.doi.org/10.1901/jaba.2005.132-04	To examine the use of noncontingent reinforcement to decrease self-injury and increase bite acceptance in a child who exhibited food refusal.	Level IV—Single-subject design. 40-mo-old girl diagnosed with autism, gastroesphageal reflux, and food allergies	*Intervention* Noncontingent reinforcement 2×/wk (10 min) for approximately 6 wk. *Outcome Measures* • Self-injury • Bite acceptance.	Results of the intervention showed a decrease in self-injury and an increase in bite acceptance.	Limited generalizability due to single-subject design.

Williams et al. (2007)	To describe a day treatment program that was developed as a more cost-effective alternative to inpatient treatment of severe feeding programs	Level III—One group. $N = 46$ children ages 16–133 mo (Mean age = 37 mo) with severe feeding problems with G-tubes	*Intervention* Intensive behavioral therapy in a day treatment program (contingency contacting, re-presentation, swallow induction, thermal stimulation, exit criterion, texture fading, response cost for refusal, token economy, differential reinforcement of other behavior, token economy, graduated guidance for self feeding, prompts for self feeding). *Outcome Measures* Oral intake and the need for tube feed at discharge, 12-, and 24-mo follow-up (*successful* = complete elimination of all tube feeding, *partially successful* = dependence on tube feedings for 50% or less of calories; *unsuccessful* = dependence on tube feedings for more than 50% of caloric needs)	67% of children were successfully weaned from their feeding tube during the course of treatment. 30% were partially successful, and 1 participant was not successful. At 1-yr follow up, 63% remained successful, 28% were partially successful and 9% unsuccessful. At 2-yr follow up, 74% were successful, 17% were partially successful, and 9% were unsuccessful.	Study was limited to examining the efficacy of intensive therapy and comparing the direct costs of feeding therapy and tube feeding. It did not compare the utilization of medical services for children who were tube fed but did not receive intensive therapy with that of children who receive intensive therapy. Did not measure psychosocial or other benefits of oral feeding for children or their families.

http://dx.doi.org/10.1007/s10882-007-9051-y

Parent-Directed and Educational Interventions

Black et al. (1995)	To evaluate the efficacy of a home-based intervention on the growth and development of children with nonorganic failure to thrive	Level I—Randomized control trial. $N = 130$ children Mean age = 12.7 ± 6.4 mo Intervention group $n = 64$ Control group $n = 66$	*Intervention* *Intervention group*: Clinic and home visit for 1 yr. Home visits were done by trained lay person. *Control group*: Clinic only. *Outcome Measures* • Growth • Language development • Parent–child behavior during feeding.	Children's weight for age, weight for height, and height for age improved significantly, regardless of intervention status. Children in the home intervention group had better receptive language over time than the clinic-only group. Significant improvements in children's interaction competence and parents' becoming more controlling during feeding regardless of intervention status, suggesting that intervention was not effective in altering maternal behavior	Intervention needs to combine with education and special service components.

(Continued)

Table C.2. Evidence for Behavioral, Parent-Directed and Educational, and Physiological Interventions (Cont.)

Author/Year	Study Objectives	Level/Design/Participants	Intervention and Outcome Measures	Results	Study Limitations
Chatoor et al. (1997) http://dx.doi.org/10.1097/00001163-199704000-00004	Describe a developmental treatment model for infantile anorexia	Level III—N = 40 Intervention group n = 20 toddlers with infantile anorexia Control group n = 20 toddlers without infantile anorexia Followed 6 mo to 2 yr postintervention	*Intervention* 3 feeding sessions under supervision, follow-up phone call and visits. *Outcome Measures* • Feeding scale to assess mother–infant interaction • Weight and height • Interview with mothers.	17 mothers reported that they had relaxed over their children's food intake. Infants with anorexia increased their body weight 7% significantly.	Subjective assessment measures limited to only provide description. Limited generalizability.
Fraser et al. (2004) http://dx.doi.org/10.1177/0017896904063000304	To evaluate the effectiveness of a single-session group, early intervention, multidisciplinary, education program designed to improve children's problem eating and mealtime behaviors	Level III—One-group, pretest–posttest. Convenience sample of 106 parents of children ages 2–10 yr who attended a food program conducted in community health venues	*Intervention* 2.5-hr education program that covers the main content areas of childhood nutrition and behavioral management strategies. *Outcome Measures* Children's Eating and Mealtime Behavior Inventory.	Significant improvement (with large effect size) in children's problem eating and mealtime behaviors after parent education program	13% of the studied sample were age 6 yr and older. Maturation effect. Lack of control group.
Garcia Coll et al. (1996) http://dx.doi.org/10.1016/0378-3782(96)01748-3	To assess the impact of an individualized behavioral feeding intervention with mothers on postnatal growth patterns in full-term infants (FT) and those who were intrauterine growth retarded (IUGR)	Level I—Randomized control trial. N = 61 infants Intervention group n = 27 IUGR Comparison group n = 34 FT Sample size was sufficient to detect medium to large effects with an alpha of 0.05.	*Intervention* Videotape of feeding interaction with feedback given to mother immediately following the feeding interaction in the context of viewing the selected video segments with the mother. *Outcome Measures* • Anthropometric measurements (weight, head circumference, length, skin fold thickness) • Formula intake.	Individualized behavioral feeding intervention can accelerate early growth in IUGR bottle-fed infants in the short term during the period of intervention (birth to 1 mo). On most parameters of physical growth, there is no lasting catch-up growth over the first 18 mo in IUGR infants.	Results cannot be generalized beyond bottle-fed infants. Unknown whether beneficial effects might have continued if the intervention had continued beyond the neonatal period.

Pinelli et al. (2001)	To determine whether supplementary structured breastfeeding counseling (SSBC) for both parents compared with conventional hospital breastfeeding support (CHBS) improves the duration of breastfeeding in very low birthweight infants up to 1 yr old	Level 1—Randomized control trial with longitudinal follow-up of infants at term and age 1, 3, 6, 12 mo. Parents of infants with birthweight < 1,500 g, who planned to breastfeed $N = 128$ Intervention group $n = 64$ SSBC couples Control group $n = 64$ CHBS couples	*Intervention* SSBC: Viewing a video on breastfeeding for preterm infants; individual counseling by the research lactation consultant; weekly personal contact in the hospital, and frequent postdischarge contact through the infants' first year. CHBS: Standard breastfeeding support from regular staff members during the period of hospitalization in the NICU. *Outcome Measures* Duration of breastfeeding.	No statistically significant difference in duration of breastfeeding between the two groups.	Participants in both re were highly motivated and committed to breastfeed.
Pridham et al. (2005)	To examine the effect of a method of supporting development on premature infant and maternal feeding competencies	Level 1—Randomized control trial. 42 mother–infant pairs randomly assigned to either guided participation (GP) or standard care (SC) group	*Intervention* GP provided by a project nurse. Weekly home visits for the 1st month, then weekly, biweekly, or monthly for the 1st postterm yr. Phone calls between visits to answer questions. *Outcome Measures* • Child feeding skills for infant feeding skills • MPAB, MRNAB, IPAB, and IRNAB for maternal and infant feeding interaction competencies • Centers for Epidemiological Studies–Depression Scale for mothers' symptoms of depression.	GP significantly and positively contributed to MRNAB at 4 mo and to IRNAB at 1 and 8 mo. Negative effect of symptoms of depression on MRNAB at 8 mo.	Study's low power limits confidence in the adequacy of the study's assessment of GP effectiveness. Small sample size.

http://dx.doi.org/10.1002/nur.20073

(*Continued*)

Table C.2. Evidence for Behavioral, Parent-Directed and Educational, and Physiological Interventions (Cont.)

Author/Year	Study Objectives	Level/Design/Participants	Intervention and Outcome Measures	Results	Study Limitations
Physiological Interventions					
Barlow et al. (2008) http://dx.doi.org/10.1038/jp200857	To evaluate the effects of a new motorized pacifier to transition tube to oral feed	Level II—Two group, pre- and posttest. $N = 31$ tube-fed preterm infants Intervention group $n = 20$ Control group $n = 11$	*Intervention* *Intervention group:* 3-min epochs of patterned oral somatosensory stimulation during gavage feeds 3–4×/day. *Control group:* Regular pacifiers *Outcome Measures* Physical parameters of NNS and oral feed.	The patterned orocutaneous stimulus was highly effective in accelerating the development of NNS: minute rates for total oral compressions, bursts, NNS cycles, suck cycles per bursts. Greater success occurred in oral feeding than in the control group.	Small sample size. Did not investigate swallowing.
Bier et al. (1996) http://dx.doi.org/10.1001/archpedi.1996.02170370043006	To evaluate the effects of maternal–infant SSC vs standard contact (SC) on low-birthweight infants' physiological profile and duration of breastfeeding	Level I—Randomized control trial. Intervention study with cohort followed up for 6 mo after discharge $N = 50$ infants with birthweight <1,500 g randomized to 2 groups	*Intervention* *SSC group:* Infants were clothed in diaper and held upright between mother's breasts; both mother and infant were covered with a blanket. *SC group:* Infants were clothed, wrapped in blankets, and held cradled in mothers' arms. *Outcome Measures* • Physiological data • Duration of BF.	Infants in SSC group had higher oxygen saturation. 90% of mothers in SSC group continued BF for the duration of the infants' hospitalization, and 50% in the SSC group (vs 11% in the SC) continued breastfeeding through 1 mo after discharge.	Small sample size.
Boiron et al. (2007) http://dx.doi.org/10.1111/j.1469-8749.2007.00439.x	To compare the effects of oral stimulation with those of oral support on NNS and feeding parameters in preterm infants	Level I—Randomized control trial. $N = 43$ preterm infants <34 wk gestational age randomly allocated into one of the 3 experimental groups: stimulation + support ($n = 9$), stimulation ($n = 11$), and support ($n = 12$), or control group ($n = 11$)	*Interventions* 12 min of oral stimulation 1×/day 30 min before gavage for ≤14 consecutive days. Oral support was administered 2×/day for a maximum of 10 min. *Outcome Measure* NNS pressure using pressure transducer and sucking activity; time of transition, the quantity of milk ingested per day, and number of bottle feeds per day.	Oral stimulation delivered during gavage significantly enhanced the NNS parameters (NNS pressure and sucking activity). Oral support applied alone or combined with oral stimulation during the transition period improved NNS pressure and feeding parameters, and reduced the transition time.	Small sample size.

Bragelien et al. (2007) http://dx.doi.org/10.1111/j.1469-8749.2007.00439.x	To study the effect of stimulation of sucking and swallowing on weaning from nasogastric (NG) feeding and length of hospital stay in premature infants	Level I—Randomized control trial with blinded evaluation. $N = 36$ preterm infants (<36 wk GA) on NG feedings Intervention and control group $n = 18$	*Intervention* Infants received stimulation based on Vojta's technique of initiating reflex activity of striate and smooth muscle for 15 min once a day. *Outcome Measures* • Infant age when NG feedings were discontinued • Infant age when discharged home.	There were no group differences in infants when NG feedings were discontinued or when infants were discharged home.	Small sample size resulting in limited statistical power. Treatment was given only once daily.
Einarsson-Backes et al. (1994) http://dx.doi.org/10.5014/ajot.48.6.490	To determine the effectiveness of oral support on feeding efficiency in preterm infants who were identified by the medical team as poor feeders	Level III—One group. *Participants* $N = 13$ premature infants between 34 and 40 wk GA who were selected from a group of infants at children's hospital and medical center in Seattle	*Intervention* Infants were fed twice, once with oral support and once without. The order of occurrence of these two conditions was randomly selected without replacement to ensure an equal number of both conditions. *Outcome Measure* Volume intake.	A statistically significant difference in volume intake occurred between the oral support condition and the no-oral-support condition.	The relatively short data collection periods (2 min) did not allow the examination of the effect of providing oral support over an entire feeding session. Small sample size. Limited number of data points.
Fucile et al. (2002) http://dx.doi.org/10.1067/mpd.2002.125731	To assess whether an oral stimulation program, before the introduction of oral feeding, enhances the oral feeding performance of preterm infants born between 26 and 29 wk GA	Level I—Two-group randomized control trial. $N = 32$ preterm infants receiving full-tube feeding	*Intervention* *Intervention group:* Oral stimulation program consisting of stimulation of the oral structure for 15 min (10 days, once a day). *Control group:* Received a sham stimulation program. *Outcome Measures* • Time to attainment of independent oral feeding • Number of days to reach 1 and 4 successful oral feedings per day • Overall intake rate of milk transfer • Length of hospital stay.	Independent oral feeding was attained significantly earlier in experimental group. Overall intake and rate of milk transfer were significantly greater over time in the experimental group than the control groups ($ps = .0002$ and $.046$, respectively). No significant difference in the length of hospital stay.	Although there are general guidelines for the management of oral feedings, there is no specific protocol for initiating and advancing oral feedings at the participating institution.

(Continued)

Table C.2. Evidence for Behavioral, Parent-Directed and Educational, and Physiological Interventions (*Cont.*)

Author/Year	Study Objectives	Level/Design/Participants	Intervention and Outcome Measures	Results	Study Limitations
Fucile et al. (2005)	To assess the effect of an oral stimulation program on the maturation of sucking skills of preterm infants	Level I — Two-group randomized control trial. $N = 32$ preterm infants at 28 wk GA	*Intervention* A daily 15-min oral stimulation program for 10 days before the start of oral feeding. *Outcome Measures* Oral feeding performance was assessed as a function of both clinical outcomes and sucking skills. Clinical outcomes included number of days to transition from tube to full oral feedings, overall intake, and rate of milk transfer. Sucking skills included the maturational level of the sucking pattern, sucking frequency, and amplitudes of suction and expression.	The experimental group achieved full oral feeding 7 days sooner than the control group and demonstrated greater overall intake, rate of milk transfer, and amplitude of the expression component of sucking. *Endurance*, defined as ability to sustain the same sucking stage, sucking burst duration, and suction and expression amplitudes throughout a feeding session was not significantly different between the two groups.	Small sample size. Development of additional interventions aimed at facilitating the development of other skills involved in oral feeding, such as enhancing the suction component, behavioral state, and respiratory control, may be of great importance in order to develop more efficacious feeding intervention strategies.
http://dx.doi.org/10.1017/S0012162205000290					
Gaebler & Hanzlik (1996)	To examine the effects of stroking and a perioral and intraoral prefeeding stimulation program on healthy, growing, preterm infants	Level II — Two-group, pretest–posttest Two groups of 9 randomly assigned, medically stable, preterm infants, born at 30–34 wk gestation, were selected. Intervention group $n = 9$ Control group $n = 9$	*Intervention* *Intervention group*: 5-min stroking protocol in addition to a perioral and intraoral stimulation program. *Control group*: 5-min stroking protocol before feeding. *Outcome Measures* • Nipple and partial nipple feeds • Revised Neonatal Oral Motor Assessment • Days of hospital stay • Nutritive intake.	Compared with control group, the experimental group had • Increased number of nipple feeds • Greater weight gain • Fewer days of hospital stay • Higher scores on the Revised Neonatal Oral Motor Assessment nutritive suck scale.	Findings cannot be generalized to preterm infant populations who are at greater medical risk.
http://dx.doi.org/10.5014/ajot.50.3.184					

Gisel et al. (2003) http://dx.doi.org/10.1891/0730-0832.27.3.151	To examine whether pulmonary function would improve following 1 yr of intervention with optimal positioning for feeding, control of gastroesophageal reflux, and use of food textures to minimize aspiration from swallowing	Level IV—Descriptive studies that include analysis of outcomes (case series). $N = 3$ girls with cerebral palsy with severe motor impairment and spastic tetrapariesis ages 18–43 mo	*Intervention* Positioning the child for each meal in the position that was shown to minimize eliminate aspiration, as determined by videofluoroscopy (VF), for 12 mo. *Outcome Measures* • VF and 24-hr esophageal pH-monitoring • Pulmonary function.	2 of 3 girls showed improvement in respiratory functions.	Generalization is limited due to the sample size and study design.
Hake-Brooks & Anderson (2008) http://dx.doi.org/10.1891/0730-0832.27.3.151	To determine the effects of kangaroo care (KC) on breastfeeding status in mother–preterm infant dyads from postpartum through 18 mo	Level I—Randomized control trial. $N = 66$ mother–infant dyads Kangaroo care (KC) group $n = 36$ Control group $n = 32$	*Intervention* *Intervention group:* Mothers were encouraged to experience KC with their infants as soon as possible after birth and for as long as possible each time. *Control group:* Received standard nursery care. *Outcome Measures* Index of Breastfeeding Status at hospital discharge and at 1.5, 3, 6, 12, and 18 mo.	KC dyads breastfed significantly longer. More KC dyads breastfed at full exclusivity at discharge and at 1.5, 3, and 6 mo.	Breastfeeding duration and exclusivity during follow-up were based entirely on self-report by the mothers. Mothers from control group may not get same level of attention as KC group.
Jadcherla et al. (2009) http://dx.doi.org/10.11097/MPG.0b013e3181752ce7	To determine the pharyngeoesophageal motility correlates in neonates with dysphagia and the impact of multidisciplinary feeding strategy	Level III—One group pre-post. $N = 20$ neonates with dysphagia with GA 31 ± 5 wk and evaluated at 49.9 ± 16.5 wk postmenstrual age.	*Intervention* Multidisciplinary feeding strategy includes postural adaptation, sensory modification, hunger manipulation, and operant conditioning methods. *Outcome Measures* Safe nipple feeding ability.	75% of infants (15/20) showed success feeding with occupational therapy intervention (NNS, positioning, oral feeding).	Potential confounder variables not controlled. Videofluoroscopic swallow study is limited because of the ethical issue.

(Continued)

Table C.2. Evidence for Behavioral, Parent-Directed and Educational, and Physiological Interventions (Cont.)

Author/Year	Study Objectives	Level/Design/Participants	Intervention and Outcome Measures	Results	Study Limitations
Lamm et al. (2005) http://dx.doi.org/10.1007/s00455-005-0060-7	To investigate and isolate the specific regional mechanical functions of the tongue during swallowing—"Tactile stimulation on the tongue"	Level III—One group. $N = 45$ infants and children with dysphagia and failure to thrive ages 4 mo to 9.2 yr.	*Intervention* • A tactile stimulus to the posterior tongue. • Sequential tactile stimuli to varied locations on the lingual surface. *Outcome Measures* • Frequency and rate per minute (rpm) of swallow responses • *Oral consumption*, defined as rate per minute (rpm) cc, *M* bolus size consumed, and variety of oral consumption.	Tactile stimulation to the posterior tongue can induce swallow.	Additional research is needed to facilitate parental compliance and decrease drift from training procedures in the home environment, because parent training is a critical component for maintaining the patients' oral feeding gains in generalized settings. A biopsychosocial evaluation should be conducted to evaluate the patient and parents to determine social and psychological stresses contributing to dysphagia.
Larnert & Ekberg (1995) http://dx.doi.org/10.1111/j.1651-2227.1995.tb13730.x	To investigate whether trunk and neck positioning influenced oral and pharyngeal swallow	Level IV—Single-subject design. $N =$ convenience sample of 5 children with cerebral palsy aged 3–10 yr with history of swallowing problems	*Intervention* Two different sitting positions: upright and 30° backward with neck flexed. *Outcome Measures* Elements observed in Videoradiographic study: oral leak, pharyngeal swallow, aspiration.	In the reclined position with the neck flexed, aspiration decreased in all 5 children, oral leak diminished in 2 children, and retention improved in 1 child.	Small sample size. Lack of objective outcome measures (e.g., the amount of bolus was not assessed).
Moore et al. (2009)	To assess the effects of early SSC on breastfeeding, behavior, and physiological adaptation in healthy mother–newborn dyads	Level I—Systematic review. $N = 30$ quasirandomized clinical trials involving 1,925 participants	Interventions include birth SSC, very early SSC, early SSC *Outcome Measures* Breastfeeding status and duration, success of the first breastfeeding, changes in infant physiological parameters during and after SSC, infant stabilization, hospital length of stay, behavior changes, and maternal bonding attachment behaviors.	A statistically significant positive effect on the success of the first breastfeeding, breastfeeding status Day 3 postbirth, breastfeeding 1 to 4 mo postbirth, breastfeeding duration was found for mothers and their healthy full-term or late preterm newborn infants (34–37 wk GA) who have early SSC starting less than 24 hr after birth.	Limitations in design, outcome variability, and long-term outcomes.

Munakata et al. (2008)	To assess whether black pepper oil (BPO) stimulation facilitates oral intake in pediatric patients receiving long-term enteral nutrition	Level III—Single-group design. $N = 10$ patients ages 19–97 mo requiring enteral nutrition.	*Intervention* The effects of scenting with BPO for 1 min immediately before every meal were evaluated. *Outcome Measures* Oral intake and some clinic observation (drooling, swallowing movements).	Eight patients completed 3-mo BPO intervention; 5 showed a distinct increase in oral intake. The increase was accompanied by desirable effects, such as facilitated appetite, reduced drooling, and distinct swallowing movements. BPO intervention was not effective in the other 3 patients.	Low evidence level. Case study.
Pinelli & Symington (2005)	To determine whether NNS in preterm infants influences physiologic stability and nutrition	Level I—Systematic review. $N = 21$ studies, 15 of which were randomized control trials All studies used experimental or quasi-experimental designs in which NNS in preterm infants was compared with no provision of NNS.	*Intervention* NNS *Outcome Measures* Weight gain, energy intake, heart rate, oxygen saturation, length of stay, intestinal transit time, age at full oral feed, other clinical outcomes.	NNS was found to decrease the length of hospital stay in preterm infants significantly. The review did not reveal a consistent benefit of NNS with respect to other major clinical variables (weight gain, energy intake, heart rate, oxygen saturation, intestinal transit time, age at full oral feeds, behavioral state). The review identified other positive clinical outcomes of NNS: transition from tube to bottle feeds and better bottle-feeding performance. No negative outcomes were reported in any of the studies.	8 of 15 studies were crossover design. The washout time for NNS is unknown. Only 6 of 15 studies were clearly blinded.

http://dx.doi.org/10.1002/14651858.CD001071

(Continued)

Table C.2. Evidence for Behavioral, Parent-Directed and Educational, and Physiological Interventions (Cont.)

Author/Year	Study Objectives	Level/Design/Participants	Intervention and Outcome Measures	Results	Study Limitations
Poore et al. (2008)	To determine whether NTrainer-patterned orocutaneous therapy affects preterm infants' NNS and/or oral feeding success	Level II—Two-group, pretest–posttest. $N = 31$ preterm infants with minimal NNS output and delayed transition to oral feeds at 34 wk Intervention group $n = 21$	*Intervention* NTrainer treatment provided to 21 infants 4× per day during scheduled gavage feeds. *Outcome Measures* NNS nipple compression waveforms and percentage of oral feeding.	Treated infants manifest a disproportionate increase in suck pattern stability and percent oral feeding beyond that attributed to maturational effects alone.	Small sample size. This study was conducted on healthy preterm infants. The results cannot be generalized to preterm infants with greater medical complications (i.e., IVH 3–4).

http://dx.doi.org/10.1111/j.1651-2227.2008.00825.x

Reid (2004)	To identify feeding interventions recommended for infants with cleft conditions	Level I—Systematic review. $N = 55$ Level I–IV articles published 1955–2002	*Interventions* Early feeding and nutrition education as well as assisted feeding methods for infants with isolated cleft conditions. *Outcome Measures* Feeding method, mothers' reported ease and pleasure of feeding and estimate of infant contentment. Mean energy, protein intakes, growth, time to feed, weight gain, failure to thrive.	There are currently no completed systematic reviews relevant to this body of literature (Level I evidence). Two well-designed RCTs (Level I evidence) were found. These were considered to provide the strongest evidence for feeding intervention techniques. These articles described a combination of interventions, including early feeding and nutrition education as well as assisted feeding methods for infants with isolated cleft conditions. Three examples of Level III evidence were also found. Fifty (91%) of 55 articles reviewed were non–data-driven reports of expert opinion (Level IV).	High proportion of studies are Level V, expert opinion (50/55).

http://dx.doi.org/10.1597/02-148.1

Rocha et al. (2007)	To assess whether sensory–motor stimulation and NNS gavage feeding enhances the oral feeding performance of preterm infants born 26–32 wk GA	Level 1—Double-blind, two-group. Randomized control trial. $N = 98$ very low birth-weight infants randomized into a experimental and control group	*Intervention* *Experimental group:* Sensory–motor-oral stimulation and NNS. *Control group:* Sham stimulation program. *Outcome Measure* Length of hospital stay.	Independent oral feeding was attained significantly earlier in the experimental group than the control group. There was significant difference in length of hospital stay between the two groups.	Study did not describe "sham stimulation" for the control group. Study was not designed to compare whether this intervention was of more benefit than NNS alone. Further studies are needed to verify this question.

http://dx.doi.org/10.1016/j.earlhumdev.2006.08.003

Simpson et al. (2002)	To determine whether transition from tube to all-oral feeding can be accelerated by the early introduction of oral feeding in preterm infants	Level 1—Randomized control trial. $N = 29$ infants (<30 wk GA) randomly assigned to intervention and control groups	*Intervention* Oral feeding initiated 48 hr after full tube feed; the feeding progression followed a structured protocol. *Outcome Measures* • Milk transfer rate • Transition time from full tube feeding to all-oral feeding.	Infants in the experimental group were introduced to oral feeding significantly earlier than the control group and attained all-oral feeding significantly earlier as well.	Small sample size.

http://dx.doi.org/10.1542/peds.110.3.517

(Continued)

Table C.2. Evidence for Behavioral, Parent-Directed and Educational, and Physiological Interventions (Cont.)

Author/Year	Study Objectives	Level/Design/Participants	Intervention and Outcome Measures	Results	Study Limitations
White-Traut et al. (2002)	To determine whether an auditory, tactile, visual, and vestibular intervention increases the proportion of alert behavioral states, thereby improving their feeding progression	Level I—Randomized control trial. $N = 37$ preterm infants (12 infants born at 23–26 wk gestation with normal head ultrasounds and 25 CNS-injured infants born at 23–31 wk) Intervention group $n = 21$ (7 males, 14 females) Control group $n = 16$ (11 males, 5 females) Infants were randomly assigned to groups at 32 wk postconceptional age.	*Intervention* *Intervention group:* Standard of nursing care, plus an auditory, tactile, visual, and vestibular intervention (ATVV). ATVV intervention provides infant-directed talk via a soothing female voice (auditory stimulation) as the researcher massages the infant for 10 min (tactile stimulation), followed by 5 min horizontal rocking (vestibular stimulation). Throughout the 15-min period, the researcher attempts to engage in eye contact with the infant (visual stimulation). *Control group:* Standard of nursing care, which included a stress reduction program *Outcome Measures* • Behavioral state • Feeding progression (proportion of nipple feeding to total intake).	Study group demonstrated increased alertness during the first 5 min of intervention, significantly correlated to length of stay. The proportion of nipple intake increased significantly faster for study group.	Small sample size. High rate of attrition due to hospital discharge. A significantly greater proportion of females were randomized to the study group.

http://dx.doi.org/10.1017/S0012162201001736

Note. Behavioral Interventions are defined as treatment strategies that are based on operant learning principles. Seven studies were categorized as research on behavioral interventions, including 2 Level I, 4 Level III, and 1 Level IV articles. Intervention strategies developed that address children's feeding problems by providing primary caregivers with information and recommendations regarding how to facilitate appropriate feeding behaviors were reviewed in the category of parent-directed and educational interventions. Six studies were categorized as research on parent-directed or educational interventions, including 4 Level I studies and 2 Level III studies. Interventions that concentrated on improving children's biological development, including physical and sensory functions to support infant feeding, were categorized as physiological interventions. Twenty-one studies were categorized as research on physiological interventions, including 12 Level I studies, 3 Level II studies, 4 Level III studies, and 2 Level IV studies. GA = gestational age; IPAB = infant positive affect and behavior; IRNAB = infant regulation of negative affect and behavior; MPAB = maternal positive affect and behavior; MRNAB = maternal regulation of negative affect and behavior; NNS = non-nutritive sucking; SSC = skin-to-skin contact.

This table is a product of AOTA's Evidence-Based Practice Project and the *American Journal of Occupational Therapy*. Copyright © 2013 by the American Occupational Therapy Association. It may be freely reproduced for personal use in clinical or educational settings as long as the source is cited. All other uses require written permission from the American Occupational Therapy Association. To apply, visit www.copyright.com.

Suggested citation: Howe, T.-H., & Wang, T.-N. (2013). Systematic review of interventions used in or relevant to occupational therapy for children with feeding difficulties ages birth–5 years (Suppl. Table 1). *American Journal of Occupational Therapy, 67.*

C Übersicht zur Evidenz 101

Table D.3. Evidence for Interventions Used in Occupational Therapy to Promote Motor Performance

Author/Year	Study Objectives	Level/Design/Participants	Intervention and Outcome Measures	Results	Study Limitations
Developmental or Caregiver-Focused Interventions for Children With Motor Delays					
Blauw-Hospers & Hadders-Algra (2005) http://dx.doi.org/10.1017/S0012162205000824	To examine the elements of early intervention that contribute to motor development and to determine whether there is a critical age at which the intervention should begin	Level 1—Systematic review. $N = 34$; 17 studies were completed in neonatal intensive care units and 17 were post-NICU studies. Infants with high biological risk for or with developmental disabilities; age range = 0–18 mo corrected age	*Intervention* Categorized as sensory stimulation, motor intervention strategies, or parent–infant interaction strategies (e.g., NDT, NIDCAP). *Outcome Measures* Neuromotor or developmental.	This study moves forward from previous studies resulting in inconclusive results. Positive results were demonstrated in 13 of 34 studies.	The number of participants and level of rigor for each study varied.
Chiarello & Palisano (1998)	To examine the effectiveness of motor play treatments in the home with the mother and child vs. conventional therapy using interactive play treatments	Level 1—Randomized control trial. $N = 38$ mothers and their children. Children's age range = 6–34 mo	*Intervention* 5-wk parent education and behavioral intervention therapy treatments. *Outcome Measures* Child's behavior, child's mobility, mother's interaction, and the child and mother's summary measure.	The experimental group showed improvements in correctly holding and positioning their child and controlling their child's behavior. The control group promoted motor skills during interactive play.	Limited generalizability. Results for the mothers' behaviors were inconsistent. Participants received interventions to promote motor skills before the study.
Lekskulchai & Cole (2001)	To evaluate the effect of a motor developmental program in improving motor performance in Thai infants born preterm	Level 1—Randomized control trial. $N = 84$ preterm infants; gestational age of < 37 wk; randomly assigned to either a control or an intervention group Comparative group $n = 27$ infants who scored ≥ 67 on the Test of Infant Motor Performance (TIMP) at 40 wk gestational age	*Intervention* Home-based program implemented by caregivers after a demonstration and practice session were provided. Interventions were provided at 1, 2, and 3 mo adjusted age. *Outcome Measure* TIMP assessed motor performance monthly.	Infants who received the motor developmental program showed significantly greater improvements in motor performance during the study period than the infants in the control groups. At 4 mo adjusted age, the motor performance of the infants in the intervention group did not differ significantly from the not-at-risk preterm infants (the comparative group).	The effectiveness of the program relied heavily on the caregivers' understanding and cooperation with the protocol.

(Continued)

Table C.3. Evidence for Interventions Used in Occupational Therapy to Promote Motor Performance (Cont.)

Author/Year	Study Objectives	Level/Design/Participants	Intervention and Outcome Measures	Results	Study Limitations
McManus & Kotelchuck (2007) http://dx.doi.org/10.1097/PEP.0b013e318157519.0	To evaluate the effectiveness of aquatic therapy supplementing an early intervention program with children diagnosed with neuromuscular and developmental delays and disabilities, specifically focusing on functional mobility	Level II—Cohort nonrandomized controlled trial. $N = 37$ children (6–30 mo) with neuromuscular developmental delays and disabilities Intervention group $n = 15$ Control group $n = 22$	*Intervention* Aquatic therapy intervention was provided 1x/wk for 30 min in addition to 60-min home session by both an occupational therapist and a physical therapist to 2 children simultaneously to treat individually and allow peer socialization. Control group received a 60-min home session each wk. *Outcome Measures* Gross Motor Subscale of the Mullen Scales of Early Learning.	Children who received aquatic therapy in conjunction with home-based early intervention services showed greater gains in functional mobility than the children receiving only home-based intervention. The results were not statistically significant.	Small sample size. The nature of the Gross Motor Subscale of the Mullen Scales of Early Learning may limit results. The participants in the study did not allow for generalizability. Study lacked randomization.
Orton et al. (2009) http://dx.doi.org/10.1111/j.1469-8749.2009.03414.x	To examine the effects of early developmental intervention after discharge from the hospital on motor and cognitive development in preterm infants	Level I—Systematic review. Participants of each included study were infants born at < 37 wk gestational age with no major congenital abnormalities. 17 studies examined outcomes in infancy and school-age; 11 were included in the meta-analysis.	*Intervention* Infant interventions to improve cognitive or motor outcomes, performed in the hospital, home, or community center. Goals included parent–infant relationships and/or infant development. *Outcome Measures* Outcomes assessed using motor or cognitive measures.	Early developmental interventions improved cognitive outcomes at infants' age and at preschool age. The results were not sustained at school age. Early intervention had little effect on motor outcomes. Benefits of developmental intervention may be restricted to short-term gains in cognitive outcomes.	Outcomes compiled were diverse; of 17 studies, only 9 had data analysis sufficient to include in the meta-analysis.

Interventions for Children With CP

Sakzewski et al. (2009) http://dx.doi.org/10.1542/peds.2008-3335	To determine the effectiveness of upper-limb interventions used with children diagnosed with congenital hemiplegia on activity and participation outcomes	Level I—Meta-analysis. $N = 13$ RCTs and 7 systematic reviews of children diagnosed with congenital hemiplegia ages 18 mo–16 yr.	*Intervention* Studies were categorized into four groups: (1) NDT, (2) CIMT and forced-use therapy, (3) hand-arm bimanual intensive training (HABIT), and (4) intramuscular botulinum toxin A (BoNT–A) injections. *Outcome Measures* Standardized and nonstandardized assessments grouped as upper-limb function, self-care, and individualized outcomes.	No clear strength of any 1 study over the other is stated. BoNT–A in conjunction with additional upper-limb training is growing in evidence of effectiveness. NDT has limited evidence. Both CIMT and HABIT are emerging interventions with positive evidence to support their effectiveness.	Small sample size. The treatment protocols, intensity, and duration varied among studies. Outcome measures varied among studies, and not all measures reported reliability and validity.

Neurodevelopmental Motor Treatment

Arndt et al. (2008) http://dx.doi.org/10.1097.PEP/0b013e318315e8595	To evaluate the efficiency of an NDT-based sequenced trunk coactivation protocol for change in gross motor function in infants with posture and movement dysfunction	Level II—Repeated-measures randomized block design. NDT-based coactivation trunk protocol (STA), $n = 5$ children ages 4–12 mo. Parent–infant play protocol (PIP), $n = 5$	*Intervention* STA group intervention emphasized transitional activities. PIP group intervention emphasized parent–infant interaction, and enriched direct play. All participants also received early intervention services per their Individual Family Service Plan. *Outcome Measures* GMFM	The STA protocol group made significantly greater gains in gross motor function than the PIP protocol group. The STA protocol group maintained motor gains at the 3-wk follow-up session.	Small sample size. Throughout the duration of the study, the infants in both groups received ongoing early intervention therapeutic services.
Brown & Burns (2001)	To determine whether NDT for pediatric patients with neurological dysfunction is effective in modifying sensory input, inhibiting primitive reflexes, or inhibiting abnormal movements	Level I—Systematic review. $N = 17$ articles Participants were birth–14 yr, had a diagnosis of neurological dysfunction, and were involved in a NDT program. Six articles had sample sizes of ≥ 50, and 11 used control groups.	*Intervention* All articles incorporated NDT as the intervention to be evaluated. Of the interventions, 12 included a home program in addition to individual therapy; 3 included casting. *Outcome Measures* Outcomes for each article varied greatly, with numerous assessments being used. Examples include Peabody Developmental Motor Scale, goniometry, Bayley Scales of Infant and Toddler Development, Modified Ashworth Scale.	Six of the articles reported statistically significant results from the NDT treatment 9 reported no benefit. In 2 studies, the findings were equivocal. The evidence as to whether NDT is an effective treatment for children with neurological dysfunction was determined to be inconsistent; therefore NDT remains an experimental intervention.	Lack of an extensive literature search and studies with rigorous study designs.
Girolami & Campbell (1994)	To determine improvements of motor control in infants born prematurely and at risk for developmental delays through the use of an NDT protocol	Level I—Randomized control trial. *Participants* $N = 19$ infants born prematurely Control group $n = 8$	*Intervention* The full-term control group received no intervention services. The intervention group received treatment for 7–17 days focusing on facilitation of movement and strength for posture. The second preterm intervention group received nonspecific handling treatments for 7–17 days. *Outcome Measures* • Neonatal Behavioral Assessment Scale (NBAS) • Supplemental Motor Test (SMT).	Significant differences were found using the SMT in specific areas such as spontaneous movement and initiation of movement toward objects. No significant differences were found using the NBAS between the two preterm groups.	Small sample size. Infants were not tested again for long-term benefits.

(Continued)

Table C.3. Evidence for Interventions Used in Occupational Therapy to Promote Motor Performance (Cont.)

Author/Year	Study Objectives	Level/Design/Participants	Intervention and Outcome Measures	Results	Study Limitations
Law et al. (1991)	To determine the effects that intensive NDT and casting (separately and simultaneously) have on hand function, upper-extremity quality of movement, and range of motion when used with children diagnosed with spastic CP	Level I—Randomized control trial, two-by-two factorial design. $N = 72$ children ages 18 mo–8 yr *Groups:* Intensive NDT plus cast, $n = 19$; regular NDT plus cast, $n = 17$; intensive NDT, $n = 18$; regular NDT, $n = 18$.	*Intervention* Occupational therapists provided various interventions among groups. The intensive group received NDT twice weekly for 45 min, with a 30-min daily home program. These children also wore a cast on their more involved arm for at least 4 hr/day. The regular NDT group received in-clinic services between 1x/wk and 1x/mo, with a home program for 15 min 3x/wk. *Outcome Measures* • PFMS • QUEST.	The PFMS did not demonstrate significant differences at any time among any of the treatment groups. Quality of movement (QUEST) results (6 mo) showed children in the inhibitive casting groups obtained significantly higher results, and then they decreased (9 mo). No statistical significance was found. Children with casted arm had a significant increase in wrist extension.	Sample size limited the study's power. The attendance rate among the groups may have influenced the results.
http://dx.doi.org/10.1111/j.1469-8749.1191.tb14897.x					
Law et al. (1997)	To determine the effectiveness of NDT and casting in improving hand function, quality of upper-extremity movement, and range of motion in children with CP	Level II—Cohort study. $N = 50$ children 18 mo–4 yr (mean age = 32.92 mo) with CP (22 diplegia, 19 hemiplegia, 9 quadriplegia) $N = 42$ participants in therapy before beginning the study NDT plus casting group, $n = 26$ Regular OT group, $n = 24$	*Intervention* Focused on changing impairments and improving upper-extremity quality of movement. 45 min OT twice, 30-min home program. *Control group:* The OT program focused on task analysis and change in functional skills and met 45 min 1x/wk Both conditions were administered by trained occupational therapist. Duration was 12 months. *Outcome Measures* • COPM • QUEST • PFMS.	No significant results were found for hand function, quality of upper-extremity movement, or parents' perception of hand function between the 2 groups.	Small sample size. 42 participants were receiving therapy before the intervention.
http://dx.doi.org/10.1111/j.1469-8749.1997.tb07360.x					

Mayo (1991)	To compare the changes in development over a 6-mo period of weekly (intensive) and monthly (basic) NDT on the motor development of young children with suspected CP	Level I—Randomized control trial. $N = 29$ Intensive NDT group, $n = 17$, Mean age = 11.4 mo Basic NDT group, $n = 12$, Mean age = 9.9 mo	*Intervention* Both regimes lasted 6 mo. The basic regime consisted of monthly hospital visits at which the parents received instructions for carrying out a home program. The intensive regime occurred weekly, allowing the therapist to implement special maneuvers to meet specific therapeutic goals. *Outcome Measures* • Reflex activity • Postural reactions • Gross motor ability • Fine motor skills • Bayley Scales of Infant and Toddler Development Mental scale • Abnormal movement scale • ADLs.	The average proportional change in aggregate motor development for the infants in the intensive group was significantly better than for the infants in the basic regime, after adjusting for the child's age, whether the child was born at term, and mother's education.	Findings were limited by small sample size. The groups did not have similar demographics. Only two of the seven instruments used were known to be valid and reliable. Compliance was not measured. Some infants were included whose final diagnosis was not CP.

http://dx.doi.org/10.1097/00002060-199110000-00006

Constraint-Induced Movement Therapy for Children With Unilateral CP

Aarts et al. (2010)	To investigate whether 6 wk of mCIMT followed by 2 wk of bimanual training in children with unilateral spastic CP improves spontaneous use of the affected limb in quantitative and qualitative measures when compared with usual care	Level I—Randomized control trial. $N = 50$ children with diagnosis of CP with unilateral or severely asymmetric bilateral spastic movement impairment; ages = 2.5–8 yr; MACS scores I, II, or III Intervention (mCIMT) group $n = 28$ Control group $n = 22$	*Intervention* Children in the intervention group received mCIMT for 3 3-hr sessions/wk for 6 wk, followed by 2 wk task-specific training in goal-directed bimanual play and self-care activities. Children in the control group received usual care, which included 1.5 hr of general PT or OT and encouragement to use affected limb. *Outcome Measures* Primary: • Assisting Hand Assessment • ABILHAND–Kids. Secondary: • Melbourne Assessment of Unilateral Upper Limb Function • COPM • Goal Attainment Scaling.	All primary and secondary outcome measures, except the Melbourne Assessment, demonstrated significant improvements for the mCIMT–BiT group when compared with controls.	Most of the children had good arm–hand capacity (73.6% had MACS scores of I or II; decreases ability to generalize results). Follow-up was only 8 wk posttreatment, which makes judging long-term effects difficult in this study.

http://dx.doi.org/10.1177/1545968830935767

(Continued)

Table C.3. Evidence for Interventions Used in Occupational Therapy to Promote Motor Performance (Cont.)

Author/Year	Study Objectives	Level/Design/Participants	Intervention and Outcome Measures	Results	Study Limitations
Aarts et al. (2011)	To investigate how improvements in spontaneous use of the affected limb during play and self-care activities were established as a result of 8 wk mCIMT and BiT	Level 1—Randomized control trial. $N = 50$ children with diagnosis of CP with unilateral or severely asymmetric bilateral spastic movement impairment; ages = 2.5–8 yr; MACS scores I, II, or III. Intervention (mCIMT) group, $n = 28$. Control group $n = 22$	*Intervention* Children in the intervention group received mCIMT for 3 3-hr sessions/wk for 6 wk, followed by 2 wk task-specific training in goal-directed bimanual play and self-care activities. Children in the control group received usual care, which included 1.5 hr of general PT or OT and encouragement to use affected limb. *Outcome Measures* Using video, developmental disregard and upper-limb capacity and performance were assessed. Goniometer measurements of PROM and AROM of the affected wrist and elbow, which were measured.	Children in the mCIMT–BiT group improved the spontaneous use of the upper limb during play and self-care activities more than those in the usual-care group. The improvements reflect increased use of existing motor functions rather than true restoration of muscle strength or motor selectivity. Results include improved quality and increased frequency of use, but not increased endurance or improved automaticity.	Only AROM and PROM at wrist and elbow of affected limb were measured as important underlying motor functions. Motor planning (cognition) was not specifically assessed in this study. Possible Type II error related to effects on developmental disregard.
http://dx.doi.org/10.1016/j.ridd.2010.10.008					
DeLuca et al. (2006)	To test the efficacy of pediatric CI therapy by means of a randomized controlled crossover trial (using the control group from Taub et al., 2004, study)	Level 1—Randomized controlled cross-over trial. Intervention group, $n = 7$, ages 14–86 mo with a diagnosis of CP with asymmetric involvement of the upper extremity	*Intervention* All children from the control group in the Taub et al. (2004) study were crossed over into the CI therapy group. Children's less-impaired upper extremities were fully casted. Using shaping, an OT or PT provided 6 hr of therapy per day for 21 consecutive days. *Outcome Measures* The outcomes of the posttreatment from Phase I (Taub et al. study) served as the baseline for Phase 2. Children in the cross-over condition participated in 2 additional posttreatment assessments after CI therapy. • QUEST • PMAL • EBS.	This study's data demonstrated a similar pattern of results on frequency and quality of use on the PMAL (compared with the Taub et al. treatment group) and increased emergence of behaviors on the EBS. Control groups had no significant change.	Cross-over design has risks of carry over, learning effects, or both, which may affect results.
http://dx.doi.org/10.1177/0883073806021011040					

Taub et al. (2004)	To determine whether full application of both components of CI therapy protocol (extensive, intensive training of the more-affected arm and restraint of less-affected arm) would produce improvements in motor function in young children with CP	Level I—Randomized control trial. Intervention, $n = 8$ children ages 7–85 mo (Mean age = 39.0 mo) Control group, $n = 8$ children ages 14–96 mo (Mean age = 43.4 mo)	*Intervention* Children in CIMT had their less-impaired upper extremity casted from upper arm to fingertips using a bivalve cast. The CIMT consisted of therapists' "shaping" new motor performance in 6 hr of therapy per day for 21 consecutive days. The children in the control group received PT, OT, or both for a mean of 2.2 hr/wk. *Outcome Measures* Immediately after intervention and 3 mo and 6 mo postintervention: • EBS • PMAL • TAUT • Developmental Activities Screening Inventory–II.	Children who participated in CIMT improved more in motor function than controls. Improvements include new motor patterns and classes of functional activity on EBS, improved amount and quality of use on the PMAL, and increased use of impaired upper extremity on TAUT.	This study had a small sample size. Positive findings may relate to time spent in treatment (intensity and frequency) vs. the constraint and intervention protocol. The dosage of intervention seemed high.
http://dx.doi.org/10.1542/peds.113.2.305				
Willis et al. (2002)	To determine whether restraint of the unimpaired arm would improve function of the impaired arm in children with chronic (> 1 yr) hemiparesis	Level I—Randomized control trial. Ages 1–8 yr Intervention group $n = 7$ Control group $n = 10$	*Intervention* The intervention group received a plaster cast on their unimpaired arm for 1 mo. The control group did not. Both groups continued their routine visits to occupational and PT; no effort was made to change their routines. *Outcome Measures* • PDMS at entry, 1 mo (when casts initially removed), 6 mo, and 7 mo after entry. • Parental report.	Children's use of their hemiparetic upper extremity improved after 1 mo of forced use in the intervention group of children.	Some participants received additional occupational and PT sessions; however, the researchers suggested that this did not improve results.
http://dx.doi.org/10.1542/peds.110.1.94				

(Continued)

Table C.3. Evidence for Interventions Used in Occupational Therapy to Promote Motor Performance (Cont.)

Author/Year	Study Objectives	Level/Design/Participants	Intervention and Outcome Measures	Results	Study Limitations
Conductive Education					
Catanese et al. (1995)	To evaluate the effectiveness of a CE-based program for children with CP	Level II—Cohort study, nonrandomized. $N = 34$ children ages 4–7 yr with a diagnosis of CP and intellectual disability. CE group $n = 17$. Control group $n = 17$	*Intervention* CE group: Combined education and therapy. Control group: Individual physiotherapy specifics of both groups not reported. Frequency and duration not stated. *Outcome Measures* • VAB • Questionnaire on Resources and Stress, Short Form.	Both groups improved on gross motor function cognitive ability, receptive and expressive language, and grooming, with the CE group improving more than the control group on gross motor function. Caregivers reported improvements over time for both groups, with the CE group improving more on toileting and the control group improving more on social interaction and play.	Small sample size. Participants all were involved in various therapeutic programs in addition to the CE program or PT.
Reddihough et al. (1998)	To compare the effectiveness of a CE program compared with an NDT program for children with CP	Level I—Randomized control trial. $N = 66$ children with a definitive diagnosis of CP and varying cognitive ability, ages 12–36 mo. Treatment CE program, $n = 34$. Control NDT program, $n = 32$	*Intervention* Participants attended individual therapy and a CE-based group. All participants received therapy in a clinic setting. Control: The participants in the NDT group had individual therapy and attended a play group with their caregiver. The CE participants averaged 2 hr, 48 min, of therapy per wk, and the NDT participants averaged 2 hr, 54 min, of therapy per wk. Duration was 6 mo. *Outcome Measures* • VAB • GMFM • Reynell Developmental Language Scale.	In relation to cognition, the control group (NDT) scored lower overall than the treatment group (CE). For language, organizational behaviors, and ADL function, the treatment group had significantly higher scores than the control group on the basis of caregiver ratings. Gross motor behaviors were also significantly higher for the treatment group.	The sample size of 66 was small, and the length of the intervention was relatively short (6 months). The study did not include a nontreatment group, and the control group received more hours of therapy on average than the treatment group.

http://dx.doi.org/10.1111/j.1469-8749.1998.tb12345.x

Context-Focused Intervention

Law et al. (2011)	To evaluate the efficacy of a child-focused vs. context-focused intervention in improving performance of functional tasks and mobility in young children with CP	Level I—Randomized control trial. $N = 128$ children with Level I–V GMFCS level CP Child-focused group, $n = 71$, Mean age = 3.5 yr ($SD = 1.4$) Context-focused group, $n = 57$, Mean age = 3.9 yr ($SD = 1.4$)	*Intervention* Children received either a child-focused or a context-focused approach for 6 mo (18–24 sessions). In the child-focused group, occupational or physical therapists provided therapy to remediate the sensory or motor impairments and practice-specific movements and tasks. In the context-focused group, therapists focused on changing the constraints within the task, the environments that were constraining performance, or both. *Outcome Measures* • PEDI • Range of motion • GMFM • Preschool Children's Participation Scale.	The groups were similar at baseline. Both received equivalent amounts of therapy (18.7 child-focused and 17.7 context-focused therapy sessions). PEDI scores improved significantly, but the groups did not differ except for a small effect on the Caregiver Assistance Scales mobility subscale (child-focused group improved more). Change scores did not differ for GMFCS levels. GMFM scores improved for both groups. Participation improved in play intensity, physical activity intensity and diversity, and total score intensity (only). Children who received context-focused therapy made similar improvements to those who received child-focused therapy.	This study compared 2 interventions and lacked a control group. Neither therapy reflects typical intervention for children with CP.

http://dx.doi.org/10.1111/j.1469-8749.2011.03962.x

(Continued)

Table C.3. Evidence for Interventions Used in Occupational Therapy to Promote Motor Performance (Cont.)

Author/Year	Study Objectives	Level/Design/Participants	Intervention and Outcome Measures	Results	Study Limitations
Interventions to Promote Prewriting in Preschool Children With Visual–Motor Delays					
Case-Smith (2000a)	To examine how performance components and variables in intervention influenced fine motor and functional outcomes in preschool children	Level III—Pretest–posttest. $N = 44$ children ages 4–6 yr with fine motor delays	*Intervention* 22 collaborating OT practitioners provided direct intervention to the participants. Therapists weekly recorded their service delivery model, goals, and activities (e.g., sensory integration, motor–manipulation, self-care, play–peer interaction). *Outcome Measures* • 9-Hole Peg Test • Motor Accuracy test of the Sensory Integration and Praxis Test • Developmental Test of Visual Perception • PDMS Fine Motor Scale • Draw-a-Person • PEDI (Self-Care Function and Social Function).	The participants made statistically significant gains in all eight measures over the course of the academic year.	Explanations, rationale, and time were not given for activities and goals. Precise measurements of the OT sessions were not documented.
Dankert et al. (2003)	To examine the effectiveness of OT on enhancing visual–motor skills in preschool children	Level II—Quasi-experimental, two-factor mixed design. Preschool children with developmental delays, $n = 12$ Children without disabilities receiving OT and students without disability not receiving OT, $n = 15$ Age range = 3–6 yr	*Intervention* Individual and group OT intervention addressing visual–motor skills. *Outcome Measures* Visual–Motor Integration (Beery).	Results showed that students with developmental delays demonstrated statistically significant improvement in visual–motor skills and developed skills at a rate faster than expected compared with typically developing peers on the Visual Motor Integration.	The administrator of the assessments provided therapy and was not blinded to the study. Additional therapy was administered to children with developmental disabilities.

http://dx.doi.org/10.5014/ajot.57.5.542

Davies & Gavin (1994) http://dx.doi.org/10.5014/ajot.48.2.155	To compare the effectiveness of a group–consultative model of therapy with that of a direct model on preschool-age children with developmental delays	Level II—Nonrandomized controlled study. N = 18 children ages 3–5 yr Intervention group, $n = 10$ Control program for children with disabilities, $n = 8$	*Intervention* Participants received both occupational and PT twice weekly. *Control:* Classroom staff members met with the occupational and physical therapists weekly for 30 min each. *Outcome Measures* • PDMS • Vineland Adaptive Behavior Scale • Central Institute for Deaf Preschool Performance Scales: nonverbal intelligence quotient.	Participants in both groups increased in fine and gross motor skills. The development rate of motor skills for all of the participants paralleled that of typically developing children. The scores on the VABS (except for daily living scales) were significantly increased for all participants.	Small sample size. Participants were from a specific geographical area, no nontreatment group, and no randomization.
DeGangi et al. (1993) http://dx.doi.org/10.5014/ajot.47.9.777	To compare the benefits of a child-centered therapy approach emphasizing child-initiated play interactions within a structured therapy environment with those of therapist-directed, structured sensorimotor therapy approach	Level II—Repeated measures interventions (AB cross-over design) with randomization of the treatment interventions. N = 12 preschool children with sensory–motor dysfunction Intervention A first, $n = 6$ Intervention B first, $n = 6$ Mean age = 53 mo	*Intervention* Intervention A: Child-centered sensorimotor therapy. Intervention B: Structured sensoryimotor therapy. *Outcome Measures* • PDMS • DeGangi–Berk Test of Sensory Integration • Touch Inventory for Preschoolers • Vineland Adaptive Behavior Scales • Child Behavior Checklist • McCarthy Scales of Children's Abilities.	Structured sensorimotor therapy was more useful than child-centered therapy in promoting gross motor skills, functional skills, and sensory integrative functions. Child-centered therapy appeared to promote fine motor skills better, but the difference was not statistically significant.	There was no control group. The sample size was small and similar in socioeconomic status. Different therapists were used to treat the children. Early intervention services continued throughout the study.

Note. ADLs = activities of daily living; AROM = active range of motion; BiT = bimanual training; CE = conductive education; CI = constraint induced; CIMT = constraint-induced movement therapy; COPM = Canadian Occupational Performance Measure; CP = cerebral palsy; EBS = Emerging Behaviors Scale; GMFCS = Gross Motor Function Classification System; GMFM = Gross Motor Function Measure; MACS = Manual Ability Classification System; mCIMT = modified constraint-induced movement therapy; NDT = neurodevelopmental treatment; NICU = neonatal intensive care unit; NIDCAP = Newborn Individualized Developmental Care and Assessment Program; OT = occupational therapy; PDMS = Peabody Developmental Motor Scale; PEDI = Pediatric Evaluation of Disabilities Inventory; PFMS = Peabody Fine Motor Scales; PMAL = Pediatric Motor Activity Log; PROM = passive range of motion; PT = physical therapy; QUEST = Quality of Upper Extremity Skills Test; SD = standard deviation; TAUT = Toddler Arm Use Test; VAB = Vulpe Assessment Battery.

This table is a product of AOTA's Evidence-Based Practice Project and the *American Journal of Occupational Therapy.* Copyright © 2013 by the American Occupational Therapy Association. It may be freely reproduced for personal use in clinical or educational settings as long as the source is cited. All other uses require written permission from the American Occupational Therapy Association. To apply, visit www.copyright.com.

Suggested citation: Case-Smith, J., Frolek Clark, G. J., & Schlabach, T. L. (2013). Systematic review of interventions to promote motor performance for children ages 0–5 years. (Suppl. Table 1). *American Journal of Occupational Therapy, 67.*

Table C.4. Evidence for Occupational Therapy Interventions to Improve Cognitive Development

Author	Study Objectives	Level/Design/Participants	Intervention and Outcome Measures	Results	Study Limitations
Barrera et al. (1991) http://dx.doi.org/10.1177/027112149101000403	To determine the long-term effectiveness of an early intervention program with participants with high- and low-birth-weight preterm infants	Level I—Randomized control trial. $N = 67$ preterm and full-term children (follow-up at age 5 yr)	*Intervention* The initial study included 3 in-home groups: developmental programming intervention, parent–child intervention, and control group. *Outcome Measures* Various, including Minnesota Child Developmental Inventory.	Some significant differences were noted, but not in the cognitive area. Children with very low birth weight scored lower in the cognitive area as compared with other groups.	McCarthy Scale may underestimate developmental functioning. Study had small sample size.
Brooks-Gunn et al. (1992) http://dx.doi.org/10.1016/S0022-3476(05)80896-0	To implement the Infant Health and Development Program in a low-birth-weight population through a center-based program focusing on cognitive functioning	Level I—Randomized control trial. $N = 985$ low-birth-weight preterm infants Intervention group $n = 377$ Control group $n = 608$	*Intervention* Intervention included home visits (weekly during Year 1 and biweekly during Years 2 and 3), child care at a child developmental center, and parent group meetings. *Outcome Measures* • BSID • Stanford-Binet Intelligence Scale • Peabody Picture Vocabulary Test–Revised • Visual Motor Integration Test.	Significant effects seen at 24 and 36 mo in cognitive domains. No significant differences were found for the BSID Motor Scale.	Patterns in ethnicity and level of education may skew results. Results cannot be generalized.
Gulsrud et al. (2007) http://dx.doi.org/10.1177/1362361307083255	To examine the effect of intervention on affect, gaze, joint attention, behaviors, and verbalizations in children diagnosed with ASD	Level I—Randomized control trial. $N = 35$ children (ages 33–54 mo) diagnosed with autism Joint attention, $n = 17$ Symbolic play, $n = 18$	*Intervention* Joint attention and symbolic play interventions. *Outcome Measures* Eye gaze, affect, nonverbal gestures, and verbalization were coded.	Children in joint attention intervention improved in acknowledgment of novel objects.	Study had small sample size with few diverse participants.

Kleberg et al. (2002)	To examine the effect of NIDCAP on the 1-yr development of infants born with a gestational age of < 32 wk	Level I—Randomized control trial. $N = 20$ premature infants NIDCAP group $n = 11$ Control group $n = 9$	*Intervention* Intervention group received care in the NICU according to the NIDCAP. Follow-up at 12 mo of adjusted age. *Outcome Measure* BSID	Cognitive development was significantly higher for experimental group; no significant difference on the Psychomotor Developmental Index.	Study had small sample size. NIDCAP program is a multidisciplinary dependent program with complex interventions (e.g., education, physical modifications). Higher proportion of girls in control group.

http://dx.doi.org/10.1016/S0378-3782(02)00014-2

Maguire et al. (2009)	To investigate the effect of NIDCAP on growth and cognitive, psychomotor, and neurodevelopment at ages 1 and 2 yr in infants born at < 32 wk gestational age	Level I—Randomized control trial. $N = 168$ premature infants recruited; 148 children assessed at age 1 yr (70 intervention, 78 control) and 146 children assessed at age 2 yr (68 intervention, 78 control)	*Intervention* Intervention group received care in the NICU according to the NIDCAP. Follow-up at 1 and 2 yr of corrected age. *Outcome Measures* Neurological outcome, Dutch BSID.	No statistically significant differences found between groups at 1- or 2-yr follow-up.	The intervention and control group infants were both cared for in the same unit so there may have been contamination in care. The intervention period was shorter than most NIDCAP programs.

http://dx.doi.org/10.1542/peds.2008-1950

McCormick et al. (2006)	To determine whether differences such as IQ and achievement would be observed in the Infant Health and Development Program, especially in the heavier low-birth-weight group at 18-yr follow-up	Level I—Randomized control trial. $N = 638$ individuals now age 18 who participated in a study for low-birth-weight preterm infants $n = 382$ children in the intervention program $n = 226$ in follow-up program	*Intervention* Educational program delivered through home visits, center-based program, and parent support groups. *Outcome Measures* • Woodcock–Johnson Tests of Achievement–Revised • Weschler Abbreviated Scale of Intelligence • Peabody Picture Vocabulary Test (PPVT)–Version III.	Experimental group had higher scores on the PPVT and math achievement. Scores on the cognitive testing approached significance.	Sample was too small to achieve statistical significance in adverse outcomes. There was a low response rate at this follow-up. Sample was not disadvantaged, so it was more difficult to detect differences in some areas.

http://dx.doi.org/10.1542/peds.2005-1316

(Continued)

Table C.4. Evidence for Occupational Therapy Interventions to Improve Cognitive Development (Cont.)

Author	Study Objectives	Level/Design/ Participants	Intervention and Outcome Measures	Results	Study Limitations
Melnyk et al. (2001) http://dx.doi.org/10.1002/nur.1038	To evaluate the effectiveness of a parent-focused intervention program Creating Opportunities for Parent Empowerment (COPE) on infant cognitive development and maternal coping	Level 1—Randomized control trial. $N = 42$ mothers (ages 18–38) of low-birth-weight premature infants hospitalized in a NICU Experimental group $n = 20$ Control group $n = 22$	*Intervention* COPE is an educational–behavioral program (educates mothers about physical characteristics and behaviors of low-birth-weight infant, interaction with infant, and activities to enhance development) in the NICU through 1 wk after discharge. *Outcome Measures* • BSID (Mental Development Index) • Assessment Feeding Scale • Home Observation for Measurement of the Environment.	Experimental group had significantly higher cognitive scores at 3 and 6 mo corrected age.	Limitations included small sample size; BSID–II being used for purposes other than its accurate prediction of normal IQs; and use of the Parental Beliefs Scale (baby subscale), which has low internal consistency reliability.
Nelson et al. (2001)	To evaluate the effects of CNS injury by comparing infants who had experienced either intraventricular hemorrhage or periventricular leukomalacia with extremely premature infants who did not experience CNS injury. The researchers also compared infants who received auditory–tactile–visual–vestibular intervention with those who did not.	Level 1—Randomized control trial. $N = 37$ preterm infants with severe central nervous system injury or extreme prematurity	*Intervention* Multisensory (auditory–tactile–visual–vestibular) intervention in hospital until 2 mo corrected age. *Outcome Measures* • Dyadic Mutuality Code • Nursing Child Assessment Feeding Scale • Revised BSID.	No statistically significant difference between groups; however, experimental group had better motor and mental performance and had fewer cerebral palsy diagnoses at 1 yr. Infants with periventricular leukomalacia had significantly poorer mental development despite the group assignment.	Study had small sample size and lack of randomization associated with post hoc reconfiguration of groups based on type of brain injury. Length of intervention may have been too short to overcome serious neurodevelopmental disorders.

Olafsen et al. (2006)	To evaluate the effects of optimized neonatal mother–infant transactions on joint attention at 12 mo and to analyze whether an early intervention program to increase parents' sensitivity to infants' behaviors enhanced joint attention at 12 mo	Level I—Randomized control trial. $N = 140$ preterm infants, 75 term infants. Intervention group, $n = 71$ (36 boys, 35 girls); Mean gestational age = 30 wk. Control group $n = 69$ (37 boys, 32 girls); Mean gestational age = 30 wk. Term infants, $n = 75$ (40 boys, 35 girls); Mean gestational age = 39 wk	*Intervention* The Vermont Intervention Program for Low Birth Weight Infants (Rauh, Achenbach, Nurcombe, Howell, & Teti, 1988), which emphasizes transition: parents appreciating their baby's specific behaviors and being sensitive to the infant's cues and teaching parents to respond to cues. Neonatal nurses met with the parents every day for 7 days before discharge. They made 4 home visits after discharge. *Outcome Measures* • The Early Social Communication Scales • Joint attention behaviors, behavioral requests, and social interaction behaviors were measured through behavioral counts from videotaped sessions.	Preterm intervention group was significantly higher in initiating joint attention and responding to social interaction. Term group scored moderately higher than the preterm control group. Infants did not show differences in responding to joint attention or responding to requests. Children's ability to integrate complex information may not be affected by this intervention.	Limited applicability to occupational therapists. Limited description of the intervention in the report.
http://dx.doi.org/10.1016/j.infbeh.2006.07.004					
Orton et al. (2009)	To examine the effects of early developmental intervention after discharge from the hospital on motor and cognitive development in preterm infants	Level I—Systematic review. Participants of each included study were infants born at < 37 wk gestational age with no major congenital abnormalities. 17 studies examined outcomes in infancy and school-age; 11 included in the meta-analysis.	*Intervention* Infant interventions to improve cognitive or motor outcomes, performed in the hospital, home, or community center. Goals included parent–infant relationships and infant development. *Outcome Measures* Outcomes assessed using motor or cognitive measures.	Early developmental interventions improved cognitive outcomes at infants' age and at preschool age. The results were not sustained at school age. Early intervention had little effect on motor outcomes. Benefits of developmental intervention may be restricted to short-term gains in cognitive outcomes.	Outcomes compiled were diverse; of 17 studies, only 9 had data analysis sufficient to include in the meta-analysis.
http://dx.doi.org/10.1111/j.1469-8749.2009.03414.x					

(Continued)

Table C.4. Evidence for Occupational Therapy Interventions to Improve Cognitive Development (Cont.)

Author	Study Objectives	Level/Design/ Participants	Intervention and Outcome Measures	Results	Study Limitations
Resnick et al. (1988)	To develop a preventative model of care for premature infants (under 1,800 g) and compare it with a traditional remedial method	Level I—Randomized control trial. $N = 41$ premature infants Experimental group $n = 21$ Control group $n = 20$	*Intervention* Preventative model vs. traditional remedial model. Preventative model included daily intervention in the NICU and twice monthly intervention in a home developmental program. Traditional remedial model included referral to intervention agencies, if needed, at 6-mo follow-up. *Outcome Measures* • BSID • Greenspan–Lieberman Observation Scale.	Statistically significant differences between groups on the BSID (Mental Development Index) found at 12 mo but not at 6 mo. No significant difference between groups on the Psychomotor Developmental index at 6- or 12-mo assessment.	Study had a small sample size of 41. Control for various interventions was not established, so it was difficult to identify specific interventions that were most effective.
http://dx.doi.org/10.1097/00004703-198804000-00004					
Whalen et al. (2006)	To examine collateral changes in social initiations, positive affect, play, imitation, and language after participation of children with ASD in a joint attention training program	Level IV—Multiple baseline, single subject $N = 4$ children with ASD and 6 peer models Mean age = 4 yr, 2 mo	*Intervention* The joint attention treatment used naturalistic behavior modification techniques that included discrete trial training and pivotal response training. The child was taught to respond to joint attention bids, then was taught to initiate joint attention bids. *Outcome Measures* • Unstructured Joint Attention Assessment, rated in 30 min of play • Structured Joint Attention Assessment, rated in Structured Play, Empathic Response, and Structured Play Assessment • Play and language were measured in 10-min probes.	The 4 participants showed increases in social initiations and positive affect at posttreatment; 3 improved in empathic response. All improved on the Structured Play Assessment. Imitation increased an average of 20%. No changes in the rate of functional or symbolic play were found. Improved joint attention may lead to increased attention to social stimuli.	Study had small sample size. No standardized assessments were used.
http://dx.doi.org/10.1007/s10803-006-0108z					

Wong et al. (2007)	To determine the effectiveness of symbolic play skills vs. joint attention skills with children diagnosed with autism	Level I—Randomized control trial. $N = 41$ children (ages 31–55 mo) diagnosed with autism Symbolic play, $n = 21$ Joint attention, $n = 20$	*Intervention* Joint attention and symbolic play interventions with applied behavior analysis were first taught at a table, then generalization was attempted during floor setting. *Outcome Measures* • Mullen Scales of Early Learning • Structured Play Assessment • Early Social Communication Skills Assessment.	Results were inconclusive and dependent on many factors. In general, children with autism mastered criteria at table setting before generalizing skills in floor play.	Study had small sample size with few diverse participants. Significant language differences existed between groups.

Note. ASD = autism spectrum disorder; BSID = Bayley Scales of Infant and Toddler Development; CNS = central nervous system; NICU = neonatal intensive care unit; NIDCAP = Newborn Individualized Developmental Care and Assessment Program.

This table is a product of AOTA's Evidence-Based Practice Project and the *American Journal of Occupational Therapy.* Copyright © 2013 by the American Occupational Therapy Association. It may be freely reproduced for personal use in clinical or educational settings as long as the source is cited. All other uses require written permission from the American Occupational Therapy Association. To apply, visit www.copyright.com.

Suggested citation: Frolek Clark, G. J., & Schlabach, T. L. (2013). Systematic review of occupational therapy interventions to improve cognitive development in children ages birth–5 years (Suppl. Table 1). *American Journal of Occupational Therapy, 67.*

Table C.5. Evidence for the Effectiveness of Different Service Delivery Models and Methods in Occupational Therapy Services for Young Children and Their Families

Author/Year	Study Objectives	Level/Design/Participants	Intervention and Outcome Measures	Results	Study Limitations
Barlow et al. (2009)	To address whether group-based parenting programs are effective in improving maternal psychosocial health, including anxiety, depression, and self-esteem	Level I—Systematic review (Cochrane) 26 randomized control trials. Control as waiting-list, no-treatment, or placebo control group. *Criteria for programs:* Group-based format, structured program, variety of theoretical frameworks developed largely with the intention of helping parents to manage children's behavior and improve family functioning and relationships.	*Intervention* Group-based parenting programs: Behavioral, multimodal, humanistic, cognitive–behavioral, and rational–emotive therapy programs; maternal anxiety, depression, self-esteem. *Outcome Measures* Meta-analysis for 5 outcomes (depression, anxiety or stress, self-esteem, social support, relationship with spouse and marital adjustment).	All programs reviewed were successful in producing positive change in maternal psychosocial health. Meta-analyses showed statistically significant results favoring intervention groups for depression, anxiety or stress, self-esteem, and relationship with spouse and marital adjustment (not social support). Meta-analysis of follow-up data suggested continued improvement in self-esteem (significant), depression, and marital adjustment (not significant).	Some limitations regarding responses (e.g., 8 studies did not account for the number of parents who dropped out of the evaluation or were lost to follow-up).

Bierman et al. (2008)	To determine whether an intervention that focused on self-regulation (teaching children ways to calm down), emotional awareness, and social problem solving would lead to changes in executive function (EF) skills and school readiness	Level I—Randomized control trial. N = 356 children in 44 Head Start classrooms randomly assigned to an enriched intervention Head Start Research Based, Developmentally Informed (REDI) or to usual-practice classrooms. Assessments tracked the progress of 356 4-year-old children over the course of the prekindergarten year.	*Intervention* Included the Preschool PATHS Curriculum and components targeting language and emergent literacy skills. The intervention was delivered by classroom teachers, integrated into their ongoing classroom programs, including curriculum-based lessons, center-based extension activities, and training in coaching strategies to support generalized skill development. Extensive monitoring of program implementation indicated that teachers delivered the intervention with fidelity. *Outcome Measures* Cognitive and behavioral performance tasks, measures of school readiness, language and emergent literacy, and social–emotional regulation.	Preventive intervention fostered the development of executive regulatory systems; executive regulatory skills were promoted with strategic, classroom-level preventive intervention; the provision of intervention appeared particularly beneficial to children who started the year with low levels of behavioral inhibitory control. The support provided by REDI compensated for these EF deficits, promoting social–emotional competence and aggression control of less skillful children who struggled in usual-practice classrooms. The intervention effects on emergent literacy and social–emotional competencies noted highlight the potential of compensating for delays in EF skills associated with socioeconomic disadvantage, promoting EF skill development during the prekindergarten years to foster school readiness.	No reliability and validity reported for outcome measures.
http://dx.doi.org/10.1017/S0954579408000394				
Bruder (1997)	To examine the effects of different service delivery models on the development of toddlers with disabilities receiving EI within natural group environments	Level II—Two groups non-randomized cohort. N = 70 toddlers with disabilities receiving EI services.	*Intervention* Full- or part-time specialized instruction and therapy within or outside of the natural group setting. *Outcome Measures* Indices of child development and social competence; family background, needs, use of community resources, and social support; and the family's evaluation of their child's intervention program. Evaluations conducted every 3 mo, ages 24–36 mo.	Few strong relationships were found between service characteristics; no clear models of service delivery were identified. Service location and modality were most consistently related to child development. Services provided at the EI center, in a group environment, and using a consulting model correlated with greater motor and social–developmental change than the alternatives.	Nonrandomized with many potential service characteristic variables explored. No control group.

(Continued)

Table C.5. Evidence for the Effectiveness of Different Service Delivery Models and Methods in Occupational Therapy Services for Young Children and Their Families *(Cont.)*

Author/Year	Study Objectives	Level/Design/Participants	Intervention and Outcome Measures	Results	Study Limitations
Bruder (2003)	To investigate an alternative service delivery model for infants and toddlers eligible under Part C who are identified as English-language learners	Level II—Nonrandomized controlled intervention. $N = 19$ children, 9 boys, 10 girls; 11 households reported English spoken in the household, 8 households reported no English spoken in home; 8 families completed the data collection process in the intervention group. Intervention group $n = 10$ Control group $n = 9$	*Intervention:* Weekly child-based EI that focused on activities that occurred in the home or community likely to be interesting to the child. 24 wk long. *Outcome Measures* 30 outcome measures, including • Diagnostic reports • Family evaluation of intervention practices • Family Activity Setting Log • Activity Setting Observation Scale • Developmental Observation Checklist • Audiorecorded language samples.	90% of families reported that the Responsive Teaching Method was useful, effective, and did not disrupt their daily activities. Children in the control group had significantly higher levels of negative affect and significantly lower levels of child engagement. Control group parents showed significantly lower levels of parent effectiveness. The intervention group showed significantly higher levels of parent elaboration. The higher the child's interest in an activity, the greater the learning opportunities, child's competence, child's engagement, parent confidence, and parent competence. No significant differences were found between the intervention and control group in the child's overall development.	Small sample size. Questions regarding validity and reliability for outcome measures.
Chang et al. (2009)	To study the effects of parental involvement on parent and child outcomes	Level I—Randomized control trial. Longitudinal two-level hierarchical linear modeling. $N = 2,000$	*Intervention* 1,000 parents attending EHS and 1,000 parents not attending EHS parenting classes. *Outcome Measures* Parental cognitive stimulation and children's cognitive development measured on the Bayley II Mental Developmental Index.	Parents who attended parenting classes increased their children's cognitive and language stimulation over the years, engaged in more parent–child activities such as parent–child play and reading frequency, and had children with higher scores on the Bayley assessment.	Self-selected participants. Outcomes heavily reliant on self-reported data. Inconsistent randomization to groups. Problems with internal validity.

Chazan-Cohen et al. (2007)	To examine the impact of EHS on maternal depression, child cognition and language development, and child social–emotional development	Level I—Randomized controlled comparison. $N = 3{,}001$ families recruited from 17 federally funded EHS programs.	*Intervention* EHS program including home-based, center-based, and mixed programs. *Outcome Measures* • Maternal depression measured by the Center for Epidemiologic Studies Depression Scale • Children's cognitive and language development measured by the Bayley Scales of Infant Development, the MacArthur Communicative Development Inventories Short Form, and the Peabody Picture Vocabulary Test • Children's social–emotional development measured by the CBCL.	Two years after EHS, a statistically significant impact on maternal depression was found. Earlier initiation of EHS mediated the delayed impact on maternal depression.	Parent and therapist self-report measures for depressive symptoms may have influenced strength of some findings. Small sample size due to attrition and missing data.
Dunst et al. (2006)	To determine whether the different ways of conceptualizing natural learning environment EI practices had effects on parent and child functioning; in Study 1 (state study), to obtain a measure of the degree to which natural environments were used as contexts for practitioner-implemented interventions; in Study 2 (national study), to obtain a measure of degree to which everyday activities served as contexts for natural learning opportunities	Level II—Descriptive, survey-based comparisons of parents' responses and perceptions about two different service delivery methods.	*Intervention* Compared parent report on types of intervention: activity settings used as learning opportunities and EI implemented in activity settings. *Outcome Measures* • Perceived control appraisals • Perceived parenting competence • Perception of positive well-being • Perception of negative well-being • Perception of child progress.	*Study 1 (state study):* Everyday learning opportunities activities were associated with perceived control, parenting competence, positive parent well-being, and parents' judgment of child progress; the more EI was rated as implemented in everyday activity settings, the more attenuated positive well-being and the more heightened negative well-being. *Study 2 (national study):* In family activity settings, everyday learning opportunity activities were associated with positive consequences for perceived control, parenting competence, positive parent well-being, and parents' judgment of child progress.	Lack of clarity in defining intervention during Phase I Improvements may not have statistical significance.

http://dx.doi.org/10.1111/j1741-1130.2006.00047.x

(Continued)

Table C.5. Evidence for the Effectiveness of Different Service Delivery Models and Methods in Occupational Therapy Services for Young Children and Their Families (Cont.)

Author/Year	Study Objectives	Level/Design/Participants	Intervention and Outcome Measures	Results	Study Limitations
Dunst et al. (2007)	To examine relationship between the practice-based theory of family-centered help-giving and aspects of parent, family, and child behavior and functioning, considered relational help giving and participatory help giving	Level I—Meta-analysis. $N = 47$ studies included if either or both relational or participatory dimensions of family-centered help-giving were assessed; one or more aspects of parent, family, or child behavior was measured; and the correlations between measures were reported or could be calculated from information in the research reports. Total number of study participants = 11,187; average sample size per study = 235; 89% of participants were mothers. Mean age across studies = 7–157 mo	*Intervention* The study participants were involved in or receiving services from EI programs, preschool special education programs, elementary schools, family support programs, mental health programs, neonatal intensive care units, specialty clinics, rehabilitation centers, or physician practices. *Outcome Measures* Self-efficacy beliefs, participant satisfaction, parenting behavior, personal and family well-being, social support, and child behavior.	The relationships between family-centered help-giving and outcomes were statistically significant in all six areas analyzed. Family-centered help-giving was hypothesized to be directly related to self-efficacy beliefs and parent, family, and child behavior and functioning and indirectly related to parent, family, and child behavior and functioning mediated by self-efficacy beliefs. Participatory help-giving (vs. relational help-giving) was strongly related to outcomes.	Relatively narrow participant background (mostly Caucasian mothers). Great range of emotional and other factors tied to various service settings (e.g., NICU vs. elementary school); findings could also indicate strength in the data. Majority of the studies included were correlational.

http://dx.doi.org/10.1002/mrdd.20176

Hume et al. (2005)	To examine the usage practices of EI and early childhood services and gauge the perceived outcomes and social validity of the specific interventions and methods of service delivery across the developmental domain	Level IV—Descriptive study that includes analysis of outcomes. $N = 195$ parents of 2- to 8-yr-old children with autism ($n = 141$), pervasive developmental disorder ($n = 32$), Asperger syndrome ($n = 17$), or other ($n = 6$) All participants were recruited through a database of a statewide resource center for autism; families originally volunteered to be in database; participants represented 50 of the 92 counties in the State of Indiana.	*Intervention* Questionnaire sent with specification to report only on services child received before kindergarten; parents given 4 wk to complete. *Outcome Measures* Types and amount of interventions used, strategies and curricular areas, settings, evaluation of interventions used, evaluation of service delivery, outcomes of interventions used.	Family members rated impact on developmental growth related to specific interventions. Parents strongly supported speech therapy, sensory integration, discrete trial training, and social supports. Parents rated their child's progress across 7 developmental areas and overall quality of life as a result of EI. Low positive correlations were found for consultative services and perceived cognitive outcomes; recreational therapy and perceived social outcomes; floor time and perceived social, speech, cognitive outcomes. Low negative correlations were found for behavior supports and perceived emotional outcomes; class aides and perceived adaptive skills. Highest correlation coefficient was between the use of regular progress reports and perceived quality of life outcomes; significant correlation coefficients were found between integration opportunities and the variables of perceived emotional, cognitive, speech, and quality-of-life outcomes.	Small and homogenous sample. Response bias. Statistical inconsistencies. Lack of reliability data for outcome measures.

http://dx.doi.org/10.1177/027112/14050250040101

(Continued)

Table C.5. Evidence for the Effectiveness of Different Service Delivery Models and Methods in Occupational Therapy Services for Young Children and Their Families (Cont.)

Author/Year	Study Objectives	Level/Design/Participants	Intervention and Outcome Measures	Results	Study Limitations
Lakes et al. (2009)	To examine the CUIDAR service delivery model in reducing disparities in access to and use of services and decreasing child behavior problems among low-income families	Level IV—Descriptive study with analysis; parent education course. $N = 169$ self-referred, low-income, predominantly minority families	*Intervention* Weekly sessions, community-based behaviorally oriented parent training curriculum with a child care component. Prevention and EI for children at risk for behavioral problems, via parent education. *Outcome Measures* • Demographics questionnaire • Pre- and posttreatment Strengths and Difficulties Questionnaire • Parent Satisfaction Questionnaire at the end of the program.	Potential barriers to service use: lack of insurance, limited knowledge about mental health services, administrative barriers, distrust of and unfamiliarity with service providers, and cultural-linguistic differences. Among Latinos, attendance rates are higher when services are provided in Spanish. Parents report improvements in overall child conduct problems, as well as high levels of satisfaction with the program.	Homogenous sample. Limited information on English proficiency and residency status of Latino families. Self-referred participants (may have missed extremely high-risk families). Did not directly measure parents' perceived barriers to participation in the CUIDAR model.
Love et al. (2005)	To examine the impact of EHS programs on child and parenting outcomes	Level I—Randomized control trial. $N = 3,001$ families in EHS	*Intervention* Home- and center-based EHS curriculum. *Outcome Measures* • Cognition and language measured with the Bayley Scales of Infant Development and The Peabody Picture Vocabulary Test • Social–emotional development measured by the CBCL • Child health measured by survey • Parenting assessed with Home Observation for Measurement of the Environment.	Both home- and center-based approaches yielded greatest impact on child language development, child social–emotional development, and parenting behavior. No statistically significant impact for any outcomes with only center-based intervention. Children receiving only home-based approaches demonstrated higher levels of engagement during semistructured play; parents were rated as more supportive during semistructured play.	Small effect size. Small sample size for subgroups.

http://dx.doi.org/10.1177/1053815109331861

http://dx.doi.org/10.1037/0012-1649.41.6.885

Luiselli et al. (2000) http://dx.doi.org/ 10.1177/13623613 0000400407	To determine whether intensity of service delivery, age at introduction of intervention, or both influenced developmental progress in 16 children with diagnoses of autism and pervasive developmental disorder who participated in home-based behavioral intervention	Level II—Retrospective analysis, two groups, non-randomized cohort study. Two age groups: < 3 yr old at start of intervention and > 3 yr old at start of intervention	*Intervention* Home-based behavioral intervention. *Outcome Measures* Retrospective analysis of effects of home-based behavioral services by (Early) Learning Accomplishments Profile ([E]LAP).	Both groups demonstrated significant changes from pre- to posttreatment assessment for all 6 (E)LAP domains, but no significant difference in measures between the age groups for any of the domains. Duration of treatment was a predictor of change (significant for communication, cognition, and social–emotional domains).	Retrospective analysis with no control group and many external variables. Small sample size from a single therapy center.
McCart et al. (2009) http://dx.doi.org/10.1080/15240750902774692	To assess the feasibility and potential effectiveness of a family-based Multi-Tiered System of Support (MTSS) approach in an EHS setting	Level III—Pilot study aimed at systematically studying the feasibility and effectiveness of an MTSS within a family support agency $N = 30$ families, with 13 completing a targeted intervention and 4 anticipated in the most intensive level	*Intervention* A universal intervention was implemented through a parenting program. *Outcome Measures* Included family stress.	Participants were satisfied with the service delivery and may have experienced reduced levels of stress as a result of their participation.	Small sample size. High attrition rate.
Moes & Frea (2002) http://dx.doi.org/10.1023/A:1021298729297	To determine how variables associated with the family context can be used to individualize Functional Communication Training (FCT) treatment packages and support family use of FCT in family routines	Level IV—Multiple baseline. $N = 3$ families with children diagnosed with autism ages 3–5 yr	*Intervention* FCT in a home setting 2x/wk implemented by psychologist and behavior analysts. Contextual FCT (CFCT) followed traditional FCT. *Outcome Measures* Occurrence of problem behavior during observation sample; occurrence of functional communication during observation sample; parent report of sustainability of intervention packages; generalization outside of selected routines	*FCT:* Problem behavior decreased and functional communication increased when FCT was introduced into selected routines. No generalization outside of selected routines. *CFCT:* Problem behavior was extinguished or reduced to close to zero levels and functional communication increased during selected routines. Generalization occurred during nonroutine probes.	Small effect size. Reliance on self report. Attrition.

(Continued)

Table C.5. Evidence for the Effectiveness of Different Service Delivery Models and Methods in Occupational Therapy Services for Young Children and Their Families (Cont.)

Author/Year	Study Objectives	Level/Design/Participants	Intervention and Outcome Measures	Results	Study Limitations
Montgomery et al. (2009)	To review the effects of media-based cognitive–behavioral therapies for any young person with a behavioral disorder (diagnosed using a recognized instrument) compared with standard care and no-treatment controls	Level I—Systematic review (Cochrane). $N = 11$ studies including 943 parents of children with behavioral problems	*Intervention* Media-based treatment given to the parents of children with behavioral problems. *Outcome Measures* • Behavioral Assessment Scales • Composite Sleep Score • Child Behavior Checklist • Eyberg Child Behavior Inventory • Parent Daily Report • Preschool Behavior Questionnaire–Teacher Report.	Media-based interventions were found to have moderate, if variable, effect on child behavior problems (vs. no-treatment controls and as adjunct to medication). Significant improvements were made with the addition of up to 2 hr of therapist time. Most consistent effects were in mother's reports of child behavior.	No data collected in relation to type of media used for delivery. Limited participant data for socioeconomic status and culture.
Romer & Umbreit (1998) http://dx.doi.org/10.1177/105381519802100202	To examine parent perceptions regarding family-centered service delivery (FCSD)	Level III—Nonrandomized, multiple baseline across participants. $N = 9$ families served by 3 service coordinators	*Intervention* FCSD *Outcome Measures* Family satisfaction survey.	High degree of satisfaction from parents when model was adequately implemented (85% or better); high degree of dissatisfaction when the model was not adequately implemented.	Small sample size. Low response rate.

VanLeit & Crowe (2002)	To determine the impact of an 8-wk occupational therapy intervention program for mothers of children with disabilities	Level I—Randomized control trial. $N = 38$ mothers of children with disabilities randomly assigned to a treatment or control group. No significant differences were found between the groups related to demographics. Employment ranged from 0–40 hr/wk, average level of education = 16 yr Mean age of mothers = 37	*Intervention* Individual and group sessions over 8-wk intervention period promoting increased satisfaction with time use and occupations. Occupational therapists led individual and group sessions in home and academic settings. *Outcome Measures* • COPM Satisfaction • COPM Performance • Time Perception Inventory • Time Use Analyzer.	Time Perception Inventory scores increased in both the treatment and the control groups. No significant change in Time Use Analyzer scores in either treatment or control group. Treatment group showed statistically significant increases in satisfaction scores on the COPM. No significant change occurred in performance scores on the COPM.	Design generally appropriate, but service delivery categories somewhat confusing. Difference between "early intervention implemented in activity settings (EI→AS)" vs. "activity settings used as sources of learning opportunities" (AS→EI)" difficult to ascertain; distinction dependent on parental reports of these characteristics. Percentage of returned surveys not provided, so representativeness of sample is unknown.

http://dx.doi.org/10.5014/ajot.56.4.402

(Continued)

Table C.5. Evidence for the Effectiveness of Different Service Delivery Models and Methods in Occupational Therapy Services for Young Children and Their Families *(Cont.)*

Author/Year	Study Objectives	Level/Design/Participants	Intervention and Outcome Measures	Results	Study Limitations
Whitaker (2002)	To determine parents' level of satisfaction with service provided and parental responses to different aspects of support offered as part of a local education authority (LEA) project in the United Kingdom, which provided support to the families of preschool children with autistic spectrum disorders and determine parents' experience of diagnosis and the families' needs in the immediate aftermath	Level III—Evaluation study with pre- and postprogram interviews. $N = 18$ families with preschool-age children who had received the diagnosis of autism spectrum disorder. A condition of the licensed use of the EarlyBird Program was the requirement to participate in this efficacy study by the National Autistic Society (NAS), including an evaluation interview; parental feedback on session-by-session basis.	*Intervention* In addition to enrollment in a LEA, families received a support worker who provided an ongoing home visiting service and delivered the NAS's EarlyBird package to help parents makes sense of their child and diagnosis; work with parents to develop skills to help their child's development; assist with management of challenging behavior; act as liaison and coordinate with other agencies and services; provide training and service development; 1x/wk (videotaped) in-home visits with 8 3-hr parent workshops interspersed with home visits. *Outcome Measures* On discharge from the program (around age 5), the mothers of all caseload children were interviewed with rating items and open-ended questions. Interviews were conducted by educational psychologists not involved in the service delivery.	Within 12 mo of finishing the program, all of the main components were rated *quite* or *very useful*; 3 parents rated the home visits *not very useful* and 1 parent found it somewhat invasive. All except 1 participant reported continuing to use the approaches learned in the program *quite often* or *a great deal*. Parents most frequently mentioned the information specific to autism and the practical intervention techniques as the most valuable part of the program. All parents rated the input of the support worker as *very useful* and with consistent themes emerging around making sense out of the child; theory in practice; and supporting care and education. Some parents expressed dissatisfaction with accessibility to information and resources after diagnosis.	No comparison group. Limited subgroup of participants with a very specific diagnosis.

http://dx.doi.org/10.1177/1362361302006004007

Note. CBCL = Child Behavior Checklist; COPM = Canadian Occupational Performance Measure; CUIDAR = Children's Hospital of Orange County/University of California, Irvine, Initiative for the Development of Attention and Readiness; EHS = Early Head Start; EI = early intervention.

This table is a product of AOTA's Evidence-Based Practice Project and the *American Journal of Occupational Therapy*. Copyright © 2013 by the American Occupational Therapy Association. It may be freely reproduced for personal use in clinical or educational settings as long as the source is cited. All other uses require written permission from the American Occupational Therapy Association. To apply, visit www.copyright.com.

Suggested citation: Kingsley, K., & Mailloux, Z. (2013). Evidence for the effectiveness of different service delivery models in early intervention services. (Suppl. Table 1). *American Journal of Occupational Therapy, 67.*

Literatur

Aarts, P.B., Jongerius, P.H., Geerdink, Y.A., van Limbeek, J. & Geurts, A.C. (2010). Effectiveness of modified constraint-induced therapy in children with unilateral spastic cerebral palsy: A randomized controlled trial. *Neurorehabilitation and Neural Repair, 24,* 509–518. http://dx.doi.org/10.1177/1545968309359767

Aarts, P.B., Jongerius, P.H., Geerdink, Y.A., van Limbeek, J. & Geurts, A.C. (2011). Modified constraint-induced movement therapy combined with bimanual training (mCIMT–BiT) in children with unilateral spastic cerebral palsy: How are improvements in arm–hand use established? *Research in Developmental Disabilities, 32,* 271–279. http://dx.doi.org/10.1016/j.ridd.2010.10.008

Accreditation Council for Occupational Therapy Education. (2012). 2011 Accreditation Council for Occupational Therapy Education (ACOTE®) standards. *American Journal of Occupational Therapy, 66,* S6-S74. http://dx.doi.org/10.5014/ajot.2012.66S6

Achenbach, T.J. (2009). *The Achenbach System of Empirically Based Assessment (ASEDA): Development, findings, theory, and application.* Burlington: University of Vermont Research Center for Children, Youth, and Families.

Achenbach, T.M., McConaughy, S.H. & Howell, C.T. (1987). Child/adolescent behavioral and emotional problems: Implications of crossinformant correlations for situational specificity. *Psychological Bulletin, 101,* 213–232.

Agency for Healthcare Research and Quality, U.S. Preventive Services Task Force. (2009). *Standard recommendation language.* Retrieved February 14, 2009, from http://www.ahrq.gov/clinic/uspstf/standard.htm

Allik, H., Larsson, J.O. & Smedje, H. (2006). Sleep patterns of school-age children with Asperger syndrome or high-functioning autism. *Journal of Autism and Developmental Disorders, 36,* 585–595.

American Medical Association. (2012). *CPT 2013.* Chicago: Author.

American Occupational Therapy Association. (1979). Uniform terminology for occupational therapy. *Occupational Therapy News, 35,* 1–8.

American Occupational Therapy Association. (1989). Uniform terminology for occupational therapy (2nd ed.). *American Journal of Occupational Therapy, 43,* 808–815. http://dx.doi.org/10.5014/ajot.43.12.808

American Occupational Therapy Association. (1994). Uniform terminology for occupational therapy (3rd ed.). *American Journal of Occupational Therapy, 48,* 1047–1054. http://dx.doi.org/10.5014/ajot.48.11.1047

American Occupational Therapy Association. (1998). Standards of practice. *American Journal of Occupational Therapy, 52,* 866–869.

American Occupational Therapy Association. (2006). Policy 1.44: Categories of occupational therapy personnel. In American Occupational Therapy Association, *Policy manual* (2011 ed., pp. 33–34). Bethesda, MD: Author.

American Occupational Therapy Association. (2007). Specialized knowledge and skills in feeding, eating, and swallowing for occupational therapy practice. *American Journal of Occupational Therapy, 61,* 686–700. http://dx.doi.org/10.5014/ajot.61.6.686

American Occupational Therapy Association. (2008). Occupational therapy practice framework: Domain and process. *American Journal of Occupational Therapy, 56,* 609–639. http://dx.doi.org/10.5014/ajot.62.6.625

American Occupational Therapy Association. (2009). Guidelines for supervision, roles and responsibilities during the delivery of therapy services. *American Journal of Occupational Therapy, 63,* 779–803. http://dx.doi.org/10.5014/ajot.63.6.797

American Occupational Therapy Association. (2010). Standards of practice for occupational therapy. *American Journal of Occupational Therapy, 64,* S106-S111. http://dx.doi.org/10.5014/ajot.2010.64S106

American Occupational Therapy Association. (2011). Occupational therapy services in early childhood and school-based settings. *American Occupational Therapy Journal, 65*(Suppl.), S46-S54. http://dx/doi.org/10.5014/ajot.65S46

American Occupational Therapy Association. (2013). Guidelines for documentation of occupational therapy. *American Journal of Occupational Therapy, 67*(Suppl.). Americans with Disabilities Act of 1990, Pub. L. 101–336, 42 U.S.C. § 12101. Americans with Disabilities Act Amendments of 2008, Pub. L. 110–325, 122 Stat. 3553.

Anderson, S. E. & Whitaker, R. C. (2009). Prevalence of obesity among U.S. preschool children in different racial and ethnic groups. *Archives of Pediatrics and Adolescent Medicine, 163,* 344–348.

Arndt, S. W., Chandler, L. S., Sweeney, J. K., Sharkey, M. A. & McElroy, J. J. (2008). Effects of a neurodevelopmental treatment-based trunk protocol for infants with posture and movement dysfunction. *Pediatric Physical Therapy, 20,* 11–22. http://dx.doi.org/10.1097/PEP.0b013e31815 e8595 Assistive Technology Act of 2004, Pub L. 108-364, 118 Stat. 1707–1737.

Ayres, A. J. (1989). *Sensory Integration and Praxis Tests.* Los Angeles: Western Psychological Services.

Barlow, J., Coren, E. & Stewart-Brown, S. (2009). Parent-training programmes for improving maternal psychosocial health. *Cochrane Database of Systematic Reviews, 2004,* CD002020.

Barlow, S. M., Finan, D. S., Lee, J. & Chu, S. (2008). Synthetic orocutaneous stimulation entrains preterm infants with feeding difficulties to suck. *Journal of Perinatology, 28,* 541–548. http://dx.doi.org/10.1038/jp200857

Barrera, M. E., Kitching, K. J., Cunningham, C. C., Doucet, D. & Rosenbaum, P. L. (1991). A 3-year early home intervention follow-up study with low birthweight infants and their parents. *Topics In Early Childhood Education, 10,* 14–28. http://dx.doi.org/10.1177/027112149101000403

Baum, C. & Christiansen, C. (2005). Outcomes: The results of invenitons in occupational therapy practice. In C. H. Christianen & C. M. Baum (Eds.), *Occupational therapy performance, participation, and well-being* (pp. 523–534). Thorofare, NJ: Slack.

Bayley, N. (1993). *Bayley Scales of Infant Development Manual* (2nd ed.). San Antonio, TX: Psychological Corporation.

Bayley, N. (2005). *Bayley Scales of Infant and Toddler Development* (3rd ed.). San Antonio, TX: Psychological Corporation.

Beery, K. & Beery, N. (2010). *The Beery-Buktenica Developmental Test of Visual-Motor Integration* (6th ed.). San Antonio, TX: Pearson Assessments.

Benoit, D., Wang, E. E. & Zlotkin, S. H. (2000). Discontinuation of enterostomy tube feeding by behavioral treatment in early childhood: A randomized controlled trial. *Journal of Pediatrics, 137,* 498–503. http://dx.doi.org/10.1067/mpd.2000.108397

Berlin, K., Davies, H., Silverman, A. & Rudolph, C. (2009). Assessing family-based feeding strategies, strengths, and mealtime structure with the Feeding Strategies Questionnaire. *Journal of Pediatric Psychology, 34,* 1–10.

Berg, C. & LaVesser, P. (2006). The Preschool Activity Card Sort. *OTJR: Occupation, Participation and Health, 29,* 143–151.

Betz, A., Higbee, T. S. & Reagon, K. A. (2008). Using joint activity schedules to promote peer engagement in preschoolers with autism. *Journal of Applied Behavior Analysis, 41,* 237–241. http://dx.doi.org/10.1901/jaba.2008.41-237

Bier, J. A., Ferguson, A. E., Morales, Y., Liebling, J. A., Archer, D., Oh, W. & Vohr, B. R (1996). Comparison of skin-to-skin contact with standard contact in low-birth-weight infants who are breast-fed. *Archives of Pediatrics and Adolescent Medicine, 150,* 1265–1269. http://dx.doi.org/10.1001/archpedi.1996.02170370043006

Bierman, K. L., Nix, R. L., Greenberg, M. T., Blair, C. & Domitrovich, C. E. (2008). Executive functions and school readiness intervention: Impact, moderation, and mediation in the Head Start REDI program. *Development and Psychopathology, 20,* 821–843. http://dx.doi.org/10.1017/S0954579408000394

Black, M. M., Dubowitz, H., Hutcheson, J., Berenson-Howard, J. & Starr, R. H., Jr. (1995). A randomized clinical trial of home intervention for children with failure to thrive. *Pediatrics, 95,* 807–814.

Blanche, E. (2002). *Observations based on sensory integration theory.* Los Angeles: Western Psychological Corporation.

Blank, R., von Kries, R., Hesse, S. & von Voss, H. (2008). Conductive education for children with cerebral palsy: Effects on hand motor functions relevant to activities of daily living. *Archives of Physical Medicine and Rehabilitation, 89,* 251–259.

Blauw-Hospers, C. H. & Hadders-Algra, M. (2005). A systematic review of the effects of early intervention on motor development. *Developmental Medicine and Child Neurology, 47,* 421–432. http://dx.doi.org/10.1017/S00 12162205000824

Boiron, M., Da Nobrega, L., Roux, S., Henrot, A. & Saliba, E. (2007). Effects of oral stimulation and oral support on non-nutritive sucking and feeding performance in preterm infants. *Developmental Medicine and Child Neurology, 49,* 439–444. http://dx.doi.org/10.1111/j.1469-8749.2007.00439.x

Bose, P. & Hinojosa, J. (2008). Reported experiences from occupational therapists interacting with teachers in inclusive early childhood classrooms. *American Journal of Occupational Therapy, 62,* 289–297. http://dx.doi.org/10.5014/ajot.62.3.289

Boyle, C. A., Boulet, S., Schieve, L. A., Cohen, R. A., Blumberg, S. J., Yeargin-Allsopp, M., …, Kogan, M. D. (2011). Trends in the prevalence of developmental disabilities in U.S. children, 1997–2008. *Pediatrics, 127,* 1034–1042.

Bragelien, R., Rokke, W. & Markestad, T. (2007). Stimulation of sucking and swallowing to promote oral feeding in premature infants. *Acta Paediatrica, 96,* 1430–1432. http://dx.doi.org/10.1111/j.1651-2227.2007.00448.x

Bricker, D., Pretti-Frontczak, K. & McComas, N. (1998). *An activity-based approach to early intervention.* Baltimore: Paul H. Brookes.

Bricker, D. & Waddell, M. (2002a). *Assessment, Evaluation and Programming System for Infants and Children* (2nd ed.). Baltimore: Paul H. Brookes.

Bricker, D. & Waddell, M. (2002b). *Assessment, Evaluation and Programming System for Three to Six Years* (2nd ed.). Baltimore: Paul H. Brookes.

Brooks-Gunn, J., Liaw, F. R. & Klebanov, P. K. (1992). Effects of early intervention on cognitive function of low birth weight preterm infants. *Journal of Pediatrics, 120,* 350–359. http://dx.doi.org/10.1016/S0022-3476(05)80896-0

Brown, T. & Burns, S. (2001). The efficacy of neurodevelopmental treatment in paediatrics: A systematic review. *British Journal of Occupational Therapy, 54,* 235–244.

Bruder, M. B. (1997). *An analysis of the effectiveness of staffing patterns for young children attending natural group environments for early intervention.* Washington, DC: U.S. Department of Education, Office of Educational Research and Improvement.

Bruder, M. B. (2003). *An examination of an alternative early intervention service delivery model for Latino families whose children are English language learners.* Washington, DC: U.S. Department of Education Office of Educational Research and Improvement.

Bruininks, R. H. & Bruininks, B. D. (2005). *Bruininks-Oseretsky Test of Motor Proficiency* (2nd ed.). Circle Pines, MN: American Guidance Service.

Bruininks, R. H., Woodcock, R. W., Weatherman, R. F. & Hill, B. K. (1996). *Scale of Independence Behavior-Revised.* Itasca, IL: Riverside.

Bundy, A. (1995). Assessment and intervention in schoolbased practice: Answering questions and minimizing discrepancies. In I. Ewen (Ed.), *Occupational and physical therapy in educational environments* (pp. 68–88). Binghamton, NY: Haworth Press.

Byars, K. C., Burklow, K. A., Ferguson, K., O'Flaherty, T., Santoro, K. & Kaul, A. (2003). A multicomponent behavioral program for oral aversion in children dependent on gastrostomy feedings. *Journal of Pediatric Gastroenterology and Nutrition, 37,* 473–480. http://dx.doi.org/10.1097/00005176-200310000-00014

Caldwell, B. & Bradley, R. (2001). *HOME Inventory administration manual.* Little Rock: University of Arkansas School of Medical Sciences.

Campbell, S. B. (1995). Behavior problems in preschool children: A review of recent research. *Journal of Child Psychology and Psychiatry and Allied Disciplines, 36,* 113–149.

Campbell, S. K. (1997). Therapy programs for children that last a lifetime. *Physical and Occupational Therapy in Pediatrics, 17,* 1–15.

Candler, C., Clark, G. & Swinth, Y. (2008). Schoolbased services: What does OT bring to the IFSP and IEP table? *Journal of Occupational Therapy, Schools and Early Intervention,* 1, 17–24.

Carrasco, R., Skees-Hermes, S., Clark, G., Polichino, J., Ralabate, P., Thomas, L., …, Hughes, T. (2007). Occupational therapy service delivery to support child and family participation in context. In L. Jackson (Ed.), *Occupational therapy services for children and youth under IDEA* (3rd ed., pp. 89–128). Bethesda, MD: AOTA Press.

Case-Smith, J. (2000a). Effects of occupational therapy services on fine motor and functional performance in preschool children. *American Journal of Occupational Therapy, 54,* 372–380. http://dx.doi.org/10.5014/ajot.54.4.372

Case-Smith, J. (2000b). Self-care strategies for children with developmental disabilities. In C. Christiansen (Ed.), *Ways of living: Selfcare strategies for special needs* (pp. 81–121). Bethesda, MD: AOTA Press.

Case-Smith, J. (2005). Development of childhood occupations. In J. Case-Smith (Ed.), *Pediatric occupational therapy and early intervention* (pp. 56–83). Woburn, MA: Butterworth-Heinemann.

Case-Smith, J. (2010). Development of childhood occupations. In J. Case-Smith (Ed.), *Occupational therapy for children* (6th ed., pp. 56–83). Maryland Heights, MO: Mosby.

Casto, G. & Mastropieri, M. A. (1986). The efficacy of early intervention programs: A metaanalysis. *Exceptional Children, 52,* 417–424.

Catanese, A., Coleman, G., King, J. & Reddihough, D. (1995). Evaluation of an early childhood programme based on principles of conductive education: The Yooralla project. *Child Health, 31,* 418–422.

Cauthen, N. & Fass, S. (2009). *Ten important questions about poverty and family economic hardship.* Retrieved April 13, 2012, from http://www.nccp.org/publications/pub_829.html

Centers for Disease Control and Prevention. (2012a). *Basic facts about childhood obesity.* Retrieved April 13, 2012, from http://www.cdc.gov/obesity/childhood/basics.html

Centers for Disease Control and Prevention. (2012b). *CDC growth charts.* Retrieved April 13, 2012, from http://www.cdc.gov/growthcharts/cdc_charts.htm/

Centers for Disease Control and Prevention. (n.d.). *A health care professional presentation: Learn the signs.* Retrieved April 13, 2012, from http://www.cdc.gov/ncbddd/actearly/hcp/index.html

Chandler, B. (2010). Introduction. In B. Chandler (Ed.), *Early childhood: Occupational therapy services for children birth to five* (p. 145). Bethesda, MD: AOTA Press.

Chang, M., Park, B. & Kim, S. (2009). Parenting classes, parenting behavior, and child cognitive development in Early Head Start: A longitudinal model. *School Community Journal, 19,* 155–174.

Chatoor, I., Hirsch, R. & Persinger, M. (1997). Facilitating internal regulation of eating: A treatment model for infantile anorexia. *Infants and Young Children, 9,* 12–22. http://dx.doi.org/10.1097/00001163-199704000-00004

Chazan-Cohen, R., Ayoub, C., Pan, B. A., Roggman, L., Raikes, H., & McKelvey, L., … Hart, A. (2007). *It takes time: Impacts of Early Head Start that lead to reductions in maternal depression two years later.* Lincoln: University of Nebraska, Department of Child, Youth, and Family Studies.

Chiarello, L. A. & Palisano, R. J. (1998). Investigation of the effects of a model of physical therapy on mother–child interactions and the motor behaviors of children with motor delay. *Physical Therapy, 78,* 180–194. Child Abuse

Prevention and Treatment Act (CAPTA), as amended by Pub. L. 111-320, the CAPTA Reauthorization Act of 2010.

Clark, G. F. (2010). Evaluation, assessment and outcomes in early childhood. In B. Chandler (Ed.), *Early childhood: Occupational therapy services for children birth to five* (pp. 131-178). Bethesda, MD: AOTA Press.

Clark, G. F. & Coster, W. (1998). Evaluation/problem solving and program evaluation. In J. CaseSmith (Ed.), *Occupational therapy: Making a difference in school system practice* (pp. 1-46). Bethesda, MD: AOTA Press.

Colarusso, R. & Hammill, D. (2003). *Motor-Free Visual Perception Test* (3rd ed.). Novato, CA: Academic Therapy Publications.

Coleman, G., King, J. & Reddihough, D. (1995). A pilot evaluation of conductive education-based intervention for children with cerebral palsy: The Tongala project. *Journal of Paediatrics and Child Health, 31,* 412-417. Combating Autism Act of 2006, P. L. 109-416, 120 Stat. 2821.

Constantino, J. & Gruber, C. (2005). *The Social Responsiveness Scale.* Los Angeles: Psychological Corporation.

Crozier, S. & Tincani, M. (2007). Effects of social stories on prosocial behavior of preschool children with autism spectrum disorders. *Journal of Autism and Developmental Disorders, 37,* 1803-1814. http://dx.doi.org/10.1007/s10803-006-0315-7

Dankert, H. L., Davies, P. L. & Gavin, W. J. (2003). Occupational therapy effects on visual-motor skills in preschool children. *American Journal of Occupational Therapy, 57,* 542-549. http://dx.doi.org/10.5014/ajot.57.5.542

Daunhauer, L. A., Coster, W. J., Tickle-Degnen, L. & Cermak, S. A. (2007). Effects of caregiver-child interactions on play occupations among young children institutionalized in Eastern Europe. *American Journal of Occupational Therapy, 61,* 429-440. http://dx.doi.org/10.5014/ajot.61.4.429

Davies, P. L. & Gavin, W. J. (1994). Comparison of individual and group/consultation treatment methods for preschool children with developmental delays. *American Journal of Occupational Therapy, 48,* 155-161. http://dx.doi.org/10.5014/ajot.48.2.155

DeGangi, G. A., Wietlisbach, S., Goodin, M. & Scheiner, N. (1993). A comparison of structured sensorimotor therapy and child-centered activity in the treatment of preschool children with sensorimotor problems. *American Journal of Occupational Therapy, 47,* 777-786. http://dx.doi.org/10.5014/ajot.47.9.777

DeLuca, S. C., Echols, K., Law, C. R. & Ramey, S. L. (2006). Intensive pediatric constraint-induced therapy for children with cerebral palsy: Randomized, controlled, crossover trial. *Journal of Child Neurology, 21,* 931-938. http://dx.doi.org/10.1177/08830738060210110401

Dinnebeil, L., McInerney, W., Roth, J. & Ramasway, V. (2001). Itinerant early childhood special education services: Service delivery in one state. *Journal of Early Intervention, 24,* 35-44.

Dodge, D., Heroman, C., Colker, L. & Bickart, T. (2010). *Creative curriculum for preschoolers.* Washington, DC: Teaching Strategies.

Dodge, D., Rudick, S. & Berke, K. (2011). *Creative curriculum for infants, toddlers and twos.* Washington, DC: Teaching Strategies.

Dunlap, G., Lewis, T. & McCart, A. (2006). Program-wide positive behavior support for young children. *PSIB Newsletter, 3*(3). Retrieved April 13, 2012, from: http://www.pbis.org/pbis_newsletter/volume_3/issue3.aspx

Dunn, W. (1999). *The Sensory Profile: User's manual.* San Antonio, TX: Psychological Corporation.

Dunn, W. (2000). *Best practice in occupational therapy in community based services with children and families.* Thorofare, NJ: Slack.

Dunn, W. (2002). *Infant/Toddler Sensory Profile manual.* San Antonio, TX: Psychological Corporation.

Dunn, W. (2006). *Sensory Profile School Companion.* San Antonio, TX: Psychological Corporation.

Dunn, W., McClain, L., Brown, C. & Youngstrom, M. J. (1998). The ecology of human performance. In M. E. Neistadt & E. B. Creapeu (Eds.), *Willard and Spackman's occupational therapy* (9th ed., pp. 525-535). Philadelphia: Lippincott Williams & Wilkins.

Dunst, C. (2002). Family-centered practices: Birth through high school. *Journal of Special Education, 36,* 139-149.

Dunst, C. J., Bruder, M. B., Trivette, C. M. & Hamby, D. W. (2006). Everyday activity settings, natural learning environments, and early intervention practices. *Journal of Policy and Practice in Intellectual Disabilities, 3,* 3-10. http://dx.doi.org/10.1111/j.1741-1130.2006.00047.x

Dunst, C. J., Trivette, C. M. & Hamby, D. W. (2007). Meta-analysis of family-centered helpgiving practices research. *Mental Retardation and Developmental Disabilities Research Reviews, 13,* 370-378. http://dx.doi.org/10.1002/mrdd.20176

Durand, V. (1998). *Sleep better: A guide to improving sleep for children with special needs.* Baltimore: Paul H. Brookes. Early Intervention Program for Infants and Toddlers with Disabilities, 76 Fed. Reg. 60, 140 (September 28, 2011), codified at 34 C.F.R. § 303.

Ecker, C. & Parham, L. D. (2010). *Sensory Processing Measure-Preschool Home Form.* Torrance, CA: West Psychological Services. Education for All Handicapped Children Act of 1975, Pub. L. 94-142, 20 U.S.C. § 1400, et seq.

Einarsson-Backes, L. M., Deitz, J., Price, R., Glass, R. & Hays, R. (1994). The effect of oral support on sucking efficiency in preterm infants. *American Journal of Occupational Therapy, 48,* 490-498. http://dx.doi.org/10.5014/ajot.48.6.490

Epstein, A. & Hohmann, M. (2012). *The HighScope Preschool Curriculum.* Ypsilanti, MI: High Scope Press.

Erhardt, R. (1990). *The Erhardt Developmental Vision Assessment* (2nd ed.). Maplewood, MN: Erhardt Developmental Products.

Erhardt, R. (1994). *Erhardt Developmental Prehension Assessment* (2nd ed.). Maplewood, MN: Erhardt Developmental Products.

Escalona, A., Field, T., Singer-Strunck, R., Cullen, C. & Hartshorn, K. (2001). Brief Report—Improvements in the behavior of children with autism following massage therapy. *Journal of Autism and Developmental Disorders, 31,* 513–516. http://dx.doi.org/10.1023/A:1012273110194

Farooqi, A., Ha∂ggloof, B., Sedin, G. & Serenius, F. (2011). Impact at age 11 years of major neonatal morbidities in children born extremely preterm. *Pediatrics, 127,* e1247-e1257. http://dx.doi.org/10.1542/peds.2010-0806

Field, T., Field, T., Sanders, C. & Nadel, J. (2001). Children with autism display more social behaviors after repeated imitation sessions. *Autism, 5,* 317–323. http://dx.doi.org/10.1177/1362361301005003008

Fisher, A. (2006). Overview of performance skills and client factors. In H. Pendleton & W. Schultz-Krohn (Eds.), *Pedretti's occupational therapy: Practice skills for physical dysfunction* (pp. 372–402). St. Louis, MO: Mosby/Elsevier.

Fisher, A., Bryze, K., Hume, V. & Griswold, L. (2005). *School AMPS: School Version of the Assessment of Motor and Process Skills* (2nd ed.). Fort Collins, CO: Three Star Press.

Folio, R. & Fewell, R. (2000). *Peabody Developmental Motor Scales* (2nd ed.). Austin, TX: Pro-Ed.

Foss, J. (2010). Models and process of service provision in early childhood. In B. Chandler (Ed.), *Early childhood: Occupational therapy services for children birth to five* (pp. 109–129). Bethesda, MD: AOTA Press.

Fraser, K., Wallis, M. & St. John, W. (2004). Improving children's problem eating and mealtime behaviours: An evaluative study of a single session parent education. *Health Education Journal, 63,* 229–241. http://dx.doi.org/10.1177/001789690406300304

Fucile, S., Gisel, E. & Lau, C. (2002). Oral stimulation accelerates the transition from tube to oral feeding in preterm infants. *Journal of Pediatrics, 141,* 230–236. http://dx.doi.org/10.1067/mpd.2002.125731

Fucile, S., Gisel, E. G. & Lau, C. (2005). Effect of an oral stimulation program on sucking skill maturation of preterm infants. *Developmental Medicine and Child Neurology, 47,* 158–162. http://dx.doi.org/10.1017/S0012162205000290

Gaebler, C. P. & Hanzlik, J. R. (1996). The effects of a prefeeding stimulation program on preterm infants. *American Journal of Occupational Therapy, 50,* 184–192. http://dx.doi.org/10.5014/ajot.50.3.184

Garcia Coll, C. T., Halpern, L., Seifer, R., Meyer, E. C., Kilis, E., Lester, B. M., ... Oh, W. (1996). Behavioral intervention and post-natal growth in full-term intrauterine growth retarded (IUGR) infants. *Early Human Development, 46,* 105–116. http://dx.doi.org/10.1016/0378-3782(96)01748-3

Giangreco, M., Cloninger, C. & Iverson, V. (2011). *Choosing Outcomes and Accommodations for Children (COACH): A guide to educational planning for students with disabilities* (3rd ed.). Baltimore: Paul H. Brookes.

Gioia, G., Espy, K. & Isquith, P. (2003). *Behavior Rating Inventory of Executive FunctionPreschool Version.* Odessa, FL: Psychological Assessment Resources.

Girolami, G. & Campbell, S. (1994). Efficacy of a neurodevelopmental treatment program to improve motor control in infants born prematurely. *Pediatric Physical Therapy, 6,* 175–184.

Gisel, E. G., Tessier, M. J., Lapierre, G., Seidman, E., Drouin, E. & Filion, G. (2003). Feeding management of children with severe cerebral palsy and eating impairment: An exploratory study. *Physical and Occupational Therapy in Pediatrics, 23,* 19–44.

Glover, M. E., Preminger, J. & Sanford, A. (2002). *Early Learning Accomplishment Profile for Developmentally Young Children* (3rd ed.). Chapel Hill, NC: Chapel Hill Training-Outreach Project.

Gray, J. M. (1998). Putting occupation into practice: Occupation as ends, occupation as means. *American Journal of Occupational Therapy, 52,* 354–364.

Greer, A. J., Gulotta, C. S., Masler, E. A. & Laud, R. B. (2008). Caregiver stress and outcomes of children with pediatric feeding disorders treated in an intensive interdisciplinary program. *Journal of Pediatric Psychology, 33,* 612–620. http://dx.doi.org/10.1093/jpepsy/jsm116

Griffiths, R. (1996) *Griffiths Mental Development Scales-Revised: Birth to 2 years (GMDS 0–12).* Oxford, UK: Hogrefe.

Gulsrud, A. C., Kasari, C., Freeman, S. & Paparella, T. (2007). Children with autism's response to novel stimuli while participating in interventions targeting joint attention or symbolic play skills. *Autism, 11,* 535–546. http://dx.doi.org/10.1177/1362361307083255

Guralnick, M. J., Connor, R. T., Neville, B. & Hammond, M. A. (2006). Promoting the peer-related social development of young children with mild developmental delays: Effectiveness of a comprehensive intervention. *American Journal of Mental Retardation, 111,* 336–356. http://dx.doi.org/10.1352/0895-8017(2006)111[336:PTPSDO]2.0.CO;2

Gutstein, S. E., Burgess, A. F. & Montfort, K. (2007). Evaluation of the relationship development intervention program. *Autism, 11,* 397–411.

Hake-Brooks, S. J. & Anderson, G. C. (2008). Kangaroo care and breastfeeding of motherpreterm infant dyads 0–18 months: A randomized, controlled trial. *Neonatal Network, 27,* 151–159. http://dx.doi.org/10.1891/0730-0832.27.3.151

Haley, S., Coster, W., Ludlow, L., Haltiwanger, J. & Andrellos, P. (1992). *Pediatric Evaluation of Disability Inventory.* San Antonio, TX: Psychological Corporation.

Hamilton, B. E., Martin, J. A. & Ventura, S. J. (2011). Births: Preliminary data for 2010. *National Vital Statistics Reports, 60*(2). Hyattsville, MD: National Center for Health Statistics.

Hammill, D., Pearson, N. & Voress, J. (1993). *Developmental Test of Visual Perception* (3rd ed.). Austin, TX: Pro-Ed.

Handley-Moore, D. & Chandler, B. (2007). Occupational therapy decision-making process. In L. Jackson (Ed.), *Occupational therapy services for children and youth under IDEA* (3rd ed., pp. 59–87). Bethesda, MD: AOTA Press.

Hanft, B. & Pilkington, K. (2000). Therapy in natural environments: The means or end goal for early intervention. *Infants and Young Children, 12*, 1–13.

Hanft, B., Rush, D. & Shelden, M. (2004). *Coaching families and colleagues in early childhood*. Baltimore: Paul H. Brookes.

Hardin, B. & Peisner-Feinberg, E. (2004). *Learning Accomplishment Profile (3rd ed.; LAP-3) manual*. Chapel Hill, NC: Kaplan Early Learning Co.

Harms, T., Clifford, R. & Cryer, D. (2005). *The Early Childhood Environment Rating Scale-Revised*. New York: Teachers College Press.

Harrison, P. & Oakland, T. (2003). *Adaptive Behavior Assessment System, 2nd edition: Manual*. San Antonio: TX: Psychological Corporation.

Haywood, P. & McCann, J. (2009). A brief group intervention for young children with feeding problems. *Clinical Child Psychology and Psychiatry, 14*, 361–372. http://dx.doi.org/10.1177/1359104509104046

Henderson, A. (2006). Self-care and hand skills. In A. Henderson & C. Pehoski (Eds.), *Hand function in the child: Foundations for remediation* (pp. 193–216). St. Louis, MO: Mosby.

High Scope. (2002). *HighScope Child Observation Record (COR) for Infants and Toddlers*. Ypsilanti, MI: High Scope Press

Hinojosa, J. & Foto, M. (2004). Occupational therapy for documentation for reimbursement: Sensory integration. *Sensory Integration Special Interest Section Quarterly, 27*, 1–3.

Holloway, E. (1998). Early emotional development and sensory processing. In J. Case-Smith (Ed.), *Pediatric occupational therapy and early intervention* (pp. 163–197). Woburn, MA: Butterworth-Heinemann.

Holloway, E. & Chandler, B. (2010). Familycentered practice: It's all about relationships. In B. Chandler (Ed.), *Early childhood: Occupational therapy services for children birth to five* (pp. 77–107). Bethesda, MD: AOTA Press.

Honomichl, R. D., Goodlin-Jones, B. L., Burnham, M., Gaylor, E. & Anders, T. F. (2002). Sleep patterns of children with pervasive developmental disorders. *Journal of Autism and Developmental Disorders, 32*, 553–561.

Hovi, P., Andersson, S., Eriksson, J. G., Ja∂rvenpa∂a∂, A. L., Strang-Karlsson, S., Ma∂kitie, O. & Kajantie, E. (2007). Glucose regulation in young adults with very low birth weight. *New England Journal of Medicine, 356*, 2053–2063.

Howard, J., Greyrose, E., Kehr, K., Espinosa, M. & Beckwith, L. (1996). Teacher-facilitated microcomputer activities: Enhancing social play and affect in young children with disabilities. *Journal of Special Education Technology, 13*, 36–47.

Hresko, W., Miguel, S., Sherbenou, R. & Burton, S. (1998). *Developmental Observation Checklist System (DOCS)*. Austin, TX: Pro-Ed.

Hume, K., Bellini, S. & Pratt, C. (2005). The usage and perceived outcomes of early intervention and early childhood programs for young children with autism spectrum disorder. *Topics in Early Childhood Special Education, 25*, 195–207. http://dx.doi.org/10.1177/02711214050250040101

Humphry, R (1989). Early intervention and the influence of the occupational therapist on the parent-child relationship. *American Journal of Occupational Therapy, 43*, 738–742. http://dx.doi.org/10.5014/ajot/43.11.738

Hur, J. (1997). Skills for independence for children with cerebral palsy: A comparative longitudinal study. *International Journal of Disability, Development, and Education, 44*, 263–275.

Hwang, B. & Hughes, C. (2000). The effects of social interactive training on early social communicative skills of children with autism. *Journal of Autism and Developmental Disorders, 30*, 331–343. http://dx.doi.org/10.1023/A:1005579317085 Improving Head Start for School Readiness Act of 2007, Pub L. 110–134, 121 Stat. 1363, 42 U.S.C. 9801 *et seq.*, Individuals With Disabilities Education Act of 1997, Pub. L. 108–446, 20 U.S.C. § 1400 *et seq.*, Individuals with Disabilites Education Improvement Act of 2004, Part C regulations, 34 CFR Part 303 (2011).

Innocenti, M. S. & White, K. R., (1993). Are more intensive early intervention programs more effective? A literature review. *Exceptionality, 4*(1), 31–50.

Jackson, L. (Ed.). (2007). *Occupational therapy services for children and youth under IDEA* (3rd ed.). Bethesda, MD: AOTA Press.

Jadcherla, S. R., Stoner, E., Gupta, A., Bates, D. G., Fernandez, S., Di Lorenzo, C. & Linscheid, T. (2009). Evaluation and management of neonatal dysphagia: Impact of pharyngoesophageal motility studies and multidisciplinary feeding strategy. *Journal of Pediatric Gastroenterology and Nutrition, 48*, 186–192. http://dx.doi.org/10.1097/MPG.0b013e3181752ce7

Johnson-Martin, N., Attermeier, S. & Hacker, B. (2004a). *The Carolina Curriculum for Infants and Toddlers with Special Needs* (3rd ed.). Baltimore: Paul H. Brookes.

Johnson-Martin, N., Attermeier, S. & Hacker, B. (2004b). *The Carolina Curriculum for Preschoolers with Special Needs* (2nd ed.). Baltimore: Paul H. Brookes.

Karoly, L., Kilburn, R. & Cannon, J. (2005). *Children at risk: Consequences for school readiness and beyond*. Santa Monica, CA: RAND Corporation.

Kasari, C., Freeman, S. & Paparella, T. (2006). Joint attention and symbolic play in young children with autism: A randomized controlled intervention study. *Journal of Child

Psychology and Psychiatry, and Allied Disciplines, 47, 611-620. http://dx.doi.org/10.1111/j.1469-7610.2005.01567.x

Katz, L. (2010). STEM in the early years. *Early Childhood Research and Practice,* 1-7. Retrieved from http://ecrp.uiuc.edu/beyond/seed/katz.html

Kerwin, M. E. (1999). Empirically supported treatments in pediatric psychology: Severe feeding problems. *Journal of Pediatric Psychology, 24,* 193-214; discussion 215-196.

Kim, A., Vaughn, S., Elbaum, G., Hughes, M. T., Sloan, C. V. & Sridhar, D. (2003). Effects of toys or group composition for children with disabilities: A synthesis. *Journal of Early Intervention, 25,* 189-205. http://dx.doi.org/10.1177/105381510302500304

King, G., Law, M., King, S., Hurley, P., Rosenbaum, P., Janna, S., … Young, N. (2005). *Children's Assessment of Participation and Enjoyment (CAPE) and Preferences for Activities of Children (PAC).* San Antonio, TX: Harcourt.

Kleberg, A., Westrup, B., Stjernqvist, K. & Lagercrantz, H. (2002). Indications of improved cognitive development at one year of age among infants born very prematurely who received care based on the Newborn Individualized Developmental Care and Assessment Program (NIDCAP). *Early Human Development, 68,* 83-91. http://dx.doi.org/10.1016/S0378-3782(02)00014-2

Knitzer, J. (2002). *Promoting social and emotional readiness for school: Toward a policy agenda. Set for success: Building a strong foundation for school readiness based on the social-emotional development of young children.* Kansas City, MO: Kaufman Early Education Exchange.

Knox, S. (2008). Development and current use of the Knox Preschool Play Scale. In L. Parham & L. Fazio (Eds.), *Play in occupational therapy for children* (pp. 55-70). St. Louis, MO: Mosby.

Kodak, T. & Piazza, C. C. (2008). Assessment and behavioral treatment of feeding and sleeping disorders in children with autism spectrum disorders. *Child and Adolescent Psychiatric Clinics of North America, 17,* 887-905, x-xi.

Korsten, J., Dunn, D., Foss, T. & Francke, M. (1993). *Every move counts: Sensory-based communication techniques complete kit.* Austin, TX: Pro-Ed.

Krakowiak, P., Goodlin-Jones, B., Hertz-Picciotto, I., Croen, L. A. & Hansen, R. L. (2008). Sleep problems in children with autism spectrum disorders, developmental delays, and typical development: A population-based study. *Journal of Sleep Research, 17,* 197-206.

Kroeger, K. A., Schultz, J. R. & Newsom, C. (2007). A comparison of two group-delivered social skills programs for young children with autism. *Journal of Autism and Developmental Disorders, 37,* 808-817. http://dx.doi.org/10.1007/s10803-006-0207-x

Lakes, K. D., Kettler, R., Schmidt, J., Haynes, M., Feeney-Kettler, K., Kampter, L., … Tamm, L. (2009). The CUIDAR early intervention parent training program for preschoolers at risk for behavioral disorders: An innovative practice for reducing disparities in access to service. *Journal of Early Intervention, 31,* 167-178. http://dx.doi.org/10.1177/1053815109331861

Lamm, N. C., De Felice, A. & Cargan, A. (2005). Effect of tactile stimulation on lingual motor function in pediatric lingual dysphagia. *Dysphagia, 20,* 311-324. http://dx.doi.org/10.1007/s00455-005-0060-7

Landa, R. J., Holman, K. C., O'Neill, A. H. & Stuart, E. A. (2011). Intervention targeting development of socially synchronous engagement in toddlers with autism spectrum disorder: A randomized controlled trial. *Journal of Child Psychology and Psychiatry, and Allied Disciplines, 52,* 13-21. http://dx.doi.org/10.1111/j.1469-7610.2010.02288.x

Larnert, G. & Ekberg, O. (1995). Positioning improves the oral and pharyngeal swallowing function in children with cerebral palsy. *Acta Paediatrica, 84,* 689-692. http://dx.doi.org/10.1111/j.1651-2227.1995.tb13730.x

Laud, R. B., Girolami, P. A., Boscoe, J. H. & Gulotta, C. S. (2009). Treatment outcomes for severe feeding problems in children with autism spectrum disorder. *Behavior Modification, 33,* 520-536. http://dx.doi.org/10.1177/0145445509346729

LaVesser, P. & Hilton, C. (2010). Self-care skills for children with an autism spectrum disorder. In H. M. Kuhaneck & R. Watling (Eds.), *Autism: A comprehensive occupational therapy approach* (3rd ed., pp. 427-468). Bethesda, MD: AOTA Press.

Law, M., Baptiste, S., Carswell, A., McColl, M., Polatajko, H. & Pollock, N. (2005). *Canadian Occupational Performance Measure* (4th ed.). Ottawa, Ontario: CAOT Publications.

Law, M. C., Cadman, D., Rosenbaum, P., Walter, S., Russell, D. & DeMatteo, C. (1991). Neurodevelopmental therapy and upper-extremity inhibitive casting for children with cerebral palsy. *Developmental Medicine and Child Neurology, 33,* 379-387. http://dx.doi.org/10.1111/j.1469-8749.1991.tb14897.x

Law, M. C., Darrah, J., Pollock, N., Wilson, B., Russell, D. J., Walter, S. D., … Galuppi, B. (2011). Focus on function: A cluster, randomized controlled trial comparing child- versus context-focused intervention for young children with cerebral palsy. *Developmental Medicine and Child Neurology, 53,* 621-629. http://dx.doi.org/10.1111/j.1469-8749.2011.03962.x

Law, M., Russell, D., Pollock, N., Rosenbaum, P., Walter, S. & King, G. (1997). A comparison of intensive neurodevelopmental therapy plus casting and a regular occupational therapy program for children with cerebral palsy. *Developmental Medicine and Child Neurology, 39,* 664-670. http://dx.doi.org/10.1111/j.1469-8749.1997.tb07360.x

Lekskulchai, R. & Cole, J. (2001). Effect of a developmental program on motor performance in infants born preterm. *Australian Journal of Physiotherapy, 47,* 169-176.

Lieberman, D. & Scheer, J. (2002). AOTA's evidence-based literature review project: An overview. *American Journal* of Occupational Therapy, 56, 344–349. http://dx.doi.org/10.5014/ajot.56.3.344

Limperopoulos, C., Bassan, H., Sullivan, N. R., Soul, J. S., Robertson, R. L., Jr., Moore, M., … du Plessis, A. J. (2008). Positive screening for autism in ex-preterm infants: prevalence and risk factors. Pediatrics, 121, 758–765.

Linder, T. (2008). Transdisciplinary Play-Based Assessment: A functional approach to working with young children (2nd ed.). Baltimore: Paul H. Brookes.

Linscheid, T. R. (1992). Eating problems in children. In C. E. Walker & M. C. Roberts (Eds.), Handbook of clinical child psychology (2nd ed., pp. 451–473). New York: Wiley.

Losardo, A. & Notari-Syverson, A. (2001). Alternative approaches to assessing young children. Baltimore: Paul H. Brookes.

Love, J. M., Kisker, E. E., Ross, C., Raikes, H., Constantine, J., Boller, K., … Vogel, C. (2005). The effectiveness of Early Head Start for 3-yearold children and their parents: Lessons for policy and programs. Developmental Psychology, 41, 885–901. http://dx.doi.org/10.1037/0012-1649.41.6.885

Luiselli, J. K., O'Malley-Cannon, B., Ellis, J. T. & Sisson, R. W. (2000). Home-based behavior intervention for young children with autism/pervasive developmental disorder: A preliminary evaluation of outcome in relation to child age and intensity of service delivery. Autism, 4, 426–438. http://dx.doi.org/10.1177/1362361300004004007

Macy, M., Bricker, D. & Squires, J. (2005). Validity and reliability of a curriculum-based assessment approach to determine eligibility for Part C services. Journal of Early Intervention, 28, 1–16.

Maguire, C. M., Walther, F. J., van Zwieten, P. H., Le Cessie, S., Wit, J. M. & Veen, S. (2009). Follow-up outcomes at 1 and 2 years of infants born less than 32 weeks after Newborn Individualized Developmental Care and Assessment Program. Pediatrics, 123, 1081–1087. http://dx.doi.org/10.1542/peds.2008-1950

Mahoney, G. & Perales, F. (2003). Using relationship-focused intervention to enhance the social–emotional functioning of young children with autism spectrum disorder. Topics in Early Childhood Special Education, 23, 74–86. http://dx.doi.org/10.1177/02711214030230020301

Mahoney, G. & Perales, F. (2005). Relationshipfocused early intervention with children with pervasive developmental disorders and other disabilities: A comparative study. Journal of Developmental and Behavioral Pediatrics, 26, 77–85. http://dx.doi.org/10.1097/00004703-200504000-00002

Mandich, A., Polatajko, H., Miller, L. & Baum, C. (2004). Paediatric Activity Card Sort. Ottawa, Ontario: CAOT Publications.

Manikam, R. & Perman, J. A. (2000). Pediatric feeding disorders. Journal of Clinical Gastroenterology, 30, 34–46.

Marsden, D., Dombro, A. & Dichtelmiller, M. L. (2003). The Ounce Scale User's Guide. New York: Pearson Early Learning.

Martin, N. (2006). Test of Visual-Perceptual Skills-3. Los Angeles: Western Psychological Services.

Martin, N. (2010). Test of Visual-Motor Skills-3. Novato, CA: Academic Therapy Publications.

May-Benson, T. (2010). Play and praxis in children with an ASD. In H. Miller-Kuhaneck & R. Watling (Eds.), Autism: A comprehensive occupational therapy approach (3rd ed., pp. 383–426). Bethesda, MD: AOTA Press.

Mayo, N. E. (1991). The effect of physical therapy for children with motor delay and cerebral palsy: A randomized clinical trial. American Journal of Physical Medicine and Rehabilitation, 70, 258–267. http://dx.doi.org/10.1097/00002060-199110000-00006

McCart, A., Wolf, N., Sweeney, H. M. & Chai, J. H. (2009). The application of a family-based multi-tiered system of support. NHSA Dialog: A Research-to-Practice Journal for the Early Childhood Field, 12, 122–132. http://dx.doi.org/10.1080/15240750902774692

McConaughy, S. H. & Ritter, D. R. (2008). Best practices in multimethod assessment of emotional and behavioral disorders. In A. Thomas & A. J. Grimes (Eds.), Best practices in school psychology V (Vol. 2, pp. 697–720). Bethesda, MD: National Association of School Psychologists.

McCormick, M. C., Brooks-Gunn, J., Buka, S. L., Goldman, J., Yu, J., Salganik, M., … Casey, P. H. (2006). Early intervention in low birth weight premature infants: Results at 18 years of age for the Infant Health and Development Program. Pediatrics, 117, 771–780. http://dx.doi.org/10.1542/peds.2005-1316

McLean, M. (2005). Using curriculum-based assessment to determine eligibility: Time for a paradigm shift. Journal of Early Intervention, 28, 23–27.

McLean, M. & Crais, E. (2004). Procedural considerations in assessing infants and preschoolers with disabilities. In M. McLean, M. Wolery & D. Bailey (Eds.), Assessing infants and preschoolers with special needs (pp. 45–70). Columbus, OH: Prentice Hall.

McManus, B. M. & Kotelchuck, M. (2007). The effect of aquatic therapy on functional mobility of infants and toddlers in early intervention. Pediatric Physical Therapy, 19, 275–282. http://dx.doi.org/10.1097/PEP.0b013e3181575190

McWilliam, R. (1991). Children's Engagement Questionnaire. Nashville, TN: Vanderbilt Center for Child Development.

McWilliam, R. (2010). Routines-based early intervention: Supporting young children and their families. Baltimore: Paul H. Brookes.

Melnyk, B. M., Alpert-Gillis, L., Feinstein, N. F., Fairbanks, E., Schultz-Czarniak, J., Hust, D., … Sinkin, R. A. (2001). Improving cognitive development of low-birth-weight premature infants with the COPE program: A pilot study of the benefit of early NICU intervention with mothers.

Miller, L. J. (1988). *Miller Assessment for Preschoolers*. San Antonio, TX: Psychological Corporation.

Miller, L. J. (2006). *Miller Function and Participation Scales*. San Antonio, TX: Psychological Corporation.

Miller Kuhaneck, H., Henry, D. & Glennon, T. (2010). *Sensory Processing Measure–Preschool*. Torrance, CA: Western Psychological Services.

Moes, D. R. & Frea, W. D. (2002). Contextualized behavioral support in early intervention for children with autism and their families. *Journal of Autism and Developmental Disorders, 32*, 519–533. http://dx.doi.org/10.1023/A:1021298729297

Montgomery, P., Bjornstad, G. J. & Dennis, J. A. (2009). Media-based behavioural treatments for behavioral disorders in children. *Cochrane Database of Systematic Reviews, 2001*, CD002206.

Moore, E. R., Anderson, G. C. & Bergman, N. (2007). Early skin-to-skin contact for mothers and their healthy newborn infants. *Cochrane Database of Systematic Reviews 2007*, Issue 3, Art. No.: CD003519.

Morris, S. & Klein, M. (2000). *Pre-feeding skills: A comprehensive resource for mealtime development*. San Antonio, TX: Psychological Corporation.

Moyers, P. & Dale, L. (2007). *The guide to occupational therapy practice* (2nd ed.). Bethesda, MD: AOTA Press.

Mullen, E. M. (1995). *Mullen Scales of Early Learning*. Circle Pines, MN: American Guidance Service.

Mulligan, S. E. (2003). *Occupational therapy evaluation for children*. Philadelphia: Lippincott Williams & Wilkins.

Munakata, M., Kobayashi, K., Niisato-Nezu, J., Tanaka, S., Kakisaka, Y., Ebihara, T., … Onuma, A. (2008). Olfactory stimulation using black pepper oil facilitates oral feeding in pediatric patients receiving long-term enteral nutrition. *Tohoku Journal of Experimental Medicine, 214*, 327–332.

National Early Childhood Technical Assistance Center. (2012). *Annual appropriations and number of children served under Part C of IDEA*. Retrieved from http://www.nectac.org/partc/partcdata.asp

Neisworth, J. & Bagnato, S. (2004). The mismeasure of young children: The authentic assessment alternative. *Infants and Young Children, 17*, 198–212.

Nelson, M. N., White-Traut, R. C., Vasan, U., Silvestri, J., Comiskey, E., Meleedy-Rey, P., … Patel, M. (2001). One-year outcome of auditory-tactile-visual-vestibular intervention in the neonatal intensive care unit: Effects of severe prematurity and central nervous system injury. *Journal of Child Neurology, 16*, 493–498.

Newborg, J. (2004). *Battelle Developmental Inventory (2nd ed.) manual*. Rolling Meadows, IL: Riverside. No Child Left Behind Act of 2001, Pub. L. 107-110, 116 Stat. 3071.

Office of Special Education Programs. (2010). *Data accountability center: Data tables for OSEP state reported data, Table 1-14*. Retrieved from https://www.ideadata.org/arc_toc12.asp#partbCC

Olafsen, K. S., Ronning, J. A., Kaaresen, P. I., Ulvund, S. E., Handegård, B. H. & Dahl, L. B. (2006). Joint attention in term and preterm infants at 12 months corrected age: The significance of gender and intervention based on a randomized controlled trial. *Infant Behavior and Development, 29*, 554–563. http://dx.doi.org/10.1016/j.infbeh.2006.07.004

Orton, J., Spittle, A., Doyle, L., Anderson, P. & Boyd, R. (2009). Do early intervention programmes improve cognitive and motor outcomes for preterm infants after discharge? A systematic review. *Developmental Medicine and Child Neurology, 51*, 851–859. http://dx.doi.org/10.1111/j.1469-8749.2009.03414.x

Parham, L. & Ecker, C. (2007). *Sensory Processing Measure (SPM): Home form*. Los Angeles: Western Psychological Services.

Parks, S. (1992–2006). *Inside HELP—Administration and reference guide*. Palo Alto, CA: VORT Corp.

Peacock, G., Amendah, D., Ouyang, L. & Grosse, S. D. (2012). Autism spectrum disorders and health care expecditures: The effects of co-occurring conditions. *Journal of Devopmental and Behavioral Pediatrics, 33*(1), 2–8.

Pinelli, J., Atkinson, S. A. & Saigal, S. (2001). Randomized trial of breastfeeding support in very low-birth-weight infants. *Archives of Pediatrics and Adolescent Medicine, 155*, 548–553.

Pinelli, J., & Symington, A. J. (2005). Non-nutritive sucking for promoting physiologic stability and nutrition in preterm infants. *Cochrane Database of Systematic Reviews, 2005*, CD001071. http://dx.doi.org/10.1002/14651858.CD001071.

Pletcher, L. & McBride, S. (2000). *Family-centered services: Guiding principles and practices for delivery of family-centered services*. Des Moines: Iowa Departments of Education, Human Services and Public Health. (www.extension.iastate.edu/culture/files/FamlCntrdSrvc.pdf)

Polichino, J., Clark, G. F., Swinth, Y. & Muhlenhaupt, M. (2007). Evaluating occupational performance in schools and early childhood settings. In L. Jackson (Ed.), *Occupational therapy services for children and youth under the IDEA* (3rd ed., pp. 23–58). Bethesda, MD: AOTA Press.

Poore, M., Zimmerman, E., Barlow, S. M., Wang, J. & Gu, F. (2008). Patterned orocutaneous therapy improves sucking and oral feeding in preterm infants. *Acta Paediatrica, 97*, 920–927. http://dx.doi.org/10.1111/j.1651-2227.2008.00825.x

Pridham, K., Brown, R., Clark, R., Limbo, R. K., Schroeder, M., Henriques, J. & Bohne, E. (2005). Effect of guided participation on feeding competencies of mothers and their premature infants. *Research in Nursing and Health, 28*, 252–267. http://dx.doi.org/10.1002/nur.20073

Punwar, A. & Peloquin, S. (2000). *Occupational therapy principles and practice* (3rd ed.). Philadelphia: Lippincottt Williams & Wilkins.

Rauh, V. A., Achenbach, T. M., Nurcombe, B., Howell, C. T. & Teti, D. M. (1988). Minimizing adverse effects of low birthweight: Four-year results of an early intervention. *Child Development, 59,* 544–553.

Reddihough, D. S., King, J., Coleman, G. & Catanese, T. (1998). Efficacy of programmes based on conductive education for young children with cerebral palsy. *Developmental Medicine and Child Neurology, 40,* 763–770. http://dx.doi.org/10.1111/j.1469-8749.1998.tb12345.x Rehabilitation Act Amendments of 1973, § 504 (amend, 29 U. S. C. § 794).

Reichow, B. & Volkmar, F. R. (2010). Social skills interventions for individuals with autism: Evaluation for evidence-based practices within a best evidence synthesis framework. *Journal of Autism and Developmental Disorders, 40,* 149–166. http://dx.doi.org/10.1007/s10803-009-0842-0

Reid, J. (2004). A review of feeding interventions for infants with cleft palate. *Cleft Palate Craniofacial Journal, 41,* 268–278. http://dx.doi.org/10.1597/02-148.1

Resnick, M. B., Armstrong, S. & Carter, R. L. (1988). Developmental intervention program for high-risk premature infants: Effects on development and parent-infant interactions. *Journal of Developmental and Behavioral Pediatrics, 9,* 73–78. http://dx.doi.org/10.1097/00004703-198804000-00004

Reynolds, C. & Kamphaus, R. (2006). *BASC-2: Behavior Assessment System for Children* (2nd ed.). Upper Saddle River, NJ: Pearson Education.

Robins, D., Fein, D. & Barton, M. (1999). *The Modified Checklist for Autism in Toddlers.* Storrs: University of Connecticut.

Rocha, A. D., Moreira, M. E., Pimenta, H. P., Ramos, J. R. & Lucena, S. L. (2007). A randomized study of the efficacy of sensory-motor-oral stimulation and non-nutritive sucking in very low birthweight infant. *Early Human Development, 83,* 385–388. http://dx.doi.org/10.1016/j.earlhumdev.2006.08.003

Romer, E. F. & Umbreit, J. (1998). The effects of family-centered service coordination: A social validity study. *Journal of Early Intervention, 21,* 95–110. http://dx.doi.org/10.1177/105381519802100202

Rush, D. & Shelden, M. (2011). *The early childhood coaching handbook.* Baltimore: Paul H. Brookes.

Russell, D., Rosenbaum, P., Avery, L. & Lane, M. (2002). *Gross Motor Function Measure (GMFM-66 and GMFM-88) user's manual.* London: Mac Keith Press.

Sackett, D. L., Rosenberg, W. M., Muir Gray, J. A., Haynes, R. B. & Richardson, W. S. (1996). Evidence-based medicine: What it is and what it isn't. *British Medical Journal, 312,* 71–72.

Sakzewski, L., Ziviani, J. & Boyd, R. (2009). Systematic review and meta-analysis of therapeutic management of upper-limb dysfunction in children with congenital hemiplegia. *Pediatrics, 123,* e1111–e1122. http://dx.doi.org/10.1542/peds.2008-3335

Sandall, S., Hemmeter, M. L., Smith, B. & McLean, M. (2005). *DEC recommended practices: A comprehensive guide for practical application in early intervention/early childhood special education.* Missoula, MT: Division of Early Childhood.

Schädler, G., Suss-Burghart, H., Toschke, A. M., von Voss, H. & von Kries, R. (2007). Feeding disorders in ex-prematures: Causes-response to therapy - Long term outcome. *European Journal of Pediatrics, 166,* 803–808. http://dx.doi.org/10.1007/s00431-006-0322-x

Schendel, D. & Bhasin, T. K. (2008). Birth weight and gestational age characteristics of children with autism, including a comparison with other developmental disabilities. *Pediatrics, 121,* 1155–1164.

Schultz-Krohn, W. & Cara, E. (2000). Occupational therapy in early intervention: Applying concepts from infant mental health. *American Journal of Occupational Therapy, 54,* 550–554. http://dx.doi.org/10.5014/ajot.54.5.550

Shelton, T. & Stepanek, J. (1994). *Family-centered care for children needing specialized health and developmental services.* Bethesda, MD: Association for the Care of Children's Health.

Shepherd, J. (2001). Self-care and adaptations for independent living. In J. Case-Smith (Ed.), *Occupational therapy for children* (pp. 489–527). St. Louis, MO: Mosby.

Shepherd, J. (2012). Self-care: A primary occupation. In S. Lane & A. Bundy (Eds.), *Kids can be kids: A childhood occupations approach* (pp. 125–157). Philadelphia: F. A. Davis.

Shonkoff, J. & Phillips, D. (2000). *From Neurons to neighborhoods: The science of early childhood development.* Washington, DC: National Academies Press.

Simpson, C., Schanler, R. J. & Lau, C. (2002). Early introduction of oral feeding in preterm infants. *Pediatrics, 110,* 517–522. http://dx.doi.org/10.1542/peds.110.3.517

Skard, G. & Bundy, A. (2008). Test of Playfulness. In L. D. Parham & L. Fazio (Eds.), *Play in occupational therapy for children* (2nd ed., pp. 71–94). St. Louis, MO: Elsevier/Mosby.

Spagnola, M. & Fiese, B. (2007). Family routines and rituals: A context for development in the lives of young children. *Infants and Young Children, 20,* 284–299.

Sparrow, S., Cicchetti, D. & Balla, D. (2005). *Vineland Adaptive Behavior Scales* (2nd ed.). San Antonio, TX: Pearson.

Squires, J. & Bricker, D. (2009). *Ages and Stages Questionnaires* (3rd ed.). Baltimore: Paul H. Brookes.

Squires, J., Bricker, D. & Twombly, E. (2002). *Ages and Stages Questionnaires: Social-Emotional* (3rd ed.). Baltimore: Paul H. Brookes.

Stewart, K. (2010). Purposes, processes, and methods of evaluation. In J. Case-Smith & J. Clifford O'Brien (Eds.), *Occupational therapy for children* (6th ed., pp. 193–215). Maryland Heights, MO: Mosby.

Swick, K. J. & Williams, R. D. (2006). An analysis of Bronfenbrenner's bio-ecological perspective for early childhood educators: Implications for working with families experiencing stress. *Early Childhood Education Journal, 33*(5), 371–378

Tanta, K. J., Deitz, J. C., White, O. & Billingsley, F. (2005). The effects of peer-play level on initiations and responses of preschool children with delayed play skills. *American Journal of Occupational Therapy, 59,* 437–445. http://dx.doi.org/10.5014/ajot.59.4.437

Taub, E., Ramey, S. L., DeLuca, S. & Echols, K. (2004). Efficacy of constraint-induced movement therapy for children with cerebral palsy with asymmetric motor impairment. *Pediatric, 113,* 305–312. http://dx.doi.org/10.1542/peds.113.2.305

Teaford, P., Wheat, J. & Baker, T. (2010). *HELP 3–6 Assessment manual.* Palo Alto, CA: VORT Corp.

Tessier, R., Cristo, M. B., Velez, S., Giron, M., Nadeau, L., de Calume, Z. F., ... Charpak, N. (2003). Kangaroo mother care: A method for protecting high-risk low-birth-weight and premature infants against developmental delay. *Infant Behavior and Development, 26,* 384–397. http://dx.doi.org/10.1016/S0163-6383(03)00037-7

Trombly, C. A. (1995). Occupation: Purposefulness and meaningfulness as therapeutic mechanisms (1995 Eleanor Clarke Slagle Lecture). *American Journal of Occupational Therapy, 49,* 960–972. http://dx.doi.org/10.5014/ajot.49.10.960

Turnbull, A., Turnbull, R., Erwin, E., Soodak, L. & Shogren, K. (2011). *Families, professionals, and exceptionality: Positive outcomes through partnerships and trust.* Upper Saddle River, NJ: Pearson Education.

Ulrich, D. (2000). *Test of Gross Motor Development* (2nd ed.). Framingham, MA: TheraPro.

Uniform Data System for Medical Rehabilitation. (2003). *Functional Independence Measure for Children—WeeFIM II System.* Buffalo, NY: Author.

VanLeit, B. & Crowe, T. K. (2002). Outcomes of an occupational therapy program for mothers of children with disabilities: Impact on satisfaction with time use and occupational performance. *American Journal of Occupational Therapy, 56,* 402–410. http://dx.doi.org/10.5014/ajot.56.4.402

Vaughn, S., Kim, A.-H., Sloan, C. V., Hughes, M. T., Elbaum, B. & Sridhar, D. (2003). Social skills interventions for young children with disabilities: A synthesis of group design studies. *Remedial and Special Education, 24,* 2–15. http://dx.doi.org/10.1177/074193250302400101

Vismara, L. A., Colombi, C. & Rogers, S. J. (2009). Can one hour per week of therapy lead to lasting changes in young children with autism? *Autism, 13,* 93–115. http://dx.doi.org/10.1177/1362361307098516

von Knorring, A.-L., Söderberg, A., Austin, L. & Uvnäs-Moberg, K. (2008). Massage decreases aggression in preschool children: A long-term study. *Acta Paediatrica, 97,* 1265–1269. http://dx.doi.org/10.1111/j.1651-2227.2008.00919.x

Voress, J. & Maddox, T. (2013). *Developmental assessment of young children (2nd ed.) (DAYC).* San Antonio, TX: Pro-Ed.

Wang, Q. (2005, July). *Disability and American families: 2000* (Census 2000 Special Reports). Washington, DC: U.S. Department of Commerce.

Whalen, C., Schreibman, L. & Ingersoll, B. (2006). The collateral effects of joint attention training on social initiations, positive affect, imitation, and spontaneous speech for young children with autism. *Journal of Autism and Developmental Disorders, 36,* 655–664. http://dx.doi.org/10.1007/s10803-006-0108-z

Whitaker, P. (2002). Supporting families of preschool children with autism: What parents want and what helps. *Autism, 6,* 411–426. http://dx.doi.org/10.1177/1362361302006004007

White-Traut, R. C., Nelson, M. N., Silvestri, J. M., Vasan, U., Littau, S., Meleedy-Rey, P., ... Patel, M. (2002). Effect of auditory, tactile, visual, and vestibular intervention on length of stay, alertness, and feeding progression in preterm infants. *Developmental Medicine and Child Neurology, 44,* 91–97. http://dx.doi.org/10.1017/S0012162201001736

Wilder, D. A., Normand, M. & Atwell, J. (2005). Noncontingent reinforcement as treatment for food refusal and associated self-injury. *Journal of Applied Behavior Analysis, 38,* 549–553. http://dx.doi.org/10.1901/jaba.2005.132-04

Williams, K. E., Riegel, K., Gibbons, B. & Field, D. G. (2007). Intensive behavioral treatment for severe feeding problems: A cost-effective alternative to tube feeding. *Journal of Developmental and Physical Disabilities, 19,* 227–235. http://dx.doi.org/10.1007/s10882-007-9051-y

Willis, J. K., Morello, A., Davie, A., Rice, J. C. & Bennett, J. T. (2002). Forced use treatment of childhood hemiparesis. *Pediatrics, 110,* 94–96. http://dx.doi.org/10.1542/peds.110.1.94

Wilson, L., Mott, D. & Batman, D. (2004). The asset-based context matrix: A tool for assessing children's learning opportunities and participation in natural environments. *Topics in Early Childhood Special Education, 24,* 110–120.

Winnicott, W. (1964). *The child, the family, and the outside world.* London: Penguin Press.

Wolfberg, P. (1995). Enhancing children's play (Appendix: Play Preference Inventory). In K. A. Quill (Ed.), *Teaching children with autism: Strategies to enhance communication and socialization* (p. 217). Independence, KY: Thomson Delmar Learning.

Wong, C., Kasari, C., Freeman, S. & Paparella, R. (2007). The acquisition and generalization of joint attention and symbolic play skills in young children with autism. *Research and Practice for Persons With Severe Disabilities, 32,* 101–109.

World Health Organization. (2001). *International classification of functioning, disability and health.* Geneva: Author.

Yeargin-Allsopp, M., Rice, C., Karapurkar, T., Doernberg, N., Boyle, C. & Murphy, C. (2003). Prevalence of autism in a U.S. metropolitan area. *Journal of the American Medical Association, 289,* 49–55.

Zeitlin, S., Williamson, G. & Szczepanski, M. (1988). *Early Coping Inventory*. Bensenville, IL: Scholastic Testing Service.

Zero To Three. (2010). *Social-emotional development birth to 12 months*. Washington DC: ZERO TO THREE. Retrieved from http://main.zerotothree.org/site/DocServer/socemot_-_012_-_par.pdf?docID=10761&AddInterest=1503&JServSessionIda004=bbnhvzuel1.app201c

Sachwortverzeichnis

A

Abschlussbericht 46
Achenbach System of Empirically Based Assessment–
    Pre-School Module 29
Activity-Based Assessment 30
Adaptive Behavior Assessment System 29
Adipositas 20
ADLs 15, 24, 29, 56
Ages & Stages Fragebögen 19
Ages & Stages Questionnaires 29
Ages & Stages Questionnaires Social Emotional 29, 39
Aggressionen 49
Aktivität, bedeutungsvolle 44
Aktivität, betätigungsbasierte 44
Aktivitäten, vorbereitende 44
Aktivitätsanforderungen 16, 34, 43
Aktivitätspläne, Foto-basierte 50
American Academy of Pediatric Dentistry 13
American Academy of Pediatrics 13
Ängste 35, 38
Anpassen 44
Anpassungsfähigkeit 23
Ansatz, klientenzentrierter 23
Ansprechpartner, primärer 24
AOTA 9, 13
AOTA-EBP-Projekt 69
– Methodik 70
– Reviewstärken/-einschränkungen 73
Aqua-Therapie 55
Arbeit 15, 29, 33
Arbeitsproben 25
Armut 19
ASS 20
Assessment, Evaluation and Programming System for
    Infants and Children 29
Assessmentinstrumente 25, 28
– Auswahl nach Betätigungsbereich 29
Assessments 25, 26
– ausgehandelte 27
– authentische 27
– curriculumbasierte 26, 34, 35, 38
– eingebettete 27
– kriteriengeleitete 26
– normbezogene 26
– standardisierte 26
Asset-Based Context Matrix 29, 30
ATLs 32, 33
– Evaluation 32
Atmen 36
Aufmerksamkeit 38, 49, 50, 53
Aufmerksamkeit, geteilte 50, 54, 62
Ausbildung 65
Ausdauer 50
Ausgangsperformanz 26
Autism Diagnostic Observation Schedule 50
Autismus 19, 50, 52, 54
Autismus-Spektrum-Störungen 19, 49, 52

B

BADLs 15
Battelle Developmental Inventory 29
Bayley Scales of Infant and Toddler Development 29
Bayley Scales of Infant Development 53, 54, 55, 56
Bedürfnisse 23, 27
Beery-Buktenica Developmental Test of Visual-Motor
    Integration 29, 56
Befragung 25
Behavior Assessment System for Children 29
Behavior Rating Inventory of Executive Function
    Preschool Version 29
Belohnung, natürliche 50
Beobachtung 25, 26, 28, 33, 34
Berichte 46
Best Practice 49
Betätigung 14, 15, 16, 23
Betätigungsbedürfnisse 16
Betätigungshistorie 28
Betätigungsperformanz 16, 17, 23
– Analyse 28, 29
– Bereiche und Assessments 29
– —Evaluation 17
Betätigungsprofil 16, 27, 28
– —Evaluation 17
– Interviewfragen, beispielhafte 27
– Schritte 27
Beurteilungsmethoden 25

Bewahren 44
Bewegungseinschränkungen 55
Beziehungsentwicklung 50
Bildung 15, 32
Bindungsförderung zwischen Peers 50
Bobath-Therapie 55
Botox-Injektionen 55
Bruininks-Oseretsky Test of Motor Proficiency 29

C

Canadian Occupational Performance Measure 29, 30, 58
Carolina Curriculum for Infants and Toddlers with Special Needs 29
Carolina Curriculum for Preschoolers with Special Needs 29
Centers for Disease Control and Prevention 19
Cerebralparese 55, 62
Children's Assessment of Participation and Environment and Preferences for Activities of Children 29, 30
Children's Engagement Questionnaire 29
Choosing Outcomes and Accommodations for Children 29
CIMT 55
Coaching-Modell 24
Computereinsatz-Anleitungen 50
Contingent Imitation 51
Contingent reinforcement 59
Council for Exceptional Children 13
Creating Opportunities for Parent Empowerment 53
Creative Curriculum for Infants, Toddlers and Twos 29

D

DerTherapeutischer Einsatz von Betätigungen und Aktivitäten 44
Developmental Assessment of Young Children 29
Developmental Observation Checklist System 29
Developmental Pre-Feeding Checklist 29
Developmental Test of Visual Perception 29
Dienstleistungen, familienorientierte 20
Dienstleistungen, familienzentrierte 25
Discrete Trial Training 50, 51, 54
Dokumentation 26, 30, 43, 46
– Arten 46

E

Early Childhood Environmental Rating Scale–Revised 30
Early Coping Inventory 29
Early Denver-Modell 50
Early Head Start-Programm 57, 58
Early Learning Accomplishment Profile 29
EBP-Projekte 69
Edukation 29, 33, 34, 44
Einschlafrituale 33
Eltern-Kind-Beziehung 32, 58, 63
Eltern-Säugling-Interaktion 53

Elternschulungsprogramme 52
Elterntraining 50, 58, 63
Emotionskontrolle 36, 38
Empfindungen, sensorische 37
Entlassungsplanung 46
Entscheidungsfindung 45
Entwicklung, kognitive 53, 64, 70
Entwicklung, motorische 54, 62, 69
Entwicklung, sozio-emotionale 49, 59, 69
Entwicklung, sozio-motorische 71
Entwicklungsstörungen 19
Ergebnisplanung 23
Ergotherapeuten 13
– – Qualifikationen 67
Ergotherapie 14
Ergotherapie-Assistenten 13
– – Qualifikationen 67
Erhalten 44
Erhardt Developmental Prehension Assessment 29
Erhardt Developmental Vision Assessment 29
Ernährungsstörungen 20
Erwachsenem-Kind-Interaktionen 50
Essen 38, 51, 61, 64, 69, 71
Essensbarrieren 36
– Beispiele 39
Evaluation 16, 17, 23, 24, 46
– Aktivitätsanforderung 34
– Assessments 26
– Betätigungsprofil 27, 28
– Dokumentation 30
– Familie 25
– familienbezogene 25
– formative 45
– Klientenfaktoren 35
– Kontext und Umwelt 34
– Methoden 25
– Partizipation in Betätigungsbereichen 32
– Performanzfertigkeiten 35
– Performanzmuster 43
– Prozess, kontinuierlicher 45
– Setting und Kontext 26
– summative 45
Every Move Counts\
– Sensory-Based Communication Techniques 29
Evidenz 43, 69
Evidenz-Zusammenfassung 49
Extinktion 51

F

Familiegespräche 27
Familienrolle 25
Familienteilnahme, aktive 23
Familienzentrierte Hilfe 58
Familienzentrierung 20, 25, 43, 58
Feinmotorik 36, 37

Fertigkeiten
- kommunikative u. soziale 29
- Regulation, emotionale 29
Fertigkeiten, kognitive 29, 33
- Evaluation 38
Fertigkeiten, kommunikative und soziale 33
- Evaluation 38
Fertigkeiten, motorische 29, 33, 35
Fertigkeiten, oral-motorische 35, 36
Fertigkeiten, praktische 29
Fertigkeiten, sensomotorisch-perzeptive 29
- Evaluation 37
Fertigkeiten, visuo-motorische 56
Fettleibigkeit 20
Finanzierungsformen 21
Fingerbewegungen 36
Follow-up 46
Fördern 43
Förderung, konduktive 55, 56
Forschung 65
- Evidenz-Level 69
Fortschrittsbericht 46
Framework 10, 16, 23, 28, 47
Freizeit 15, 29, 33
Frühgeburt 19
Frustration 38
Füttern 51, 61, 64, 69, 71
Fütterstörungen 20

G

Gebrauch von Werkzeugen 36
Gedächtnis 38, 53
Gegenstandsbereich, ergotherapeutischer 14, 15
- — Aspekte 15
Geschicklichkeit 36
Gesetze, unterstützende 20
Gestalten 43
Gesundheit 16, 23, 43
Gesundheitsrisiken bei Adipositas 20
Gesundheitsrisiken bei Autismus 19
Gesundheitsrisiken bei Essstörungen 20
Gesundheitsrisiken Frühgeborener 19
Gewohnheiten 15, 30, 36, 43
Greifmuster 36, 37
Griffiths Mental Development Locomotor Subscale 55
Grobmotorik 36
Gross Motor Function Measure 29
Guidelines for Documentation of Occupational Therapy 46

H

Habit Training 55
Haltungseinschränkungen 55
Handdominanz 37
Handgebrauch, bilateraler 36
Handhabungsfertigkeiten 37

Handhabung von Gegenständen 36, 37
Hautkontakt 52
HELP 3-6 Assessment 30
Hemiparese 55
Hemiplegie 55
High Scope Child Observation Record 30
Home Observation for Measurement of the Environment-Revised 30
Hypothesenbeispiele 31
Hypothesenentwicklung 28, 31
Hypothesenformulierung 30

I

IADL 29, 33
IADLs 15
IDEA Früh-Interventionsprogramm für Säuglinge und Kleinkinder mit Behinderungen 21
Identifizierung, frühe 19
Infant/Toddler Sensory Profile 30, 33
Inside HELP for 0-3 30
Intensivstationen, neonatale 53, 54, 64
Intensivstation, neonatale 61
Interaktionsfertigkeiten, soziale 15
Interesse 50
International Classification of Functioning, Disability and Health 10, 14
Interventionen 16, 17, 23
- Abschluss/Entlassung 46
- Arten 44
- Auswahl der Ansätze 30
- Dokumentation 46
- Evaluation 45
- Evidenz-Zusammenfassung 49
- Follow-Up 46
- Implementierung 44
- Praxis, evidenzbasierte 43
- Übergänge 45
- —Überprüfung/Monitoring 17
- —Umsetzung 17
- Zielentwicklung 28
Interventionen/Entwicklung, kognitive 53
- Aufmerksamkeit, geteilte 62
- Empfehlungen 61
- Förderung geteilter Aufmerksamkeit 54
- Intensivstation, neonatale 53, 61
- Intensivstation, neonatale u. Zuhause 53
Interventionen/Entwicklung, motorische 54
- Empfehlungen 62
- Kinder, gefährdete 54, 62
- Kinder mit Cerebralparese-Risiko 55, 62
- visuo-motorische 56, 62
Interventionen/Entwicklung, sozio-emotionale 49
- berührungsbasierte 49, 60
- beziehungsbasierte 50, 60
- Empfehlungen 60
- instruktionsbasierte 51, 60

- natürliche 50, 60
- spielbasierte 50, 60
- Spiele und Objekte, vom Therapeuten ausgewählte 51, 61

Interventionen/Essen, Füttern, Schlucken 51
- edukationsbasierte, an Eltern adressierte 61
- edukationsbasierte/an Eltern adressierte 52
- Empfehlungen 61
- körperbasierte 52, 61
- verhaltensbasierte 51, 61

Interventionen/Kindheit, frühe 57
- Eltern-Kind-Beziehung 58
- Elterntraining 63
- Empfehlungen 62
- Routinen im Tagesablauf 57, 63
- Setting 57, 62

Interventionplan 23
Interventionsansätze 43
Interventionsempfehlungen 60
Interventionsmodell, traditionelles 24
Interventionsplan 17, 31, 43, 46
- Dokumentation 43
- Faktoren, bestimmende 43

Interviews 25, 26, 27, 34
Isolation, soziale 44

K

Känguruh-Methode 49
Kausalität 38
Kindheit, frühe 13, 57, 70, 71
- Übersicht 19

Klientenfaktoren 15, 16, 26, 35, 43
Knox Preschool Play Scale 29, 33
Kohortenstudien 49
Konsultation 44
Kontakte, soziale 33
Kontextnatur, dynamische 23
Kontext und Umwelt 15, 16, 23, 26, 34, 43
- —, kulturell 15
- kulturell 30
- —, personenbezogen 15
- persönlich 30
- —, physisch 15
- physisch 30
- —, sozial 15
- sozial 30
- —, virtuell 15
- virtuell 30
- —, zeitlich 15
- zeitlich 30

Kooperation 50
Körperfunktionen 15, 35
Körperstrukturen 15, 35
Kostenerstattung 46

L

Lagerung 52
Learning Accomplishment Profile 30
Lebensmittelallergien 52
Lebensqualität 23
Lehren per Videomodell 51
Logopädie 38

M

Massagetechniken 49
Medicaid-Programme, staatliche 20
Meilenstein 35
Meta-Analysen 49
Miller Assessment for Preschoolers 30
Miller Function and Participation Scales 29, 30
Modelling 51, 59
Modified Checklist for Autism in Toddlers 30
Modifizieren 44
Mütter-Schulung 53

N

Nachahmung 36, 38
National Association for the Education of Young Children 13
National Vital Statistics 19
NDT 55, 56
NICU und Heimprogramm 61
NIDCAP 53, 55, 64
Non Contingent Reinforcement 51
NTrainer-System 52

O

Objektpermanenz 38
Objektsortierung 38
Occupational Therapy Practice Framework
- Domain and Process 10
- Domain und Process 13, 14

Ounce Scale 30
Outcome 16, 17, 30, 43, 45, 47

P

PADLs 15
Paediatric Activity Card Sort 29
Partizipation 15, 16
Partizipation in Betätigungsbereichen 32
Peabody Developmental Motor Scales 30, 56, 57
Peabody Developmental Motor Scales Fine Motor Scales 56
Pediatric Evaluation of Disability Inventory(29
Peer-Mediation 59
Performanz 16, 43
Performanzfertigkeiten 15, 16, 26, 29, 35, 43
- Beispiele 36
- —Interaktion, soziale 15
- —motorische/prozessbezogene 15

Performanzmuster   15, 16, 30, 36, 43
– Beispiele   36
Phasen und Settings   23
Physiotherapie   57
Pivotal Response Training   50, 51, 54
Play Preference Inventory(29
Politik   65
Prävention   44
Praxis, evidenzbasierte   69
Praxisleitlinien   13
Preschool Activity Card Sort(29
Problemlösung   38, 53
Professional Reasoning   23
Prompting   51
Prozess, ergotherapeutischer   14, 16
– – Dienstleistung Überblick   17
– in der Kindheit, frühe   23

Q
Qualifikation   65
Qualitätssicherungsprogramm   46

R
Re-Evaluation   26, 45
Re-Evaluationsbericht   46
Reflux   52
Responsive teaching-Methode   50
Reviews, systematische   49
Rituale   15, 30, 36, 43
Rollen   15, 30, 36, 43
Rollenkompetenz   23
Routinen   15, 30, 36, 43
Routines-Based Interview Report Form   30
Routine-Untersuchungen   46
Rückzug   38
Ruhe und Schlaf   15, 29, 32, 33
– Evaluation   32

S
Saugen   36
Saugen, nahrungsunabhängiges   52
Säuglingsmassage   49
Scales of Independent Behavior-Revised   29
Schlafstörung   32
Schlucken   31, 36, 39, 51, 61, 64, 69, 71
Schluckinduktion   52
Schlussfolgerungen   59
– Ausbildung   65
– Entwicklung, kognitive   64
– Entwicklung, sozio-emotionale   59
– Essen, Füttern, Schlucken   64
– Forschung   65
– Kindheit, frühe   64
– Performanz, motorische   64
– Politik   65
– Praxis   59

Schnuller, elektronischer   52
School Version of the Assessment of Motor and Process
   Skills   29
Schule   32, 34
Schulungsprogramme für Ergotherapeuten   65
Screening   46
Screening-Maßnahmen, standardisierte   19
Sehen, koordiniertes   54
Selbstverantwortlichkeit   23
Selbstversorgung   32, 33
Selbstvertrauen, mangelndes   38
Self-contained Classrooms   58
Sensory Integration and Praxis Tests   30
Sensory Processing Measure   37
Sensory Processing Measure-Preschool Home Form   30
Sensory Profile   30
Sensory Profile School Companion   30
Settings   26
Sicherheit   44
Social Responsiveness Scale   30
Social Stories   51, 59
Sondennahrung   52
Sozialverhalten   59
Spiel   15, 29, 32, 33, 50
– Evaluation   33
Spiele   27
Spiele, geleitete   50
Spieleinheiten, semistrukturierte   50
Spiel, freies   51
Spielfreude   33
Spiel-Interaktionen   50
Spiel, symbolisches   50, 54
Spielzeuge, soziale   51
Spiritualität   15, 35
Sprache   53
Sprachtherapie   38
Standards of Practice for Occupational Therapy   43
Stärken   23
Stimulation, orale   52
Stimulation, sensorische   55
Stimulation, sensorisch motorisch-orale   52
Storytelling   51
Studienergebnisse   49
Studien-Level   49, 59
Studien ohne Kontrollgruppen   49
Studien, randomisiert kontrollierte   49

T
Teammodelle   23, 24
– interdisziplinär   24
– multidisziplinär   24
– transdisziplinär   24
Teilhabe   15
Teilhabe, soziale   16, 23, 29, 32, 33
– Evaluation   33
Telefonumfragen   46

Test of Gross Motor Development 30
Test of Infant Motor Performance 55
Test of playfulness 33
Test of Playfulness 29
Test of Visual-Motor Skills 30
Test of Visual-Perceptual Skills 3 30
Therapeutische Einsatz des Selbst 44
Therapeutischer Einsatz des Selbst 44
Therapieabschluss 46
Therapie, oral-motorische 52
Token System 51
Training, Video-basiertes 52
Transdiciplinary Play-Based Assessment 29
Transitionen 45
Trinkbarrieren 36
– Beispiele 39
Trinken 38, 52

U

Übergabebericht 46
Übergänge 45
Überzeugungen 15, 35, 43
Umfeld, natürliches 50
Umfeldumgestaltung 51
Umgebung, natürliche 21, 44
Uniform Terminology for Occupational Therapists 10, 14

V

Verhalten, aggressives 49
Verhaltensanalyse, angewandte 51, 54
Verhaltensinterventionen, medienbasierte 58
Verhalten, stereotypes bei Autismus 49
Verhalten, unruhiges impulsives 49
Vermont Intervention Program For Low Birth Weight Infants 50
Verstärkung 51
Verstärkung, differentielle 51
Verstärkung, natürliche 51
Vojta-Therapie 52
Vorstellungen 53

W

Wahrnehmung 37, 53
Wahrnehmungsbereiche 37
WEE-FIM II 29
Well-baby-Screenings 46
Werte 15, 35, 43
Wiederherstellen 44
Wohlbefinden 16, 43

Z

Zusammenarbeit 24

Glossar

Adaptation (adaptation): Ergotherapeuten ermöglichen Teilhabe, indem sie Aufgaben, Methoden zur Aufgabenbewältigung und die Umwelt verändern, um das Beteiligen an Betätigung zu fördern (James, 2008).

Aktivitäten (activities): Aktionen, entworfen und ausgewählt zur Unterstützung der Entwicklung von Performanzfertigkeiten und Performanzmustern, um das Beteiligen an Betätigung zu fördern.

Aktivitäten des täglichen Lebens (ADLs) (activities of daily living): Aktivitäten, die darauf gerichtet sind, den eigenen Körper zu versorgen (nach Rogers & Holm, 1994). ADLs werden auch als *Basis-Aktivitäten des täglichen Lebens (BADLs)* und *persönliche Aktivitäten des täglichen Lebens (PADLs)* bezeichnet. Diese Aktivitäten sind „grundlegend für das Leben in einer sozialen Welt; sie ermöglichen elementares Überleben und Wohlbefinden" (Christiansen & Hammecker, 2001, S. 156)

Aktivitätsanalyse (activity analysis): Analyse der „typischen Anforderungen einer Aktivität, der für die Performanz benötigten Fertigkeiten und der verschiedenen kulturellen Bedeutungen, die ihnen beigemessen werden" (Crepeau, 2003, S. 192).

Aktivitätsanforderungen (activity demands): Aspekte einer Aktivität oder Betätigung, die für die Ausführung benötigt werden, einschließlich Relevanz und Wichtigkeit für den Klienten, der verwendeten Gegenstände und deren Eigenschaften, der räumlichen Anforderungen, sozialen Anforderungen, von Sequenzieren und Timing, benötigter Aktionen und Performanzfertigkeiten und benötigter zugrundeliegender Körperfunktionen und -strukturen.

Arbeit (work): „Körperliche Arbeit oder Anstrengung; Gegenstände machen, konstruieren, herstellen, bilden, gestalten, formen; Dienstleistungen oder Lebens- oder Leitungsprozesse planen, strukturieren oder evaluieren; engagierte Betätigungen, die mit oder ohne Vergütung ausgeführt werden" (Christiansen & Townsend, 2010, S. 423).

Assessments (assessments): „Spezielle Werkzeuge oder Instrumente, die im Evaluationsprozess eingesetzt werden" (American Occupational Therapy Association [AOTA], 2010, S. 107)

Aufgabe (task): Was Menschen tun oder getan haben (z. B. Autofahren, einen Kuchen backen, sich anziehen, das Bett machen; A. Fisher[11]).

Betätigung (occupation): Alltägliche Aktivitäten, an denen sich Menschen beteiligen. Betätigung geschieht im Kontext und wird vom Zusammenspiel zwischen den Klientenfaktoren, Performanzfertigkeiten und Betätigungsmustern beeinflusst. Betätigungen geschehen im Lauf der Zeit; sie haben einen Zweck, Bedeutung und empfundenen Nutzen für den Klienten, und sie können von anderen beobachtet werden (z. B. Mahlzeitzubereitung) oder nur der Person selbst bekannt sein (z. B. Lernen durch Lesen eines Lehrbuchs). Betätigungen können die abschließende Ausführung mehrerer Aktivitäten beinhalten und zu verschiedenen Ergebnissen führen. Das *Framework* nennt eine Anzahl von Betätigungen, eingeteilt in Aktivitäten des täglichen Lebens, instrumentelle Aktivitäten des täglichen Lebens, Ruhe, Schlaf, Bildung, Arbeit, Spiel, Freizeit und soziale Teilhabe.

Betätigungsanalyse (occupational analysis): *Siehe Aktivitätsanalyse.*

Betätigungsanforderungen (occupational demands): *Siehe Aktivitätsanforderungen.*

---

[11] persönliche Mitteilung an die Übersetzerin Barbara Dehnhardt am 16.12.2013

Betätigungsidentität (occupational identity): „Zusammenfassung des Gefühls davon, wer man von der eigenen Betätigungsvorgeschichte her als sich betätigendes Wesen ist und wer man werden möchte" (Boyt Schell et al., 2014a, S. 1238).

Betätigungsgerechtigkeit (occupational justice): „Eine Gerechtigkeit, die Betätigungsrecht für alle Personen in der Gesellschaft anerkennt, unabhängig von Alter, Fähigkeit, Geschlecht, sozialer Klasse oder sonstigen Unterschieden" (Nilsson & Townsend, 2010, S. 58). Zugang zu und Teilhabe an der vollen Bandbreite von bedeutungsvollen und bereichernden Betätigungen für andere, einschließlich Gelegenheit zu sozialer Inklusion und von Ressourcen zur Befriedigung von persönlichen, Gesundheits- und gesellschaftlichen Bedürfnissen (nach Townsend & Wilcock, 2004).

Betätigungsperformanz (occupational performance): Der Akt des Tuns und Ausführens einer ausgewählten Aktion (Performanzfertigkeit), Aktivität oder Betätigung (Fisher, 2009; Fisher & Griswold, 2014, Kielhofner, 2008), der aus der dynamischen Transaktion zwischen Klient, Kontext und Aktivität resultiert. Betätigungsfertigkeiten und -muster zu verbessern oder dazu zu befähigen, führt dazu, sich an Betätigungen oder Aktivitäten zu beteiligen (nach Law et al., 1996, S. 16).

Betätigungsprofil (occupational profile): Zusammenfassung der Betätigungsvorgeschichte, der Erfahrungen, Alltagsmuster, Interessen, Werte und Bedürfnisse eines Klienten.

Beteiligung an Betätigung (engagement in occuption): Ausführung von Betätigungen als Ergebnis von Auswahl, Motivation, und Bedeutung innerhalb von unterstützendem Kontext und unterstützender Umwelt.

Bildung (education):

- *Als Betätigung*: Aktivitäten für Lernen und Teilhaben in der Bildungsumwelt (siehe Tabelle 1).
- *Als Intervention*: Aktivitäten, die Kenntnisse und Informationen zu Betätigung, Gesundheit, Wohlbefinden und Teilhabe umfassen und deren Aneignung durch den Klienten in hilfreichem Verhalten, Gewohnheiten und Alltagsroutinen resultieren, die zur Zeit der Intervention möglicherweise gebraucht werden.

Dienstleistungsmodell (service delivery model): Set von Methoden zum Bereitstellen von Dienstleistungen für oder im Namen von Klienten.

Ergotherapie (occupational therapy): Der therapeutische Einsatz von alltäglichen Aktivitäten (Betätigungen) mit Einzelpersonen oder Gruppen zum Zwecke der Förderung oder Ermöglichung von Teilhabe an Rollen, Gewohnheiten und Routinen zuhause, in der Schule, am Arbeitsplatz, in der Gemeinde oder in anderem Setting. Ergotherapeuten wenden ihre Kenntnisse über die wechselseitigen Beziehungen zwischen der Person, ihrer Beteiligung an wertvollen Betätigungen und dem Kontext an, um betätigungsbasierte Interventionspläne zu erstellen. Diese bahnen Veränderungen oder Entwicklung der Klientenfaktoren (Körperfunktionen, Körperstrukturen, Werte, Überzeugungen und Spiritualität) und Fertigkeiten (motorische, prozessbezogene und soziale Interaktion) an, die für erfolgreiche Teilhabe erforderlich sind. Ergotherapeuten geht es um Partizipation als Endergebnis, sie ermöglichen deshalb Beteiligung durch Adaptation und Modifikation der Umwelt oder von Gegenständen bzw. Objekten innerhalb der Umwelt wenn notwendig. Ergotherapeutische Dienstleistungen werden zu Gesundheitsaufbau und -erhalt (habilitation), Rehabilitation und Förderung von Gesundheit und Wohlbefinden für Klienten mit behinderungsbedingten und nicht-behinderungsbedingtem Bedarf angeboten. Zu diesen Dienstleistungen gehören die Aneignung und der Erhalt der Betätigungsidentität für Menschen, die Krankheit, Verletzung, Störung, Schädigung, Behinderung, Aktivitätseinschränkung oder Eingrenzung der Teilhabe erfahren haben oder die davon bedroht sind (nach AOTA, 2011).

Evaluation (Evaluation): „Prozess des Sammelns und Interpretierens von Daten, die für die Intervention notwendig sind. Dazu gehört das Planen und Dokumentieren des Evaluationsprozesses und der Outcomes" (AOTA, 2011, S. 107).

Freizeit (leisure): „Nicht verpflichtende Aktivität, die intrinsisch motiviert ist und an der man sich in frei verfügbarer Zeit beteiligt, also in der Zeit, die keinen obligatorischen Betätigungen wie Arbeit, Selbstversorgung oder Schlaf dient" (Parham & Fazio, 1997, S. 250).

Fürsprache (advocacy): Bemühungen, Betätigungsgerechtigkeit und Empowerment von Klienten zu fördern, Ressourcen zu suchen und zu finden, damit

Klienten ganz an ihren täglichen Betätigungen teilhaben. Anstrengungen des Ergotherapeuten werden als Fürsprache bezeichnet, und diejenigen des Klienten als Vertreten der eigenen Interessen; diese können auch durch den Ergotherapeuten gefördert und unterstützt werden.

Gegenstandsbereich (Domain): Geltungs- und Gegenstandsbereich des Berufes, in dem seine Mitglieder ein gesammeltes Wissen und Erfahrung haben.

Gemeinsame Vorgehensweise (collaborative approach): Ausrichtung, in der die Ergotherapeutin und der Klient im Geiste von Gleichheit und beiderseitiger Teilhabe arbeiten. Gemeinsames Vorgehen beinhaltet, die Klienten zu ermutigen, ihre therapeutischen Anliegen zu beschreiben, ihre eigenen Ziele zu benennen und zu Entscheidungen zu ihrer therapeutischen Intervention beizutragen (Boyt Schell et al., 2014a).

Gesundheit (health): „Zustand kompletten körperlichen, mentalen und sozialen Wohlbefindens und nicht nur die Abwesenheit von Krankheit oder Gebrechen" (WHO, 2006, S. 1).

Gesundheitsaufbau und -erhalt (habilitation): Gesundheitsdienstleistungen, die Menschen helfen, Fertigkeiten, Funktionen oder Performanz zur Partizipation an Betätigungen und alltäglichen Aktivitäten (ganz oder teilweise) aufrecht zu erhalten, zu erwerben, zu verbessern, deren Abbau möglichst klein zu halten oder eine Schädigung zu kompensieren (AOTA policy staff[12]).

Gesundheitsförderung (health promotion): „Prozess, Menschen zu befähigen, ihre Gesundheit stärker selbst zu steuern und zu verbessern. Um einen Zustand kompletten körperlichen, mentalen und sozialen Wohlbefindens zu erreichen, muss eine Einzelperson oder eine Gruppe fähig sein, das eigene Streben zu erkennen und zu erfassen, Bedürfnisse zu befriedigen und die Umwelt zu verändern oder mit ihr zurecht zu kommen" (WHO, 1986).

Gewohnheiten (habits): „Erworbene Tendenz, in vertrauter Umwelt oder Situation zu reagieren und auf gleichbleibende Weise zu handeln; spezifisches automatisches Verhalten, das wiederholt, relativ automatisch und mit wenig Variation gezeigt wird" (Boyt Schell et al., 2014a, S. 1234). Gewohnheiten können nützlich, dominierend oder verkümmert sein und Performanz in Betätigungsbereichen entweder unterstützen oder behindern (Dunn, 2000).

Gruppe (group): Ansammlung von Einzelpersonen (z. B. Familienmitglieder, Arbeiter, Studenten, Bürger einer Gemeinde).

Gruppenintervention (group intervention): Praktische Kenntnisse und Einsatz von Führungstechniken in unterschiedlichem Setting, um Lernen und Erwerb von Fertigkeiten zur Partizipation durch Klienten über das gesamte Leben anzubahnen, einschließlich grundlegender sozialer Interaktionsfertigkeiten, Instrumenten zur Selbstregulierung, Zielsetzung und positivem Auswählen durch die Dynamik der Gruppe und durch soziale Interaktion. Gruppen können als Methode der Dienstleistung verwendet werden.

Hoffnung (hope): „Empfundene Fähigkeit, Wege zu finden, um erwünschte Ziele zu erreichen und sich selbst zu motivieren, diese Wege zu gehen" (Rand & Cheavens, 2009, S. 323).

Instrumentelle Aktivitäten des täglichen Lebens (IADLs) (instrumental ADLs): Aktivitäten, die das tägliche Leben zuhause und in der Öffentlichkeit unterstützen und die oft komplexere Interaktionen erfordern als ADLs.

Interessen (interests): „Was man gerne und zufriedenstellend macht" (Kielhofner, 2008, S. 42)

Intervention (intervention): „Gemeinsamer Prozess und praktische Aktionen von Ergotherapeuten und Klienten, um das Beteiligen an Betätigung in Bezug auf die Gesundheit und Partizipation anzubahnen. Eingeschlossen darin sind der Plan, dessen Umsetzung und Überprüfung" (AOTA, 2010, S. 107).

Interventionsansätze (intervention approaches): Spezifische Strategien zur Lenkung des Interventionsprozesses auf der Basis der vom Klienten erwünschten Outcomes, Evaluationsdaten und Evidenz.

Klient (client): Person oder Personen (einschließlich derjenigen, die den Klienten versorgen), Gruppe (Ansammlung von Einzelpersonen, z. B. Familien, Arbeitnehmer, Studenten oder Gemeindemitglieder) oder Populationen (Ansammlung von Gruppen oder Ein-

---

[12] persönliche Mitteilung an die Übersetzerin Barbara Dehnhardt, 17.12.2013

zelpersonen, die in einer ähnlichen Gegend wohnen, z. B. Stadt, Land oder Staat, oder die die gleichen oder ähnliche Anliegen haben).

Klientenzentrierte Versorgung/Praxis (client-centered care/practice): Dienstleistungsansatz, der Respekt für die Klienten und Partnerschaft mit ihnen als aktive Teilnehmer am Therapieprozess umfasst. Dieser Ansatz betont das Wissen und die Erfahrung, Stärken, Auswahlvermögen und allgemeine Autonomie der Klienten (Boyt Schell et al., 2014a, S. 1230).

Klientenfaktoren (client factors): Spezielle Fähigkeiten, Merkmale oder Überzeugungen, die der Person innewohnen und Betätigungsperformanz beeinflussen. Zu Klientenfaktoren gehören Werte, Überzeugungen und Spiritualität, Körperfunktionen und Körperstrukturen.

Klinisches Reasoning (Clinical Reasoning): „Prozess, den Ergotherapeuten zum Planen, Ausrichten, Durchführen und Reflektieren über die Klientenversorgung nutzen" (Boyt Schell et al., 2014a, S. 1231). Der Begriff *professionelles Reasoning* wird gelegentlich genutzt und wird als allgemeinerer Begriff angesehen.

Körperfunktionen (body functions): "Physiologische Funktionen von Körpersystemen (einschließlich psychischer Funktionen)" (World Health Organization [WHO], 2010, S. 107).

Körperstrukturen (body structures): „Anatomische Teile des Körpers wie Organe, Gliedmaßen und ihre Komponenten", die Körperfunktionen unterstützen (WHO, 2001, S. 10).

Ko-Betätigung (co-occupation): Betätigung, die zwei oder mehr Personen umfasst (Boyt Schell et al., 2014a, S. 1232).

Kontext (Kontext): Eine Reihe von miteinander verbundenen Gegebenheiten innerhalb des und um den Klienten herum, die Performanz beeinflussen, auch den kulturellen, personenbezogenen, zeitlichen und virtuellen Kontext.

Kultureller Kontext (cultural context): Von der Gesellschaft, deren Teil der Klient ist, akzeptierte Sitten, Überzeugungen, Aktivitätsmuster, Verhaltensstandards und Erwartungen. Der kulturelle Kontext beeinflusst Identität und Aktivitätsauswahl des Klienten.

Lebensqualität (quality of life): Dynamische Bewertung der Lebenszufriedenheit (Wahrnehmung von Fortschritt in Richtung der herausgefundenen Ziele), des Selbstkonzepts (Überzeugungen und Empfinden über sich selbst), von Gesundheit und Funktionsfähigkeit (z. B. Gesundheitsstatus, Selbstversorgungsfähigkeiten) und von sozioökonomischen Faktoren (z. B. Beruf, Bildung, Einkommen; nach Radomski, 1995).

Motorische Fertigkeiten (motor skills): „Fertigkeiten der Betätigungsperformanz, beobachtet wenn die Person sich selbst und Gegenstände der Aufgabe innerhalb der Aufgabenumwelt bewegt oder mit ihnen interagiert" (z. B. motorische ADL-Fertigkeiten, motorische Schulfertigkeiten; Boyt Schell et al., 2014a, S. 1237).

Organisation (organization): Eine Gesamtheit von Einzelpersonen mit einem gemeinsamen Zweck oder Vorhaben wie eine Gesellschaft, Industrie oder Agentur.

Outcome/Ergebnis (outcome): Endergebnis des ergotherapeutischen Prozesses; was Klienten durch ergotherapeutische Intervention erreichen können (siehe Tabelle 9).

Partizipation (participation): „Eingebunden-sein in eine Lebenssituation" (WHO, 2001, S. 10).

Performanzanalyse (analysis of occupational performance): Der Schritt der Evaluation, in dem die positiven Aspekte des Klienten und seine Probleme bzw. seine potentiellen Probleme genauer untersucht werden, und zwar mit Hilfe von Assessment-Instrumenten, die beobachten, messen und nach den Faktoren fragen, die Betätigungsperformanz unterstützen oder behindern und mit denen anvisierte Outcomes herausgefunden werden.

Performanzfertigkeiten (performanceskills): Zielgerichtete Aktionen, die als kleine Einheiten der Ausführung von Beteiligung an alltäglichen Betätigungen beobachtbar sind. Sie werden im Laufe der Zeit erlernt und entwickelt und gehören in bestimmte Kontexte oder Umwelten (Fisher & Griswold, 2014).

Performanzmuster (performance patterns): Gewohnheiten, Routineabläufe, Rollen und Rituale bei Betätigungen oder Aktivitäten; diese Muster können Betätigungsperformanz unterstützen oder behindern.

Person (person): Ein Mensch, auch Familienmitglied, Versorger, Lehrer, Angestellter oder wichtige Bezugsperson.

Personenbezogener Kontext (personal context): „Merkmale eines Menschen, die nicht Teil seines Gesundheitszustandes oder -status sind" (WHO, 2001, S. 17). Zum personenbezogenen Kontext gehören Alter, Geschlecht, sozioökonomischer und Bildungsstatus, er kann auch Gruppenmitgliedschaft (z.B. Ehrenamtlicher, Angestellter) oder einer Populationsmitgliedschaft einschließen (z.B. Gesellschaftsmitglied).

Physische Umwelt (physical environment): Natürliche oder hergestellte Umgebung und die Gegenstände darin. Zur natürlichen Umwelt gehören sowohl geografisches Land, Pflanzen und Tiere als auch sensorische Qualitäten der natürlichen Umgebung. Zur hergestellten Umwelt gehören Gebäude, Möbel, Werkzeuge und Geräte.

Population (population): Ansammlung von Gruppen von Einzelpersonen, die an einem ähnlichen Schauplatz leben (z.B. Stadt, Staat, Land) oder die die gleichen oder ähnliche Merkmale oder Anliegen haben.

Prävention (prevention): Bemühungen zur Schulung über oder Förderung von Gesundheit, die das Entstehen oder Auftreten von ungesunden Bedingungen, Risikofaktoren, Krankheiten oder Verletzungen erkennen, reduzieren oder verhüten sollen (AOTA, 2013b).

Prozess (process): Art und Weise, wie Ergotherapeuten ihr Fachwissen für Klienten als Dienstleistung operationalisieren. Zum ergotherapeutischen Prozess gehören Evaluation, Intervention und anvisierten Outcomes; er geschieht auf dem Gebiet des ergotherapeutischen Gegenstandsbereiches und stützt sich auf die Zusammenarbeit zwischen Ergotherapeutin, Ergotherapie-Assistenten und Klient.

Prozessbezogene Fertigkeiten (process skills): „Fertigkeiten der Betätigungsperformanz (z.B. prozessbezogene ADL-Fertigkeiten, Schul-Prozessfertigkeiten), beobachtet, wenn eine Person 1. Werkzeuge der Aufgabe auswählt, mit ihnen interagiert und sie verwendet; 2. einzelne Aktionen und Schritte ausführt; und 3. die Ausführung modifiziert, wenn sich Probleme ergeben" (Boyt Schell et al., 2014a, S. 1239).

Re-Evaluation (re-evaluation): Erneute Bewertung der Performanz und der Ziele eines Klienten, um die Art und das Ausmaß von stattgefundenen Veränderungen festzustellen.

Rehabilitation (rehabilitation): Rehabilitation wird für Klienten bereitgestellt, die Defizite in Schlüsselbereichen von physischen und anderen Funktionen oder Einschränkungen bei Partizipation an alltäglichen Aktivitäten haben. Interventionen werden erstellt, um zum Erreichen und zum Erhalt einer optimalen physischen, sensorischen, intellektuellen, psychischen und sozialen Funktionsebene zu befähigen. Rehabilitation bietet Instrumente und Techniken, die nötig sind, um die erwünschte Ebene von Selbständigkeit und Selbstbestimmung zu erreichen.

Rituale (rituals): Gruppen von symbolischen Aktionen mit spiritueller, kultureller und sozialer Bedeutung, die zur Identität des Klienten beitragen und seine Werte und Überzeugungen stärken. Rituale haben eine starke affektive Komponente (Fiese, 2007; Fiese et al., 2002, Segal, 2004; siehe Tabelle 4).

Rollen (roles): Sets von Verhalten, die von der Gesellschaft erwartet und von Kultur und Kontext geformt werden; sie können durch den Klienten erweitert und definiert werden.

Routinen (routines): Verhaltensmuster, die beobachtbar und regelmäßig sind, sich wiederholen und den Alltag strukturieren. Sie können befriedigen, fördern oder schädigen. Alltagsabläufe erfordern [nur] kurzen Zeiteinsatz und sind in kulturellen und ökologischen Kontext eingebettet (Fiese, 2007; Segal, 2004).

Soziale Interaktionsfertigkeiten (social interaction skills): „Fertigkeiten der Betätigungsperformanz, beobachtet während des fortlaufenden Stroms von sozialem Austausch" (Boyt Schell et al., 2014a S. 1241).

Soziale Umwelt (social environment): Anwesenheit von, Beziehungen zu und Erwartungen von Personen, Gruppen oder Populationen, mit denen Klienten im Kontakt stehen (z.B. Verfügbarkeit und Erwartungen von wichtigen Menschen wie Ehepartner, Freunde und Betreuer).

Soziale Partizipation/Teilhabe (social participation): „Das Verflechten von Betätigungen, um erwünschte Beteiligung an Gemeinde- und Familienaktivitäten sowie an solchen mit Freunden und Bekannten zu unterstützen" (Gillen & Boyt Schell, 2014, 607); eine Untergruppe von Aktivitäten, die soziale Situationen mit anderen beinhalten (Bedell, 2012) und die soziale Wechselbeziehung unterstützen (Magasi & Hammel, 2004). Soziale Teilhabe kann persönlich oder durch Techniken auf die Entfernung wie Telefonanruf, Computerinteraktion oder Videokonferenz stattfinden.

Spiel (play): „Jegliche spontane oder organisierte Aktivität, die Spaß, Unterhaltung, Vergnügen oder Ablenkung bietet" (Parham & Fazio, 1997, S. 525).

Spiritualität (spirituality): „Der Aspekt von Humanität, der sich darauf bezieht, wie Menschen Bedeutung und Zweck suchen und ausdrücken und auf die Art und Weise, wie sie ihre Verbundenheit mit der Gegenwart, mit sich selbst, mit der Natur und mit dem Wesentlichen oder Heiligen erfahren" (Puchalski et al. 2009, S. 887; siehe Tabelle 2).

Transaktion (transaction): Prozess zwischen zwei oder mehr Personen oder Elementen, die sich fortlaufend und wechselseitig durch die fortdauernde Beziehung beeinflussen (Dickie, Cutchin & Humphry, 2006).

Umwelt (environment): Externe physische und soziale Gegebenheiten um den Klienten herum, in denen sich der Alltag des Klienten abspielt.

Unabhängigkeit/Selbstständigkeit (independence): „Selbstgesteuerter Zustand, gekennzeichnet durch die Fähigkeit eines Menschen, an notwendigen und bevorzugten Betätigungen auf befriedigende Weise teilzuhaben, unabhängig von der Menge oder Art externer erwünschter oder notwendiger Hilfe" (AOTA, 2002a, S. 660).

Vorbereitende Methoden und Aufgaben (preparatory methods and tasks): Methoden und Aufgaben, die den Klienten auf Betätigung vorbereiten, eingesetzt entweder als Teil der Behandlung zur Vorbereitung oder gleichzeitig mit Betätigungen und Aktivitäten oder als häusliche Aktivität zur Unterstützung der täglichen Betätigungsperformanz. Oft sind vorbereitende Methoden Interventionen, die an Klienten vorgenommen werden, ohne dass diese aktiv beteiligt sind; dabei werden Modalitäten, Geräte oder Techniken eingesetzt.

Vertreten eigener Interessen (self-advocacy): Die eigenen Interessen vertreten, einschließlich Entscheidungen über das eigene Leben treffen; lernen, Informationen zu besorgen, um Dinge von persönlichem Interesse oder Wichtigkeit zu verstehen; ein unterstützendes Netzwerk aufbauen; eigene Rechte und Pflichten kennen, anderen bei Bedarf Hilfe anbieten und etwas lernen über Selbstbestimmung.

Virtueller Kontext (virtual context): Umwelt, in der die Kommunikation durch Wellen oder Computer stattfindet, in Abwesenheit von physischem Kontakt. Der virtuelle Kontext schließt simulierte, Echtzeit-, oder zeitnahe Umwelten ein wie Chat-Räume, E-Mail, Videokonferenzen oder Radioübertragungen; Fernüberwachung durch drahtlose Sensoren und computergestützte Datenerhebung.

Wechselbeziehung/Interdependenz (interdependence): „Der Verlass der Menschen untereinander als natürliche Folge des Lebens in Gruppen" (Christiansen & Townsend, 2010, S. 419). „Interdependenz erzeugt ein Gefühl von sozialer Inklusion, gegenseitiger Hilfe und moralischem Einstandspflicht und Verantwortung, Unterschiede anzuerkennen und zu unterstützen" (Christiansen & Townsend, 2010, S. 187).

Wellness (wellness): „Wahrnehmung von und Verantwortlichkeit für psychisches und physisches Wohlbefinden, weil dies zur allgemeinen Zufriedenheit mit der eigenen Lebenssituation beiträgt" (Boyt Schell et al., 2014a, S. 1243).

Werte (values): Erworbene, aus der Kultur abgeleitete Überzeugungen und Selbstverpflichtungen, was gut, richtig und wichtig zu tun ist (Kielhofner, 2008); Prinzipien, Standards oder Qualität, die als lohnend oder wünschenswert von dem Klienten angesehen werden, der sie vertritt (Moyers & Dale, 2007).

Wohlbefinden (well-being): Allgemeiner Begriff für den gesamten menschlichen Lebensbereich mit physischen, mentalen und sozialen Aspekten (WHO, 2006, S. 211).

Zeitlicher Kontext (temporal context): Das Zeiterleben, wie es durch Beteiligung an Betätigungen geformt wird. Die zeitlichen Aspekte von Betätigung, die „zum Muster täglicher Betätigungen beitragen", schließen „Rhythmus ... Tempo ... Synchronisation ... Dauer ... und Sequenz" ein (Larson & Zemke, 2003, S. 82; Zemke, 2004, S. 610). Zum zeitlichen Kontext gehören Lebensstadium, Tages- oder Jahreszeit, Dauer und Rhythmus von Aktivität und die Vorgeschichte.

Ziel (goal): Messbares und bedeutungsvolles, betätigungsbasiertes lang- oder kurzfristiges Ziel, unmittelbar bezogen auf die Fähigkeiten und Bedürfnisse des Klienten, sich an erwünschten Betätigungen zu beteiligen (AOTA, 2013a, S. 35).

Literturhinweise zum Glossar

American Occupational Therapy Association. (2002a). Broadening the construct of independence [Position Paper]. *American Journal of Occupational Therapy, 56,* 660. http://dx.doi.org/10.5014/ajot.56.6.660

American Occupational Therapy Association. (2010). Standards of practice for occupational therapy. *American Journal of Occupational Therapy, 64*(Suppl.), S106–S111. http://dx.doi.org/10.5014/ajot.2010.64S106

American Occupational Therapy Association. (2011). *Definition of occupational therapy practice for the AOTA Model Practice Act.* Retrieved from http://www.aota.org/~/media/Corporate/Files/Advocacy/State/Resources/PracticeAct/Model%20 Definition%20of%20OT%20Practice%20%20Adopted%20 41411.ashx

American Occupational Therapy Association. (2013b). Occupational therapy in the promotion of health and well-being. *American Journal of Occupational Therapy, 67*(Suppl.), S47–S59. http://dx.doi.org/10.5014/ajot.2013.67S47

Bedell, G. M. (2012). Measurement of social participation. In V. Anderson & M. H. Beauchamp (Eds.), *Developmental social neuroscience and childhood brain insult: Theory and practice* (pp. 184–206). New York: Guilford Press.

Boyt Schell, B. A., Gillen, G., & Scaffa, M. (2014a). Glossary. In B. A. Boyt Schell, G. Gillen, & M. Scaffa (Eds.), *Willard and Spackman's occupational therapy* (12th ed., pp. 1229–1243). Philadelphia: Lippincott Williams & Wilkins.

Christiansen, C. H., & Hammecker, C. L. (2001). Self care. In B. R. Bonder & M. B. Wagner (Eds.), *Functional performance in older adults* (pp. 155–175). Philadelphia: F. A. Davis.

Christiansen, C. H., & Townsend, E. A. (2010). *Introduction to occupation: The art and science of living* (2nd ed.). Cranbury, NJ: Pearson Education.

Crepeau, E. (2003). Analyzing occupation and activity: A way of thinking about occupational performance. In E. Crepeau, E. Cohn, & B. A. Boyt Schell (Eds.), *Willard and Spackman's occupational therapy* (10th ed., pp. 189–198). Philadelphia: Lippincott Williams & Wilkins.

Dickie, V., Cutchin, M., & Humphry, R. (2006). Occupation as transactional experience: A critique of individualism in occupational science. *Journal of Occupational Science, 13,* 83–93. http://dx.doi.org/10.1080/14427591.2006.9686573

Dunn, W. (2000). Habit: What's the brain got to do with it? *OTJR: Occupation, Participation and Health, 20*(Suppl. 1), 6S–20S.

Fiese, B. H. (2007). Routines and rituals: Opportunities for participation in family health. *OTJR: Occupation, Participation and Health, 27,* 41S–49S.

Fiese, B. H., Tomcho, T. J., Douglas, M., Josephs, K., Poltrock, S., & Baker, T. (2002). A review of 50 years of research on naturally occurring family routines and rituals: Cause for celebration. *Journal of Family Psychology, 16,* 381–390. http://dx.doi.org/10.1037/0893-3200.16.4.381

Fisher, A. G., & Griswold, L. A. (2014). Performance skills: Implementing performance analyses to evaluate quality of occupational performance. In B. A. Boyt Schell, G. Gillen, & M. Scaffa (Eds.), *Willard and Spackman's occupational therapy* (12th ed., pp. 249–264). Philadelphia: Lippincott Williams & Wilkins.

Gillen, G., & Boyt Schell, B. (2014). Introduction to evaluation, intervention, and outcomes for occupations. In B. A. Boyt Schell, G. Gillen, & M. Scaffa (Eds.), *Willard and Spackman's occupational therapy* (12th ed., pp. 606–609). Philadelphia: Lippincott Williams & Wilkins.

James, A. B. (2008). Restoring the role of independent person. In M. V. Radomski & C. A. Trombly Latham (Eds.), *Occupational therapy for physical dysfunction* (pp. 774–816). Philadelphia: Lippincott Williams & Wilkins.

Kielhofner, G. (2008). *The model of human occupation: Theory and application* (4th ed.). Philadelphia: Lippincott Williams & Wilkins.

Larson, E., & Zemke, R. (2003). Shaping the temporal patterns of our lives: The social coordination of occupation. *Journal of Occupational Science, 10,* 80–89. http://dx.doi.org/10.1080/14427591.2003.9686514

Law, M., Cooper, B., Strong, S., Stewart, D., Rigby, P., & Letts, L. (1996). Person-Environment-Occupation Model: A transactive approach to occupational performance. *Canadian Journal of Occupational Therapy, 63,* 9–23. http://dx.doi.org/10.1177/000841749606300103

Magasi, S., & Hammel, J. (2004). Social support and social network mobilization in African American woman who have experienced strokes. *Disability Studies Quarterly, 24*(4). Retrieved from http://dsq-sds.org/article/view/878/1053

Moyers, P. A., & Dale, L. M. (2007). *The guide to occupational therapy practice* (2nd ed.). Bethesda, MD: AOTA Press.

Parham, L. D., & Fazio, L. S. (Eds.). (1997). *Play in occupational therapy for children.* St. Louis, MO: Mosby.

Puchalski, C., Ferrell, B., Virani, R., Otis-Green, S., Baird, P., Bull, J.,... Sulmasy, D. (2009). Improving the quality of spiritual care as a dimension of palliative care: The report of the Consensus Conference. *Journal of Palliative Medicine, 12,* 885–904. http://dx.doi.org/10.1089/jpm.2009.0142

Radomski, M. V. (1995). There is more to life than putting on your pants. *American Journal of Occupational Therapy, 49,* 487–490. http://dx.doi.org/10.5014/ajot.49.6.487

Segal, R. (2004). Family routines and rituals: A context for occupational therapy interventions. *American Journal of Occupational Therapy, 58,* 499–508. http://dx.doi.org/10.5014/ajot.58.5.499

Townsend, E., & Wilcock, A. A. (2004). Occupational justice and client-centred practice: A dialogue in progress. *Canadian Journal of Occupational Therapy, 71,* 75–87. http://dx.doi.org/10.1177/000841740407100203

World Health Organization. (1986, November 21). *The Ottawa Charter for Health Promotion (First International Conference on Health Promotion, Ottawa)*. Retrieved from http://www.who.int/healthpromotion/conferences/previous/ottawa/en/print.html

World Health Organization. (2001). *International classification of functioning, disability and health*. Geneva: Author.

World Health Organization. (2006). *Constitution of the World Health Organization* (45th ed.). Retrieved from http://www.afro.who.int/index.php?option=com_docman&task=doc_download&gid=19&Itemid=2111WHO 2006

Zemke, R. (2004). Time, space, and the kaleidoscopes of occupation (Eleanor Clarke Slagle Lecture). *American Journal of Occupational Therapy, 58,* 608–620. http://dx.doi.org/10.5014/ajot.58.6.608

Herausgeberin und Übersetzerinnen

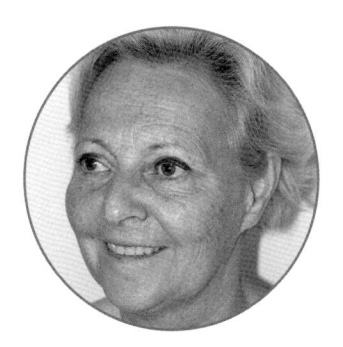

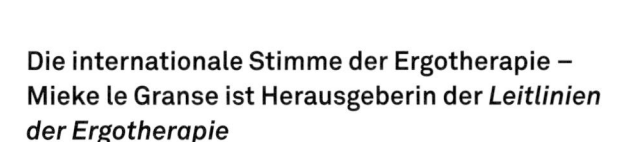

Die internationale Stimme der Ergotherapie – Mieke le Granse ist Herausgeberin der *Leitlinien der Ergotherapie*

Mieke le Granse hat einen Master in Didaktik und den European Master of Science in Occupational Therapy. Nach ihrer beruflichen Tätigkeit als Ergotherapeutin in der Psychiatrie kam sie als Dozentin an die Zuyd Hochschule in Heerlen. Dort war sie von 1999 bis 2017 Koordinatorin der deutschsprachigen Bachelor Studiengänge für deutsche Ergotherapeuten. Im Laufe der Zeit hat sie viel publiziert, national und international. Sie ist Mitherausgeber und Autorin des niederländischen Buches „Grundlagen der Ergotherapie" und Mitherausgeber der wissenschaftlichen Zeitschrift „ergoscience", des Weiteren ist sie Reviewer bei verschiedenen internationalen Zeitschriften der Ergotherapie. Wegen ihres herausragenden Engagements für die Ergotherapie ist sie Ehrenmitglied des deutschen wie auch des niederländischen Verbands der Ergotherapeutinnen. Für die Niederlande ist sie seit 2010 Delegierte des *World Federation of Occupational Therapists (WFOT)* und damit die internationale Stimme der Ergotherapie.

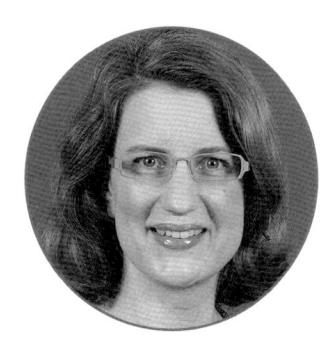

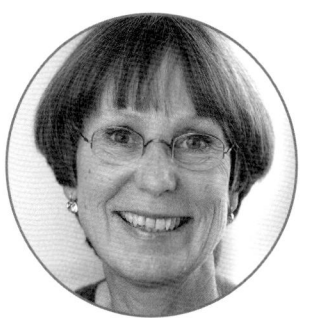

Helga Ney-Wildenhahn (links),
Ergotherapeutin seit 2000, Studium an der Zuyd Hogeschool in Heerlen (NL) mit dem Abschluss Bachelor of Health 2004. Seit 2010 Redakteurin der Zeitschrift „Ergotherapie und Rehabilitation", seit 2011 Mitarbeiterin im Referat Standards und Qualität beim Deutschen Verband der Ergotherapeuten (DVE).

Sabine Dehnerdt (rechts),
Ergotherapeutin seit 1971, Bobath und Si-Therapeutin. langjährige Arbeit in den unterschiedlichen Bereichen in der Pädiatrie, u. a. einem Sozialpädiatrischen Zentrum mit dem Schwerpunkt der Behandlung von Frühgeborenen und Kindern bis zum Einschulungsalter. Von 1996 bis 1999 Pädagogische Weiterbildung zum Lehrtherapeuten in der Ergotherapie, DVE. Ab 1995 Dozententätigkeit an einer Ergotherapie Schule bis 2012, dem Beginn der Altersteilzeit.

Das Framework – Herzstück der Ergotherapie!

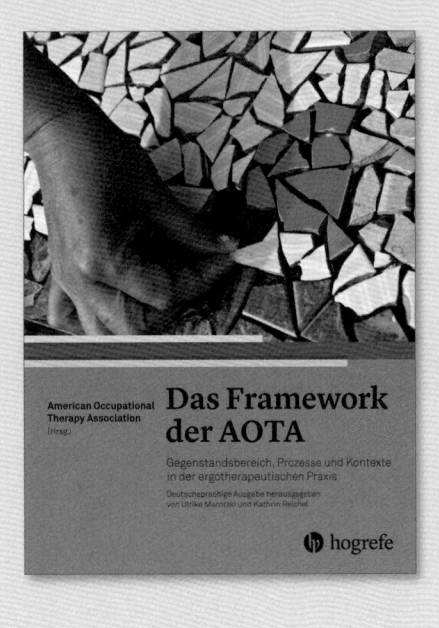

AOTA (Hrsg.)

Das Framework der AOTA

Gegenstandsbereich, Prozesse und Kontexte
in der ergotherapeutischen Praxis

Deutsche Ausgabe herausgegeben von Ulrike Marotzki/
Kathrin Reichel. Übersetzt von Barbara Dehnhardt.
2018. 176 S., 7 Abb., 19 Tab., Kt
€ 39,95 / CHF 48.50
ISBN 978-3-456-85777-0
Auch als eBook erhältlich

Das Framework der AOTA erstmals in deutscher Übersetzung: Es beschreibt und erklärt systematisch die zentralen Konzepte ergotherapeutischer Praxis. Gestützt auf die Evidenz, beschreibt es Gegenstandsbereich und Prozess der Ergotherapie: Wie sind Gesundheit, Wohlbefinden und Teilhabe am Leben durch Beteiligung an Betätigung zu erreichen? – Eine grundlegende Annahme der Ergotherapie bezeichnet therapeutische Betätigungen als Mittel zur Heilung von Krankheit und zum Erhalt von Gesundheit.

www.hogrefe.com

hogrefe

Ressourcen aktivieren – Psyche stärken

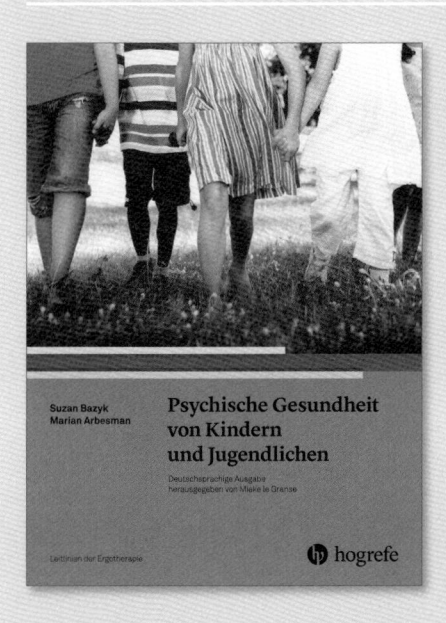

AOTA (Hrsg.)
Susan Bazyk / Marian Arbesman

Psychische Gesundheit von Kindern und Jugendlichen

Leitlinien der Ergotherapie, Band 12

Deutsche Ausgabe herausgegeben von Mieke le Granse.
Übersetzt von Jutta Berding und Sabine Brinkmann.
2019. 176 S., 3 Abb., 19 Tab., Kt
€ 34,95 / CHF 45.50
ISBN 978-3-456-85790-9
Auch als eBook erhältlich

Ergotherapie betont die Rolle von Umwelt und Kontext für die Gesundheit der Menschen. Das hat den Blickwinkel der Gesellschaft verändert, auch auf das Thema der psychischen Gesundheit von Kindern und Jugendlichen. Und so einen Wandel eingeläutet: von der Diagnose als krankheitsorientierte Sicht auf eine psychiatrische Erkrankung hin zu den Ressourcen und den Fähigkeiten. Durch sie wird psychische Gesundheit entwickelt, gestärkt und gehalten.

www.hogrefe.com

hogrefe